人工智能与医学影像

主　编　李燕菊　吴　炜　张艳龙
孟慧鹏　徐明智

天津出版传媒集团
天津科技翻译出版有限公司

图书在版编目(CIP)数据

人工智能与医学影像 / 李燕菊等主编. -- 天津 : 天津科技翻译出版有限公司, 2024. 9. -- ISBN 978-7-5433-4529-4

Ⅰ. R445-39

中国国家版本馆 CIP 数据核字第 2024JT1557 号

人工智能与医学影像

RENGONG ZHINENG YU YIXUE YINGXIANG

出　　版:天津科技翻译出版有限公司
出 版 人:方　艳
地　　址:天津市南开区白堤路 244 号
邮政编码:300192
电　　话:(022)87894896
传　　真:(022)87893237
网　　址:www.tsttpc.com
印　　刷:北京虎彩文化传播有限公司
发　　行:全国新华书店
版本记录:787mm×1092mm　16 开本　13.5 印张　350 千字
2024 年 9 月第 1 版　2024 年 9 月第 1 次印刷
定价:80.00 元

编委会

主　编　李燕菊　天津医科大学肿瘤医院

吴　炜　天津医科大学总医院

张艳龙　天津医学高等专科学校

孟慧鹏　天津市第一中心医院

徐明智　中国人民武装警察部队内蒙古自治区总队医院

副主编　许崇涛　天津医科大学总医院

齐春胜　中国医学科学院血液病医院（中国医学科学院血液学研究所）

侯　剑　中国人民武装警察部队山西省总队医院

赵　静　天津市口腔医院(南开大学口腔医院)

崔玥婵　天津市中心妇产科医院

何　璐　天津医科大学

杨春蕊　天津医科大学第二医院

前言

2022年11月,由OpenAI推出的生成性人工智能ChatGPT,迅速在全球掀起了新一轮人工智能发展热潮。当前,人工智能技术与传统行业深度融合,广泛应用于交通、医疗、教育和工业等多个领域,在有效降低劳动成本、优化产品和服务、创造新市场和就业等方面为人类的生产和生活带来革命性的转变。

传统的医学影像诊断需要医生凭借专业知识和临床经验来判断影像结果,这种方式需要消耗大量时间和精力,而且仍存在一定的误诊率。随着人工智能技术的快速发展,人工智能已经逐渐被应用于CT、MRI、超声等医学影像领域中。近年来,越来越多的研究表明,利用人工智能辅助医学影像诊断可以提高医生的诊断准确性和效率,从而为患者提供更好的医疗服务。

人工智能在医学影像领域的应用正在改变着医学诊断的方式,拓展了医学影像诊断的应用场景。随着人工智能技术的不断发展,可以预见未来医疗机构将从人工阅片模式逐步向人工阅片+人工智能医学影像辅助阅片模式过渡,进而不断带动医学影像人工智能的高速发展。

鉴于此,我们对人工智能在医学影像领域中的应用进行了较为系统的梳理,并汇集成本书,希望起到抛砖引玉的作用,吸引国内更多的临床和科研人员共同开展人工智能在医学影像领域的研究。

由于作者水平有限,而人工智能在医学影像领域的研究及应用又正处于不断发展、理念持续更新的阶段,书中难免存在不足之处,恳请读者批评指正。

目 录

第1章 概论

一、人工智能

(一)人工智能的概念

人工智能(AI)是研究用计算机来模拟人类的某些思维过程和智能行为(如学习、推理、思考、规划等)的一门科学。人工智能涉及计算机科学、神经科学、心理学、哲学和语言学等学科,主要包括计算机实现智能的原理、制造类似于人脑智能的计算机,使计算机能实现更高层次的应用。至今人工智能还没有一个公认的精确定义,目前较专业的定义是:人工智能是关于知识的科学,研究知识表示、知识发现和知识应用的科学[1]。

(二)发展历程

人工智能的发展可以分为萌芽期、形成期和发展期三个阶段。

1. 萌芽期

这个阶段是指1956年以前。自古以来,人类就力图通过当时的技术条件,用机器来代替人的部分劳动,以提高征服自然的能力。早在公元前384—公元前322年,亚里士多德在其著作中提出了形式逻辑的一些主要理论,他提出的三段论是演绎推理的基本依据。在中国,公元前900多年,也有歌舞机器人传说的记载,这说明古人就有人工智能的幻想。12世纪末至13世纪初,西班牙的神学家和逻辑学家试图制造能解决各种问题的通用逻辑机。17世纪,法国物理学家和数学家帕斯卡制成了世界上第一台会演算的机械加法器并获得实际应用。随后德国数学家和哲学家莱布尼茨在这台加法器的基础上发展并制成了进行全部四则运算的计算器,他还提出了逻辑机的设计思想,即通过符号体系,对对象的特征进行推理,这种“万能符号”和“推理计算”的思想是现代化“思考”机器的萌芽,因而他曾被后人誉为数理逻辑的第一位奠基人。进入20世纪后,图灵于1936年在《理想计算机》一文中提出了著名的图灵机模型,1950年他又在《计算机器与智能》一文中提出了机器能够思维的论述,可以说这些都是图灵为人工智能所做的杰出贡献。

1946 年,美国科学家麦卡锡等制成了世界上第一台电子数字计算机——ENIAC,还有同一时代美国数学家维纳控制论的创立,以及美国数学家香农信息论的创立,这一切都为人工智能学科的诞生在理论和实验工具方面做了巨大贡献。

2. 形成期

这个阶段主要是指 1956—1961 年。1956 年在美国达特茅斯学院举行的一次历史性的聚会被认为是人工智能学科正式诞生的标志。会议上经麦卡锡提议正式采用了"人工智能"这一术语,麦卡锡因此被称为"人工智能之父",这是一次具有历史意义的重要会议,它标志着人工智能作为一门新兴的学科正式诞生。1957 年,纽威尔和西蒙等编制出一个被称为逻辑理论机的数学定理证明程序,当时该程序证明了罗素和怀特海的《数学原理》一书中的 38 个定理(1963 年修订的程序在大机器上终于证完了全部 52 个定理)。基于这一思想,他们于 1960 年又编制了能解十种类型不同课题的通用问题求解程序。另外,他们还发明了编程的表处理技术和国际象棋机。纽威尔关于自适应象棋机的论文和西蒙关于决策过程中合理选择和环境影响的论文,也为信息处理研究做出巨大贡献。后来他们的学生也做了许多研究,如开发口语学习和记忆的 EPAM 模型(1959 年)、早期自然语言理解程序 SAD-SAM 等。此外,他们还对启发式求解方法进行了探讨。

1956 年,IBM 小组的塞缪尔研发出具有自学习、自组织、自适应能力的西洋跳棋程序,这个程序可以像一个优秀棋手那样,有长远规划地下棋。它还能学习棋谱,在分析大约 175 000 幅不同棋局后,可推测出书上所有的走步,这是机器模拟人类学习过程卓有成就的探索。1959 年麦卡锡发明的列表(符号)处理语言 LISP 成为人工智能程序设计的主要语言,至今仍被广泛采用。1958 年麦卡锡建立的行动计划咨询系统以及 1960 年麦卡锡的论文《走向人工智能的步骤》,对人工智能的发展都起了积极的作用。1969 年成立了国际人工智能联合会议(International Joint Conference on Artificial Intelligence)是人工智能发展史上的一个重要里程碑,标志着人工智能学科已经得到全世界范围的认可。

3. 发展期

这个阶段主要是指 1970 年以后。20 世纪 70 年代以来,人工智能的研究活动越来越受到重视,为了揭示智能的有关原理,研究者们相继对问题求解、博弈、定理证明、程序设计、机器视觉、自然语言理解等领域的课题进行了深入的研究。1972 年,法国马赛大学的科麦瑞尔提出逻辑程序设计语言——PROLOG；美国斯坦福大学的肖特利夫等从 1972 年开始研究用于诊治传染病的医疗专家系统。1977 年，美国斯坦福大学的费根鲍姆提出了知识工程的研究方向，引发了对专家系统和知识库系统更深入的研究和开发工作，取得许多成果。

20 世纪 80 年代中期开始，经历了 10 多年的平稳发展之后，有关人工神经元网络的研究取得了突破性的进展。1982 年，生物物理学家霍普菲尔德提出了一种新的神经元网络模型，被称为 Hopfield 模型。利用该模型的能量单调下降特性，可用于求解优化问题的近似计算。1986 年，美国心理学家罗森布拉特提出了反向传播（BP）学习算法，解决了多层人工神经元并被广泛应用于模式识别、故障诊断、预测和智能控制等多个领域。

1997 年 5 月，IBM 公司研制的“深蓝”计算机，以 3.5∶2.5 的比分，首次在正式比赛中战胜了人类国际象棋世界冠军卡斯帕罗夫，在世界范围内引起了轰动。这标志着在某些领域，经过努力，人工智能系统可以达到人类的最高水平。2011 年，IBM 开发的人工智能程序“沃森”参加了一档智力问答节目并战胜了两位人类冠军。沃森存储了 2 亿页数据，能够将与问题相关的关键词从看似相关的答案中抽取出来。2016—2017 年，由 Google Deep Mind 开发的具有自我学习能力的人工智能围棋程序 AlphaGo 战胜围棋冠军，它能够搜集大量围棋对弈数据和名人棋谱，学习并模仿人类下棋。DeepMind 已进军医疗保健等领域。2017 年，AlphaGo Zero 在无任何数据输入的情况下，开始自学围棋，3 日后便以 100∶0 击败了先前版本的 AlphaGo，学习 40 日后又战胜了在人类高手看来不可企及的第三代 AlphaGo。

美国是人工智能的发源地，随着人工智能的发展，世界各国有关学者相继加入这一行列。中国是从 1978 年才开始人工智能课题的研究，主要在定理证明、中文自然语言理解、机器人及专家系统方面设立课题，并取得一些初步成果。中国也先后成立中国人工智能学会、中国计算机学会等人工智能学术团体，开展这方面的学术交流。我国还着手兴建了与人工智能研究有关的国家重点实验室，这些都将促进中国人工智能的研究，为这一学科的发展做出贡献[1]。

（三）发展趋势

如今，尽管人工智能技术已经取得了很大的突破，也得到了广泛且有效的应用，但是人工智能依然存在很多问题。首先，智能体仍无法和人类进行有价值的交流，这里的交流并不是简单的对话和问答，而是指两者之间相互学习、相互讨论以及相互成长的过程；

其次，人工智能缺乏归纳因果关系的能力，由数据驱动的深度学习算法本质上还是在区分不同事物之间的相关性，而不能对事物之间的因果进行系统地阐述，从而导致智能体容易出错；最后，人工智能技术缺乏自主创造的能力，当前的算法仅仅是在模仿的阶段，尚不能形成自己的主观意识来进行相应的创作。如今人工智能技术的本质其实也只是神经网络构成的非线性函数在大数据上进行拟合的算法，这种在数据上的拟合行为使其很难泛化到不同的领域，因此人工智能技术还是无法将知识内化、提炼并自适应地迁移到不同的领域。还有，如今人工智能算法的可解释性和可论证性仍然不足，缺乏足够的数学理论支撑。对于人类而言，人工智能内部仍然是一个黑箱。针对上述问题，对未来人工智能技术的发展做出以下预测：

1. 从模型本身分析，未来人工智能技术的相关模型在宏观结构层面与当今甚至更早的感知机并没有很大的区别，但是其却拥有更大量的参数量以及计算量，能够处理更复杂的问题，同时也拥有更大型的数据集。

2. 从发展方向分析，未来人工智能技术有可能从如今的弱人工智能进化为强人工智能，从处理一个个具体领域的问题，如医学影像分析或道路车辆识别，到处理庞大且复杂的系统性问题，如全球碳排放控制或解决全球变暖的问题。

3. 从学习方式分析，未来人工智能可能会从由数据驱动的学习方式转变为因果关系驱动的学习方式，从而建立一个知识、数据一体化的支撑智能体与环境交互的学习框架。同时在学习过程中，更注重智能体的伦理问题，让技术做得更对而不是更多。

4. 从人工智能所处的环境分析，未来必将有更多、更丰富的数据资源及数据经济体系来支撑人工智能技术的发展，同时也有更强大的算力体系作为有力的硬件支撑，最后还会有更加完善的人工智能技术监管体系来作为保障。

5. 从产业发展分析，未来必定有更加完善的人工智能产业体系，人工智能将赋能到各行各业，成为引领社会变革的巨大生产力。在智慧城市、自动驾驶、制药、金融、设计、医疗等众多领域，人工智能系统都将成为数据驱动和知识驱动的决策者。

总体来说，在未来相当长的一段时间内，人工智能技术的发展机遇是巨大的，发展潜力更是不可估量的[2]。

二、医学人工智能

（一）医学人工智能概念

医学和人工智能关联密切。首先，由人工智能的定义可知，人工智能是研究用计算机来模拟人类的某些思维过程和智能行为（如学习、记忆、推理、思考、规划等），而这些人类智能行为是以人类的神经系统为基础，神经系统的解剖结构和生理功能都是基础医学的研究范围，许多人工智能的方法都是从医学研究中得到启发，比如人工神经网络是受人类神经系统的神经元及其连接的启发；基于视觉机制的理解，卷积神经网络才能得以发展；基于人类大脑高级认知功能——注意力机制的理解，人工智能领域的自然语言处理和图像处理的性能得到显著提高；智能优化方法的遗传算法和免疫算法是基于医学遗传原理和免疫学原理。因此，对脑科学和神经系统等基础医学的研究和发展是人工智能发展的重要基础和保障。其次，人工智能促进医学发展，人工智能广泛应用于医学的各个分支，包括基础医学、临床医学、预防医学等，以临床医学为例，临床决策支持系统极大地辅助临床医生进行诊疗活动，提高诊断的准确率，减轻临床医生的劳动负担，医学和人工智能相辅相成，相互促进。

医学人工智能是医学和人工智能的交叉领域，通常认为医学人工智能是人工智能在医学的应用，由上述医学和人工智能的关系可知，医学本身就是人工智能的重要基础。

（二）医学人工智能的发展阶段

为了便于理解，将医学人工智能的发展过程进行系统梳理，划分为如下几个时期：

1. 1950—1980 年，医学人工智能的“孕育期”

在全息影像领域，计算机图形学的重要奠基人萨瑟兰教授在 1965 年提出了人机协作新理论，并描绘了一种用户直接沉浸在计算机控制的虚拟环境之中并能与虚拟环境交互的全新显示技术。1968 年，由萨瑟兰开发的头盔式立体显示器被认为是世界上首台虚拟现实设备。

在移动通信领域，1973 年出现第一代移动通信（1G），实现了可以随时拨打的移动电话，医疗救助变得更加及时。在远程医学领域，20 世纪 50 年代末至 70 年代末，使用双向电视系统的远程医疗解决方案被运用于放射医学等领域。

在此时期，集成电路数字计算机研发成功，互联网开始建设和应用，大规模集成电路计算机的问世给人们的生产和生活带来了深刻的变革，也为医学人工智能时代的到来奠定了良好的基础。

2. 1980—1990 年，医学人工智能发展的“萌芽期”

在此时期，一些里程碑式的技术开始初步尝试在医学领域应用。

人类开始探索数学模型在医学诊断和治疗决策方面的应用。便携性、灵活性、提升成本效率及自主学习能力是主要发展方向。同时,在获取和处理数据的方面取得了进展,能够将临床决策系统集成到专业医疗人员的工作环境中,并出现了一些商业化应用系统,能够为患者提供一系列诊疗方案,如美国匹兹堡大学开发的快速医学参考(QMR)、由哈佛医学院开发的 DXplain 等。

在机器人手术方面,基于工业机器人平台的彪马 560(PUMA 560)机器人由维克多·舒曼研制成功,该机器人具有 6 个自由度,是第一个具有真正灵活机械手臂的机器人。1985 年,美国洛杉矶医院首次借用彪马 560 进行脑组织活检。在计算机辅助导航领域,1986 年罗伯茨研发了首个手术导航系统,并成功应用于临床。

3. 1990—2000 年,医学人工智能发展的"探索期"

在这一时期,大量新兴技术应用于医学领域,并产生重大的影响。

随着互联网和物联网技术的发展、芯片架构变革和算法演变升级,这一时期人工智能还创造出许多方法论,标志性事件是 1997 年 5 月 11 日人工智能"深蓝"战胜了当时国际象棋世界冠军卡斯帕罗夫,证明了人工智能在某些情况下有不弱于人脑的表现,此后"深蓝"所采用的技术广泛用于药物研发、风险计算等领域。

在 3D 打印领域,开始进行无生物相容性材料的 3D 打印,3D 打印模型主要应用于手术设计、手术导板等医疗模型和体外医疗器械。1998 年,德国亚琛大学的拉德马赫尔教授最早将 3D 打印手术导板用于腰椎椎弓根置钉研究。临床研究表明,运用 3D 打印腰椎椎弓根置钉导板,可以让手术时间平均缩短 40 ~ 50mim,减少术中患者出血量并降低手术风险。

在手术机器人领域,全世界投入大量资金和人力进行医用机器人的研究,并开发出适应各种手术的众多系统,代表性的有 AESOP 和 ZEUS。1994 年出现的机器人 AESOP 被设计用来接收手术医生的指示并控制腹腔镜摄像头。1996 年初,美国电脑动作公司(Computer Motion Inc.)在 AESOP 系列机器人的基础上,开发出功能强大的视觉系统,推出主从遥控操作的 ZEUS 机器人,用于微创手术操作。

1991 年出现第二代移动通信技术(2G),实现了可以随时拨打移动电话、发短信。计算机和通信技术的发展,以及费用的下降,使远程医疗开始普及。虚拟现实技术、机器人技术的快速发展,也为远程医疗提供了更多的运行模式,远程医疗呈现多样化的发展,我国开始建设实用性远程医疗系统,北京、上海等地的部分医院分别建立了连接国内其他地区医院的远程医疗系统,同时,在国家层面建立了中国金卫医疗专网等平台,开通了面向全国的信息网络架构和远程医疗业务。

可穿戴设备开始在军事和航空航天方向得到应用，典型的代表是美国太空计划中用于不断监测美国宇航员在外太空生理状态的宇航服。随后的"陆地勇士计划"中，出现具有可穿戴战场计算机的作战服。这些作战服可记录并分析心率、呼吸等基础指标，用于判断士兵存活状态，还可分析士兵当前的疲劳、压力及焦虑水平，在一定的触发条件下，向作战中心上报士兵的全球定位系统（GPS）位置及可能的受伤严重程度。

4.2000—2010 年，医学人工智能发展的"成长期"

2000 年后，人类开始将原始数据和答案交给机器深度学习。随着社会对医学人工智能给予的关注越来越多，以及科研院校和企业支持力度的加大，大量医学人工智能相关的应用开始出现，其中一个具有代表性的事件是医学人工智能相关课程开始出现，比如麻省理工学院提供了有关医学人工智能的开放性课程。另一个代表事件是沃森肿瘤解决方案的问世，人工智能系统深入学习了 3469 本医学专著、248 000 篇论文、69 种治疗方案，可以为多种肿瘤的诊断治疗提供决策支持。人工智能诊断决策支持系统在分析病理图像、影像学图像、实验室检查等方面展现出较大的应用价值。

2001 年出现第三代移动通信技术（3G），实现了可以随时随地上网。2009 年出现第四代移动通信技术（4G），实现了可以随时随地在线视频，医学远程会诊因此得到进一步发展。

在此期间，虚拟现实理论也得到进一步的完善和应用。2002 年，数字化虚拟人系列研究被列入中国 863 项目并正式启动，在钟世镇院士带领下，中国成为继美国、韩国后第三个拥有本国虚拟人数据库的国家。通过虚拟现实开展医学相关的教学、临床培训等，也进行了大量的尝试。同时，增强现实和混合现实技术开始崭露头角。

3D 打印方面，在医学上开始进行具有生物相容性但非降解材料的 3D 打印，主要应用于永久植入物、不降解的骨、关节、血管支架等内植物，如钛合金假体、血管支架、硅胶假体等。学者们对非降解材料的合成配比进行了探索，以获得较好的生物相容性或抗菌性能，但受限于打印技术，这一时期打印材料进展较慢，典型的代表是 Ti - 6A1 - 4V 合金。

在手术机器人领域，美国直觉外科手术（Intuitive Surgical Inc.）公司成功开发出达·芬奇外科手术机器人系统，是目前为数不多的商品化的手术机器人系统。

在远程医学领域，随着互联网的快速发展，远程医疗系统出现在国内外各个城市中。由于基于网页的远程医疗会诊系统操作简单，运营和维护方便，国内外许多医院都纷纷创建了自己的远程医疗会诊系统。这一阶段的远程医疗商业化逐步成熟,为患者提供的医疗服务越来越多元化、高效化。

5. 自 2011 年至今,医学人工智能进入“高速发展期”

此时期,医学人工智能蓬勃发展,很多专业领域都取得重大突破,人工智能在医学上的应用层出不穷,尤其在医学影像诊断、病理识别诊断、皮肤疾病诊断等领域展现出独特的优势,同时在智能导诊、辅助诊疗上也开始进一步探索。

在全息影像领域,除虚拟现实技术外,增强现实技术和混合现实技术在医学相关领域进行大量探索,诸如解剖教学、模拟手术,手术导航等方面,华中科技大学同济医学院附属协和医院、中国人民解放军总医院等都在混合现实技术医学应用领域进行了深入的探索。

在 3D 打印方面,进行了大量具有生物相容性且材料可以降解的 3D 打印研究,主要应用于组织工程支架、皮肤组织工程支架。同时,具有活性细胞的生物 3D 打印研究也正在进行。目前,已经有生物打印的肝细胞、皮肤组织、血管组织、肿瘤模型等用于毒理学研究和临床药物研究的相关报道,并有打印正常功能耳软骨的案例。4D 打印技术的理念也逐步出现,麻省理工学院研发的自动变形材料就像是拥有自我意识的机器人,通过软件完成建模并设定时间后,变形材料会在指定时间自动变形成所需要的形状。

2019 年,第五代移动通信技术(5G)开始在全球多个地方试点,为全行业数字化转型打下良好基础。医学云 VR/AR/MR 可以进行实时计算机图像建模,5G 的低延时优势使无线医疗远程会诊的安全性和准确性得到大幅度提升。同时,5G 提供稳定的连接能力,也促进了医院管理更高效有序。

目前,医学人工智能已经成为医学领域的重要发展方向之一,正在快速覆盖宏观、微观和各种极端条件下的医疗需求。前沿科技的进步正在逐步改变人们对医疗行业的传统认知。相信在不久的将来,运用医学人工智能辅助疾病诊治将成为新的常态。医学人工智能将会在医学领域中发挥越来越重要的作用。通过降低医生工作强度、大幅提升医疗效率和安全性、降低医疗成本、提高患者满意度,医学人工智能将成为医学改革和创新的强大动力,为人类健康事业带来根本性变革[3]。

(三)医学人工智能的研究内容

医学人工智能可以按照医学知识的应用分为医学人工智能基础、医学知识表示、医学知识获取和医学知识应用。

1. 医学人工智能基础

人工智能的智能行为是以人类的神经系统为基础的，神经系统的解剖结构和生理功能都是基础医学的研究范围。脑科学和神经科学等基础医学的研究和发展是人工智能发展的重要基础和保障，人工智能是用计算机模拟人类智能，即计算机是人工智能实现的载体。医学人工智能是医学和人工智能的交叉领域，医学人工智能的基础内容包括人工智能的医学基础、医学人工智能的编程基础、医学人工智能的数据分析基础。

2. 医学知识表示

医学知识表示是指把医学知识客体中的知识因子与知识关联起来，便于人们识别和理解医学知识。医学知识表示是医学知识组织的前提和基础，任何知识组织方法都要建立在知识表示的基础上，医学知识的表示是对医学知识的一种描述，或者说是对医学知识的一种约定，一种计算机可以接受的用于描述知识的数据结构。医学知识表示的主要内容包括概念和知识表示、医学知识图谱。

3. 医学知识获取

医学知识获取是指在医学人工智能在和知识工程系统的交互中如何获取知识的问题。医学知识获取指人们通过系统设计、程序编制和人机交互，使机器获取医学知识，或通过机器学习医学知识，或者通过机器感知直接从外部环境获取医学知识，对医学知识库进行增删、修改、扩充和更新。医学知识获取的主要内容包括机器学习、深度学习、推理方法、搜索策略、智能计算。

4. 医学知识应用

医学知识应用主要是指医学人工智能在医学各个领域有着广泛的应用，主要分布在临床领域、基础领域、药物研发、医疗管理等领域。医学知识应用的主要内容包括医学自然语言处理、医学专家系统、医学图像处理和分析、医学机器人和智能体等。

（四）医学人工智能的应用

医学人工智能在医学各个领域有着广泛的应用，主要包括临床、医疗管理、药物研发等领域的应用，下面以药物研发为例做简要的介绍。

人工智能可应用于药物开发的不同环节，包括靶标筛选、先导物发掘、合理药物设计、预测候选药物的 ADMET 性质（药物的吸收、分配、代谢、排泄和毒性）、评估后续药物临床的失败概率等。此外在上市后，人工智能也可通过大数据分析来优化药物研发的过程。根据在流程上的分布,可以将人工智能+药物研发的服务类型分成了三类:药物发现阶段、临床前研究阶段和临床研究阶段。

1. 药物发现阶段

药物发现阶段处于药物研发早期,主要工作内容包括找到并确认某一疾病药物靶点,建立活性筛选模型,通过各种途径获得的大量化合物,并通过筛选模型筛选出先导物,先导物经过优化得到候选药物可进入下一阶段的研究。这一阶段创新程度高、不确定性也高,而成功率很低。人工智能利用大数据和机器学习方法,同时结合基因组学、蛋白质组学和生物信息学研究结果,从基因组、蛋白质组和生物信息数据库中寻找药物作用新靶点;从论文、专利、临床试验结果的大量信息中提取出药物靶点和小分子药物的结构特征,自主学习药物小分子与受体大分子靶点之间相互作用机制,并且根据学习到的各种信息预测药物小分子的生物活性,设计出上百万种与特定靶标相关的小分子化合物,并根据药效、选择性、ADMET 等其他条件对化合物进行筛选得到先导物;模拟靶点与先导物之间的相互作用,通过计算和分析两者间的亲和力大小及结合模式,从而进行先导化合物的优化和改造,增加药物与受体之间的作用强度,提高药物的生物利用度,最终成为发现新药的候选药物。人工智能在药物发现中的应用使研究人员能够更快地发现新的候选药物;确定新的候选药物;以更高的成功率加速药物发现。

(1)靶标筛选

近年来,人类基因组学、蛋白质组学、生物信息学的深入发展和现代生物技术手段如质谱分析、X 射线衍射及生物芯片等技术的综合应用推动了药物靶标的发现进程。人工智能从基因组学、蛋白质组学和生物信息数据库中寻找药物作用新靶点。以近期热门的肿瘤新药研发为例,人体所携带的癌症相关基因近 500 个,会产生将近 1000 万个基因的变异,涉及 10 多条信号通路和 60 多个药物靶点,而且这些数字还在持续增加。如果通过人力解读这些信息,必然会耗费大量时间,还会出现遗漏或误判。而人工智能能实时抓取和动态学习更新,尽量穷尽肿瘤靶点的知识库。首先对患者的生物标本(如乳腺癌切片)基因测序,这些生物指标数据将与患者的已知病史结合起来送入人工智能平台,并利用数万个数据点建立起健康及患病组织的不同模型。最后人工智能算法找出横跨这些模型的生物标志物或药物靶点。

Berg 公司通过人工智能辅助开发的第一款药物 BPM31510 是一种在细胞代谢中发挥关键作用的酶制成的化合物。主要从 1000 多位患者的健康组织和癌组织样本中提取生物数据,然后这些数据被交由人工智能算法进行处理,这些算法对这些数据进行了分析并建议了可能的药物。目前该药已经进入临床测试阶段。

将 Watson 的超级计算能力用于研发新型抗癌药中,核心技术是通过分析大量公开的可用数据以及公司自己的数据,不断假设药物靶点,然后实时交互得到有证据的结果。主要用于免疫肿瘤领域新药物靶点的发现,组合疗法的研究,和患者的治疗策略。目前,IBM Watson Health 和辉瑞签署协议加快研发新型抗癌药,已经有化合物在临床试验阶段用于治疗帕金森病。博格公司已研发出一种人工智能平台来快速筛选患者的组织样本,以寻找潜在的药物靶点。研究人员首先对来自健康个体的样品和各种乳腺癌亚型的样品进行基因测序,从而对存在于癌细胞和正常细胞中的突变、蛋白及细胞过程建立基因组信息。这些数据将与患者的已知病史结合起来送入人工智能平台,并利用数万个数据点建立起健康及患病组织的不同模型。该平台的算法最终将找出横跨这些模型的分子结构中的热点。这些热点或可代表生物标记或药物靶点。

(2)先导物发掘(药物发掘)

计算机技术的提高及人工智能技术的逐渐成熟,使药物研发进入合理化药物设计阶段,即依据生物化学、分子生物学、遗传学、信息学和计算化学的成果,针对这些研究所揭示的酶、受体、离子通道等潜在的药物设计靶点,并参考其他类源性配体或天然底物的化学结构设计出合理的药物分子,发现作用于特定靶点的新药。在药物研发中,人工智能利用大数据和机器学习方法,即从论文、专利、临床试验结果的大量信息中提取出药物靶点和小分子药物的结构特征,根据已有的药物研发数据提出新的可以被验证的假设,自主学习药物小分子与受体大分子靶点之间相互作用机制,并且根据学习到的各种信息预测药物小分子的生物活性,设计出上百万种与特定靶标相关的小分子化合物,并根据药效、选择性、ADMET 等其他条件对化合物进行筛选。对筛选出来的化合物进行合成并经过实验检测,然后把实验数据再反馈到人工智能系统中,用于改善下一轮化合物的选择。经过多轮筛选,最终确定可用于进行临床研究的候选药物。人工智能的使用大大加速药物研发的过程,并对新药的有效性和安全性进行预测。

发现新先导结构的速度越来越快,并注重成功率,将发现药物的失败因素控制在先导结构的发现阶段,将显著节约药物研究的周期和经费。世界制药巨头葛兰素史克(GSK)也正在追赶这一"潮流",它与位于苏格兰的初创企业 Exscientia 签订了一项合作协议:借用后者的人工智能(AI)技术搜索 10 个疾病相关靶点的候选药物,AI 系统需要传统方法 1/4 的时间和成本筛选候选药物,旨在减少识别疾病干预靶点的分子所需的时间,从现在平均 5.5 年到今后的 1 年时间。通过活用人工智能,能够大幅缩短原本需要

2~3 年的新药候选物质的寻找时间。如果人工智能能够剔除可能出现副作用的新药候选物质，将有望提高新药开发的成功率。

将人工智能应用于医学研究的数据库来快速筛选和组织数据。利用深度学习软件摄取、分析信息，找出关联并提出相应的候选药物，进一步筛选具有对某些特定疾病有效的分子结构。通过深度学习和自然语言处理理解和分析大量的生物科学信息如文献专利、基因组数据、生物医学期刊和数据库每天上传的出版物。BenevolentAI 是英国的一家人工智能公司，公司旨在将人工智能应用于医学研究的庞大数据库以快速筛选和组织数据，并且有一个“小目标”：用人工智能颠覆整个药物研发过程。目前已经获得了一定数量的临床阶段的新药物，以及相关专利的独家许可证。

被誉为 2018 全球 AI 人工智能百强公司 Insilico Medicine 公司成立于 2014 年，至今已建立 250 多个产学合作案，成功搭建在药物研发与生物标记研发领域的应用，并成为制药行业的创新驱动者。该公司收集了大量不同年龄的健康和患病人群的多类组学数据，并且利用机器学习对这些数据进行综合分析，从中找出与衰老和疾病有关的生物标志物，并且根据这些数据寻找上市药物的新功能，发现新的抗衰老药物。该公司的另一项业务是与研究所和制药公司合作，利用自身对深度神经网络机器学习的专长，帮助他们进行药物研发、发现生物标志物和开发研究衰老的新工具。

Pharnext 公司的 AI 药物发现模式 PLEOTHERAPY 则代替了传统药物研发早期阶段，不是从头开始研制化合物，而是通过充分发掘上市药品的药效，将这些药品以特殊的比例组合，利用它们的协同作用，得到全新的治疗药。此模式能够显著缩短研发的时间和资金消耗，并能够以更低花费得到更加安全、有效的药品。

计算功能强大的超级计算机在计算生物学和药物设计中的应用，给药物先导结构的发现带来了新的机遇，特别是虚拟高通量筛选技术（HTVS），一种并行分子对接技术的发展，药物分子设计无论是速度还是成功率均有了突飞猛进的提高。将 HTVS 作为发现药物先导结构的核心技术，许多公司的发展给出了许多药物研究成功的经验。美国结构生物信息公司利用 HTVS 方法为美国 Johnson 和日本山之内制药株式会社等几大制药公司设计了一系列先导化合物，在药物设计和新先导化合物发现研究领域处于国际领先地位。英国生物科技公司 Protherics 发展了高通量虚拟筛选方法 DockCrunch，目前正用此方法针对雌激素受体筛选一百多万个化合物的数据库；另一个发展势头较好的药物设计公司是美国的 Locus Discovery Inc.，该公司是一个新的计算药物设计公司，成立于 1999 年，其核心技术是 HTVS 和计算蛋白质组方法，利用这些方法为大制药公司设计先导化合物。LDI 仅用两年时间,即得到了具有促进血红细胞生长功能的小分子化合物和高活性的抗 HIV 分子。这些例子说明,HTVS 方法将会在创新药物研究中发挥更大的作用。

(3)合理药物设计(药物优化)

药物分子首先必须分布到受体生物大分子部位并与受体结合,才有可能发挥作用。使用计算机分子模拟软件,模拟生物大分子与先导物之间的相互作用,研究与药物的结合部位的静电场、疏水场、氢键分布、整体构象、化学结构特征等“描述符”。依靠这些“描述符”通过计算和分析两者间的亲和力大小及结合模式,从而进行先导化合物的优化和改造,增加药物与受体之间的作用强度,提高药物的生物利用度,最终成为发现新药的候选药物。

药物的构效关系是指药物的化学活性与药效的关系。最早期的构效关系研究以直观的方式定性推测生理活性物质结构与活性的关系,进而推测靶酶活性位点的结构和设计新的活性物质结构。随着信息技术的发展,以计算机为辅助工具的定量构效关系成为构效关系研究的主要方向,定量构效关系也成为合理药物设计的重要方法之一。根据药物的化学结构对生物活性的影响程度,宏观上将药物分为非特异性结构药物和特异性结构药物。前者的生物活性与结构的关系主要是由这些药物特定的性质决定的。而多数药物,其化学结构与活性相互关联,药物一般通过与机体细胞上的受体结合然后发挥药效。

现在已经有很多软件可以将化合物的构效关系分析的过程在计算机上模拟,并对化合物可能的活性做出预测,进而对最有可能成为药物的化合物进行有针对性的筛选,从而可以极大地削减药物挖掘的时间。Peptone 公司使用人工智能来预测蛋白质的特性,以降低蛋白质设计的复杂性,检测生产和表征问题,并发现新的蛋白质特征。基于人工智能的抗流感蛋白质的美国生物治疗技术公司 Virvio 成立于 2015 年,使用人工智能来优化合成生物疗法,这些生物疗法易于制造,耐储存并优于已知的抗体。目的是基于已知疗效的单克隆抗体,研发更安全、更有效的生物替代品。该公司已经创造出一种附着在病毒表面的抗流感药物,用来解决哮喘和流感等多种疾病问题。该药物是一种小型结构蛋白,其设计完全满足分子靶标和适应证的要求,同时具有小分子药物的超稳定性和可制造性。

(4)预测小分子药物晶型结构

药物晶型对于制药企业十分重要,其不但决定小分子药物的临床效果,同时具有巨大的专利价值。简单来说,药物晶型专利是药品化合物专利之后的最重要的专利,是原研药企业阻止或推迟仿制药企业在其化合物专利过期后将仿制药推入市场的重要筹码，药物晶型专利可以延长药物专利 2 ~6 年。

这里举例简单介绍常见的利用药物晶型专利狙击仿制药的策略。假设某种小分子药物在 2016 年完成了特定化合物的专利申请，专利于 2036 年到期。随着处方前研究在 2022 年开展，药企接着申请该药的晶型专利。产品 2026 年上市，市场反响极好，仿制药企业决定跟进。但即使到了化合物专利解除的 2036 年，仿制药企业仍然无法使用原料制药，必须等到 2041 年晶型专利过期。

以著名的肺癌分子靶向药盐酸埃克替尼为例。跨国药企在药物研发时，出于专利保护的考虑，会尽可能地覆盖每一个结构的改造空间。埃克替尼找到了一个巧妙的侧链成环结构，整个分子结构相似，风险较低，但差异合理，突破了专利。从研发厄洛替尼的罗氏的角度看，埃克替尼的专利突破使其收入减少，这也是类似的拥有较强原研能力的药企的痛点。

为了解决这类痛点，出现了一些数字化创新手段。以初创公司晶泰科技为例，这是一家为全球创新药企提供药物晶型设计服务的公司，主要提供药物晶型预测和晶型专利保护服务，帮助药企提高研发效率，降低药物的质量风险和专利风险。其自主研发的 FACES 系统，结合人工智能和云计算，在云端高效地动态配置千核的药物晶型，三十天内可以把一个小分子药物的所有可能的晶型全部预测。相比传统药物晶型研发，晶泰科技提供的解决方案让制药企业再也无须担心由于实验搜索空间有限而漏掉重要晶型，可以更加自如地应对来自仿制药企的晶型专利挑战。此外，晶型预测技术也明显缩短晶型开发的周期，更有效地挑选出合适的药物晶型，缩短研发周期，减少成本。

2. 临床前研究阶段

人工智能为制药公司、创业公司和研究机构提供候选药物预测服务。用深度学习神经网络分析化合物的构效关系，识别医药化学中的基础模块，用于新药发现和评估新药风险。

借助人工智能，可以进一步提升药物的构效关系分析的速度。当存在成千上万个化合物都可能对某个疾病显示出某种疗效，但又对它们的安全性难以判断时，这时利用人工智能的意义便得以显示；快速挑选最具安全性的化合物，作为新药的最佳备选者。其次，对于尚未进入动物实验和人体试验阶段的新药，也可以利用人工智能来检测其安全性。因为，每一种药物作用的靶向蛋白和受体都并不专一，如果作用于非靶向受体和蛋白就会引起副作用。人工智能可以通过对既有的近千种已知药物的副作用进行筛选搜索，以判定其是否会有副作用，或副作用的大与小，由此选择那些产生副作用概率最小和实际产生副作用危害最小的药物进入动物实验和人体试验，从而大大增加成功的概率，节约时间和成本。此外，利用人工智能还可模拟和检测药物进入体内后的吸收、分布、代谢和排泄、给药剂量—浓度—效应之间的关系等，提高了药物研发速度。

(1)候选药物药效学研究

人工智能技术已经介入药学研究中并取得了显著的成绩和进展。其中，作为人工智能的重要分支——人工神经网络(ANN)技术的应用尤为抢眼。ANN 在药学领域广泛应用于定量药物设计、药物分析、药动/药效学等方面。例如：用于预测药物效应。采用神经网络预测阿芬太尼对心率的影响，对用药后 180 ~ 300 分钟的药物效应取得了较好的预测结果(平均相对预测准确度达 78%)。分析群体药动学数据，以获知群体药动学特征和不同人口统计因子对药物行为的影响，对临床用药具有指导意义。

(2)候选药物安全性预测

Molplex 公司的人工智能技术平台 Optiplex，能从大数据中提取疾病和化合物之间的联系，预测潜在药物的有效性和不良反应，帮助选择最佳的候选药物。人工智能作为全球当下最热门的科技话题之一，大数据、云计算以及计算机深度学习等多个方面取得突破。当新药研发遇到人工智能，通过数据生成假定药物，显示出更快、更有效率开发新药的潜力。通过深度学习进行非常详尽的数据分析，学习药物的毒性数据后对新药的副作用进行预测。

(3)候选药物药代动力学研究

成立于 2012 年的硅谷公司 Atomwise 是一家药物挖掘与人工智能结合领域比较有代表性的初创公司，核心技术平台称为 AtomNet，这是一种深度卷积神经网络，通过自主分析大量的药物靶点和小分子药物的结构特征，学习小分子药物与靶点之间相互作用规律，并且根据学习到的规律预测小分子化合物的生物活性，减少研究人员花费合成和测试化合物的时间从而加快药物研发进程。

该公司的创新药物设计平台运用基于机器学习技术来模拟小分子化合物的药物特性，比如靶点结合能力和特异性，药物动力学和药物代谢特性，以及不良反应。这一平台通常的药物筛选流程会依据特定的药物活性、特异性和 ADMET 性质，从包含一兆个模拟化合物的化合物库中选出 2500 万个化合物进行模拟测试。这个过程只需要一周就可以完成。化学家会对测试结果进行分析，挑选出最有希望的模拟化合物进行合成和实验。

实验结果被用于修正和改良模拟的准确性。随着这个过程的不断循环,模拟系统给出的候选化合物将越来越有针对性。目前该公司的药物研发包含治疗代谢疾病,心血管疾病和阿尔茨海默病的候选药物。

3. 临床研究阶段

人工智能可以应用在患者识别与招募、服药依从性管理、患者数据收集等药物临床研究阶段。如通过人工智能将不同的生物医学和保健数据流转换成代表个体患者的计算机模型,使研究人员能够通过揭示个体患者的最佳健康干预措施,大规模地提供个性化医疗。还可以使人工智能来改善病理分析,以确定将受益于新型疗法的患者。或者使用人工智能来优化临床试验研究设计。使患者更容易参加临床试验,消除不必要的临床操作负担。

此外,人工智能可以从药品供应、药品调配、处方审核、处方点评、个体化给药、用药教育、药物咨询、不良反应监测等方面,协助药师的工作,使药学服务更加高效,更加精准化和智能化。如处方审核是处方调配的重要环节,药师需根据已有的药学知识,对处方的规范性和适宜性进行审核。审核处方的规范性包括逐项检查处方的前记、正文和后记书写是否清晰、完整,并确认处方的合法性。最关键的是,对处方的适宜性进行审核,包括以下几个方面:处方用药与临床诊断的相符性,剂量、用法和疗程的正确性,选用剂型与给药途径的合理性,是否有重复用药现象,对于需要做皮试的药物,处方上有没有表明皮试结果,处方上药物之间是否有不良相互作用和配伍禁忌等。药师在对处方进行审核的过程中,可能会因药师的主观原因或掌握的药学知识的能力或素质的不同,造成对不规范处方或不合理处方的遗漏,对患者的人身健康造成危害。人工智能不仅是一个集合了无数药学知识点的机器,同时能将这些药学知识点进行整合,并根据患者的情况进行处理,在药师的指导下工作,又恰恰能够弥补药师的不足,提高了处方审核的效率和准确性[4]。

三、人工智能与医学影像

(一)人工智能在医学影像领域的发展机遇

自1895年伦琴发现X射线并拍摄人类历史上第一张X线片以来,医学影像学飞速发展,取得了巨大的成就。从早期的X线摄影到现代的计算机断层扫描(CT)、超声(US)、核素成像和磁共振成像(MRI)等丰富的成像手段,从早期的二维黑白图像到现代的容积成像、三维四维彩色重组，从早期的结构成像到融入形态、功能、代谢、分子的现代成像，从单纯依靠医生的主观判断到现在人工智能越来越多地赋能医生。影像学检查在现代临床疾病诊疗中已不可或缺，对治疗前的诊断、治疗中的疗效评估和治疗后的预后观测都非常重要。

医学影像快速发展的同时，仍然面临以下三方面挑战：一是临床影像诊断目前主要依靠医生的主观经验，通常根据病灶大小、形态、数目、位置和密度（或信号）等形态学信息做出判断，难以准确量化，不能满足当前精准医疗背景下疾病诊疗评估的需求。二是医学影像设备飞速发展，图像空间分辨率、时间分辨率大幅提升。单例患者的扫描或重建即可产生大量薄层、高分辨率的医学图像，给医生阅片带来巨大压力。三是中国医疗机构的影像设备装机数量逐年攀升，而放射科医生的数量增加有限，导致医生工作严重超负荷。因此，亟须发展新的技术和方法，解决现代影像医学发展面临的挑战性问题。

近年来，人工智能的发展，为医学影像在疾病精准诊疗中的应用带来新的机遇。美国是世界上第一个将人工智能发展上升到战略层面的国家，人工智能的战略规划被视为美国新的“阿波罗登月计划”，美国希望能够在人工智能领域拥有其在互联网时代一样的霸主地位。

中国自 2015 年开始，连续高密度、高强度地发布了一系列相关鼓励政策，做出了关键性的战略布局。2015 年，国务院在《中国制造 2025》中将智能制造列为主攻方向，这是人工智能迎来爆发式发展的标志。同年，《全国医疗卫生服务体系规划纲要（2015—2020 年）》的公布也将互联网医院正式纳入医疗卫生新蓝图，这是国家对医疗人工智能布局的开篇。随后，有关医疗人工智能的政策不断推出。2016 年《“十三五”国家科技创新规划》提出“重点发展大数据驱动的类人智能技术方法”；同年《“健康中国 2030”规划纲要》对智慧医疗等关键技术突破提出要求。2017 年《新一代人工智能发展规划》提出“三步走”的战略目标，宣布举全国之力在 2030 年抢占人工智能全球制高点，规划中明确提出实现智能医疗的宏伟目标，号召推广应用人工智能治疗新模式、新手段，建立快速精准的智能医疗体系，基于人工智能实现智能影像识别、病理识别等。随后《促进新一代人工智能产业发展三年行动计划（2018—2020 年）》发布，计划从各个方面详细规划了人工智能在未来三年的重点发展方向与目标。科技部在 2019 年 8 月发布了《国家新一代人工智能创新发展试验区建设工作指引》，指出要充分发挥地方在试验区建设中的主体作用，从人工智能技术应用示范、政策试验、社会实验及基础设施建设 4 个方面推动人工智能发展创新,3 年内形成一批人工智能与经济社会发展深度融合的典型模式,积累一批可复制、可推广的经验做法,打造一批具有重大引领带动作用的人工智能创新高地。2020 年 3 月 4 日,中央明确指示要加快 5G 网络、数据中心等新型基础设施建设进度,新基建是构筑中国科技创新高地的重要基础,尤其是 5G、数据中心等的高质量部署,将开启人工智能发展新空间,注入增长新动能,加固、升级人工智能长期发展创新的数字底座,为中国人工智能发展按下“加速键”,也带来新的机遇。

(二)人工智能在医学影像领域的发展历程

随着精准医疗和医疗大数据时代的到来,医疗资源不足且分布不均衡的问题越发凸显,医学影像学是医疗痛点的突出体现,面对临床及患者需求的增加,放射科医生严重不足,传统的工作方式不适应新的形势,导致影像服务供需矛盾加剧。如果将人工智能成功应用于疾病检测、病定量良恶性鉴别及疗效评价等环节,其将成为放射科医生的得力助手,医生就有更多的时间和患者沟通,交流,从而提升医生和患者满意度。

2016 年,医学影像人工智能成为北美放射学会(RSNA)关注的焦点。2017 年,RSNA 大会主题为“探索、发明和转化”,主流观点认为 AI 是一个重要的创新、赋能和提效的工具,开展了 9 个 AI 主题讲座,共 49 家公司参展,发表相关论文 104 篇。2018 年,RSNA 大会主题为“明天的放射学”开展了 12 个 AI 主题讲座,共 105 家公司参展,发表论文 211 篇,主流观点认为 AI 可以提高放射科医生的工作效率,使其有更多时间用于患者的人文关怀,大家要拥抱 AI。到 2019 年,RSNA 专门为 AI 领域设置了一个展馆,主题为“共见无限可能”,收录的 AI 相关论文达 519 篇,主题讲座扩展到 23 个,参展公司达 166 家,其中包括通用、西门子、飞利浦、富士、联影和东软等医疗设备厂商。AI 已经从医学影像辅助诊断扩展到整个行业的方方面面,未来将在放射科发挥巨大价值,这一点已成为业内共识。

目前,中国各医院部署的绝大多数 AI 系统,是与医学影像相关的,运用 AI 技术对影像数据进行高度学习和决策判断成为智能医疗的核心。国内很多医院的放射学专家与 AI 科研人员展开了深度合作,部分技术处于世界先进水平。

2018 年 3 月,中国食品药品检定研究院(简称“中检院”)启动肺结节影像标准检测数据库建设,目的是评估进行肺结节检测、分类、分割和大小测量的 AI 产品。中检院和中华医学会放射学分会(CSR)心胸学组联合研究了肺结节的标注规则、标注流程、质量控制等,发布了《胸部 CT 肺结节数据标注与质量控制专家共识(2018)》,旨在统一对 AI

专用医学影像数据标注规则与方法,鼓励开发医学数据资源,促进医疗 AI 产业全链条协调发展。

为促进中国医学影像 AI 相关产业技术的创新和发展,中国医学影像 AI 产学研用创新联盟(CAIERA)于 2018 年 4 月在上海成立。第一批加盟的有 62 家三甲医院、22 所科研机构及 45 家 AI 创业公司,代表了国内医学影像 AI 领域权威的声音。CAIERA 是中国医学影像 AI 领域最有影响力的跨学科创新型组织,其成立为中国医学影像 AI 产学研用链条的有机结合奠定了良好基础。同年 12 月,CAIERA 主办了首届中国医学影像 AI 大会,国内外众多领袖级专家、学者及 AI 相关行业代表出席大会,推动了医学影像 AI 行业的融合与发展。针对医学影像 AI 发展的一些核心问题,由 CAIERA 牵头,汇集国内三甲医院的影像专家、科研机构专家和领先的 AI 医疗公司编撰了首部《中国医学影像 AI 白皮书》,并于 2019 年 3 月在北京正式发布。白皮书从 AI 在医疗领域的应用、医学影像 AI 算法的最新进展、医学影像 AI 的需求调研、临床应用现状与展望、政策、挑战与建议等方面进行了深度研究。2018 年 10 月,CSR 联合 CAIERA 开展了医学影像 AI 产业现状和发展需求的调研,这是中国首次围绕医学影像 AI 的大规模公益性调研,调研对象包括中国 2135 家医院的 5142 名放射科医生(一级医院占 59%,二级医院占 38%,其他占 3%),通过普查、定向问卷调查和重点访谈相结合的方式,多维度、全方位展开调研,以客观了解目前中国医学影像 AI 产业现状和需求,从而为医学影像 AI 相关从业人员提供科学指导。2019 年 1 月,CSR 大数据与人工智能工作委员会组织了“中华医学会放射学分会医学影像大数据与人工智能工作委员会研讨会”,会议内容涵盖医学影像 AI 的共识及白皮书、信息化建设、数据标准化采集和标注以及诊断治疗随访 4 个主题。

2020 年,中国人工智能医疗器械产品审批迎来了重大突破,1 月,科亚医疗的“冠脉血流储备分数计算软件”产品取得了第一张国家药品监督管理局(NMPA)人工智能三类医疗器械注册证,该产品适用于冠状动脉 CT 血管影像,功能包括图像基本操作、基于深度学习技术的血管分割与重建,血管中心线提取,基于深度学习技术的血流储备分数计算。6 月,安德医智旗下 BioMind“天医智”的“颅内肿瘤磁共振影像辅助诊断软件”成为首个 NMPA 批准的医学影像人工智能辅助诊断软件,该软件运用深度学习算法,能够实现颅内肿瘤(如脑膜瘤、胶质瘤等)的人工智能精确诊断,并自动生成一份结构化报告,内容包括肿瘤位置、体积等精准信息,可帮助医生快速诊断,并提高放射科医生对脑肿瘤的诊断能力。8 月 10 日,Aindoe 等的“糖尿病视网膜病变眼底图像辅助诊断软件”正式获批 NMPA 三类注册证。

经过人工智能和影像医学领域几年间的磨合和碰撞，医学影像人工智能领域的研究逐步进入了“理性”和“务实”的状态。人工智能在医学领域的突破很可能率先发生在影像界，未来将与放射科医生的诊疗流程实现无缝融合，重塑医学影像服务的模式，影像医学作为医疗领域中新技术发展和应用最前沿的学科，将在第四次工业革命中迎来精彩的发展[5]。

（三）人工智能在医学影像领域的应用

1. 脑区分割和神经系统疾病诊断

对于脑出血的探查、血肿自动勾画及体积精确估算，很多医学影像人工智能公司已形成较成熟的产品。业界脑卒中专家预测，如果未来脑出血的神经影像上人工智能能够做到85%准确率的话，很可能会改变脑出血的急诊临床决策，国家神经系统疾病临床研究中心将会牵头启动一个基于人工智能的临床干预试验。

2018 年 3 月，来自美国、德国、意大利等国家的 100 多个实验室的近 150 位科学家通力合作，联合在 Nature 发表了有关人工智能辅助脑肿瘤分析的文章。该人工智能系统基于肿瘤组织 DNA 的甲基化数据，可以准确区分近 100 种不同的中枢神经系统肿瘤，而且人工智能还可发现一些临床指南里面没有的新分类。

2. 眼底图像检测

糖尿病是临床常见病，视网膜病变是糖尿病最常见的并发症之一，也是中老年人致盲的常见原因之一。早期发现和治疗可以将失明的风险降低95%，但只有不到50%的糖尿病患者会定期接受眼部护理专家的诊疗。2018 年 4 月，美国食品药品监督管理局（FDA）批准了第一款针对糖尿病视网膜病变医疗级的人工智能系统 IDx-DR。该系统是由美国爱荷华大学眼科医生所设计，能够扫描和分析有风险患者的视网膜，并在没有任何人工协助的情况下提供诊断。2018 年 8 月的 Nature Digital Medicine 期刊首次发布了 IDx-DR 系统的临床试验数据。人工智能组患者的视网膜图像是通过机器人摄像机获得的，人工智能帮助操作者获得高质量的图像。一旦四幅图像完成后，IDx-DR 会在 20s 内做出临床诊断。研究结果表明，IDx-DR 系统的灵敏性为 87.2%（>85%），特异性为 90.7%（>82.5%），成像率为 96.1%，稳健性明显优于预期的初级护理终点目标。也就是说，IDx-DR 系统能够正确识别患者，正确地区分和归类患者的疾病等级，鉴别诊断视网图像和确定疾病严重程度等。

3. 胸部影像诊断

通过人工智能对X线胸片或胸部CT检查进行辅助阅读分析,帮助医生完成多种疾病的医学影像筛查,或是对医生阅片顺序进行智能排序,从而提高医生的阅片效率和诊断精度。有关肺结节影像的人工智能产品是目前医学影像人工智能产品中较多的,大部分临床应用效果较好,部分产品声称3mm以上结节检出率接近99%;磨玻璃结节检出率95%以上;同时还可进行结节体积测量;能自动生成结构化图文报告,一键推送至PACS报告系统;同一患者多次扫描均可智能随访,自动计算体积倍增时间和CT值的变化。人工智能的学习不仅体现在对结节本身的探测,同时目前对结节定位精准至肺段。

4. 乳腺疾病诊断

人工智能技术能精准分割乳房与致密腺体组织,并精准量化乳腺密度,辅助评估乳腺癌风险;精准检测,定位肿块与微钙化灶,提升病灶检出率。自动生成乳腺影像报告和数据系统(BI-RADS分类)和报告文本。

5. 器官分割及靶区勾画

在世界卫生组织(WHO)公布的数据中,大约70%的肿瘤患者治疗过程中需要放疗,且接受放疗的患者中有40%可以得到临床治愈。在美国,有63%的肿瘤患者采用放疗,但国内为20%。国内放疗渗透率低下的主要原因是放疗服务能力不足,其中放疗靶区勾画的问题尤为突出。人工智能在放疗规划中的自动肿瘤识别、自动危及器官勾画、自动分割、自动计划设计和自动质量控制等多方面都有很好的表现和临床应用。一般来说从勾画靶区到开始治疗需要3~7天,而成熟的人工智能应该可以做到半小时以内完成,并且质量更好。

6. 骨龄分析及骨折探测

儿科影像医生缺口大,工作负荷重。而无论是综合医院还是儿科专科医院,都对儿童骨龄检测需求巨大,骨龄的评估非常费时,即使借助计算机软件进行部分辅助,耗时仍需要每张15min左右。人工智能技术可以用秒级的速度自动找到X线片中的骨骺进行评级,然后代入公式,计算出骨龄。通过人工智能算法直观观测骨质受损情况,智能检测多种类型骨折迹象,自动标注疑似骨折处,多角度多层面清晰直观显示骨折,可助力医生快速、精准诊断,减少漏诊风险。

7. 超声辅助诊断

超声检查在中国应用广泛，尤其是在基层医院。融合人工智能技术可以实现对超声影像上乳腺病灶和甲状腺结节良恶性的辅助诊断。同时，超声设备进入云计算后实现了技术处理资源的无限拓展，有效地提高了系统处理速度并优化系统资源配置，实现各种终端的互联互通。目前三甲医院医生的平均诊断准确率为60%~70%，人工智能辅助诊断系统准确率可以达到85%以上。2018年7月，中国批准了全国第一个甲状腺肿瘤超声辅助侦测软件：安克侦（AmCAD-UTDetection，二类医疗器械6870类）上市[3]。

参考文献

[1]唐子惠.医学人工智能导论[M]:上海:上海科学技术出版社,2020.
[2]严瀚.人工智能与椎体骨折诊断[M]:广州:广东科技出版社,2022.
[3]叶哲伟.智能医学[M].北京:人民卫生出版社,2020.
[4]娄岩.智能医学概论[M].北京:中国铁道出版社有限公司,2018.
[5]刘士远.中国医学影像人工智能发展报告[M].北京:科学出版社,2020.

第 2 章　人工智能基础

一、监督学习

监督学习主要有回归分析、朴素贝叶斯、支持向量机(SVM)、决策树等算法。

(一)回归分析

回归分析指的是确定两种或两种以上变量间相互依赖的定量关系的一种统计分析方法,主要有相关分析、线性回归分析、多因素回归分析、Logistic 回归、生存分析等。下面以线性回归分析和 Logistic 回归为例,进行简要介绍。

1. 线性回归

线性回归是用于模拟因变量“y”与另一个因变量或表示为“x”之间以线性形式表示关系。“线性”这个词表示因变量与自变量成正比。其他需要注意的是,它必须是常数。从数学方面而言,它们之间的关系以最基础、最简单的方式表示为:

$$y = \alpha x + \beta$$

其中,α 和 β 的值可以通过最小二乘法获得。

$$\alpha = \frac{\sum_{i=1}^{m}(x_i - \bar{x})(y_i - \bar{y})}{\sum_{i=1}^{m}(x_i - \bar{x})^2}$$

$$\beta = \bar{y} - \alpha\bar{x}$$

利用线性回归的监督学习的目标就是在数据集的帮助下找到常数“α”和“β”的精确值。然后,这些常数值将帮助未来针对任意值“x”来预测“y”值。一个单一自变量被称为简单线性回归,而如果存在多个自变量,那么就称为“多线性回归”。

2. Logistic 回归

对于给定的输入 x,根据

$$P(Y = 1 \mid x) = \frac{exp(\omega x + b)}{1 + exp(\omega x + b)}$$

$$P(Y=0 \mid x)=\frac{1}{1+exp(\omega x+b)}$$

计算出两个条件概率值的大小,将分到概率值较大的那一类。将偏置 b 加入到权值向量 ω 中,并在 x 的最后添加常数项 1,得到:

$$P(Y=1 \mid x)=\frac{exp(\omega x)}{1+exp(\omega x)}$$

$$P(Y=0 \mid x)=\frac{1}{1+exp(\omega x)}$$

如果某事件发生的概率是 p,则该事件发生的概率(此处概率指该事件发生概率与不发生概率之比)是$\frac{p}{1-p}$,对数概率是 $\log\frac{p}{1-p}$,那么 $\log\frac{P(Y=1 \mid x)}{1-P(Y=1 \mid x)}=\omega x$

也就是说,在 Logistic 回归模型中,输出 $Y=1$ 的对数概率是输入 x 的线性函数,线性函数值越接近正无穷,概率值就越接近 1;反之则越接近 0。

(二)朴素贝叶斯

朴素贝叶斯是以贝叶斯定理为基础并且假设特征条件之间相互独立的方法,先通过已给定的训练集,以特征词之间独立作为前提假设,学习从输入到输出的联合概率分布,再基于学习到的模型,输入求出使得后验概率最大的输出。

假设 X 使 n 维输入随机向量$[X^{(1)},X^{(2)},\cdots X^{(n)}]^T$。其中,$X^{(j)}$ 是 X 的第 j 个分量,也就是第 j 个特征。

假设 Y 是输出随机变量,即标签变量。其有 K 个取值,取值集合为$\{C_1,C_2\cdots,C_k\}$。

假设训练数据集为$\{(x_1,y_1),(x_2,y_2),\cdots,(x_N,y_N)\}$,含 N 个样本。

根据贝叶斯定理可以得到后验概率:

$$P(Y=C_k \mid X=x)=\frac{P(Y=C_k)P(X=x \mid Y=C_k)}{\sum_{k=1}^{K}P(Y=C_k)P(X=x \mid Y=C_k)} \tag{2.1}$$

其中,$P(Y=C_k)$为先验概率;$P(X=x \mid Y=C_k)$是条件概率。

如果式(2.1)中对该条件概率加上条件独立性假设,也就是假设特征之间是条件独立的,即可得后验概率:

$$P(Y=C_k \mid X=x)=\frac{P(Y=C_k)\Pi_{j=1}^{N}P(X=x^{(j)} \mid Y=C_k)}{\sum_{k=1}^{K}P(Y=C_k)\Pi_{j=1}^{N}P(X=x^{(j)} \mid Y=C_k)}$$

从上面公式可以看出,所有类别的后验概率的分母都是一样的,因此只需比较各后验概率的分子即可，从而得到预测模型。

$$f(x) = \underset{C_k}{\mathrm{argmax}}\ P(Y=C_k)\Pi_{j=1}^{N} P(X^{(j)} = x^{(j)} \mid Y=C_k)$$

上述方法就被称为朴素贝叶斯，朴素贝叶斯是一种简单易懂、学习效率高的分类器，但特征间的条件独立性假设也导致了其精度受到一定程度的影响。如果没有条件概率的条件独立性假设，则就是贝叶斯网络，一种更复杂的方法[1]。

（三）SVM

SVM 是一类应用广泛的分类算法。由简至繁 SVM 可分类为三类：线性可分的线性 SVM、线性不可分的线性 SVM、非线性 SVM。

1. 线性可分的线性 SVM

对于二类分类问题，训练集，其类别 $T=\{(x_1,y_1),(x_2,y_2),\cdots,(x_n,y_n)\}$，其类别 $y_i \epsilon \{0,1\}$，线性 SVM 通过学习得到分离超平面，如公式(2－2)所示。

$$\omega \cdot x + b = 0 \tag{2.2}$$

以及相应的分类决策函数，如公式(2.3)所示。

$$f(x) = sign(\omega \cdot x + b) \tag{2.3}$$

哪一个超平面的分类效果更好呢？将距离分离超平面最近的两个不同类别的样本点称为支持向量。通过这两个样本点可以构成两条平行于分离超平面的长带，二者之间的距离称为边缘(margin)。显然，margin 更大，则分类正确的确信度更高(与超平面的距离表示分类的确信度，距离越远则分类正确的确信度越高)。margin 公式如公式(2.4)所示。

$$Margin = \frac{2}{\|\omega\|} \tag{2.4}$$

可观察到 margin 以外的样本点对于确定分离超平面没有贡献，换句话说，SVM 是由训练样本(支持向量)所确定的。至此，SVM 分类问题可描述为在全部分类正确的情况下，最大化$\frac{2}{\|\omega\|}$(等价于最小化$\frac{1}{2}\|\omega\|^2$)。

于是便转换为线性分类的约束最优化问题，如公式(2.5)所示。

$$\begin{cases} min_{\omega,b}\ \dfrac{1}{2}\|\omega\|^2 \\ s.\ t.\ y_i(\omega \cdot x_i + b) = 1 \end{cases} \tag{2.5}$$

对每一个不等式约束引进拉格朗日乘子。构造拉格朗日函数，如公式(2.6)所示。

$$L(\omega,b,\alpha) = \frac{1}{2}|\omega|^2 - \sum_{i=1}^{N} \alpha_i[y_i(w \cdot x_i + b)] \tag{2.6}$$

根据拉格朗日对偶性,原始的约束最优化问题可等价于极大极小的对偶问题,如公式(2.7)所示。

$$\max_{a}\min_{w,b}L(\omega,b,\alpha) \tag{2.7}$$

将$L(\omega,b,\alpha)$求偏导并令其等于0,如公式(2.8)所示。

$$\begin{cases}\dfrac{\partial L}{\partial \omega}=\omega-\sum_{i=1}^{N}\alpha_i y_i x_i=0\Rightarrow\omega\sum_{i=1}^{N}\alpha_i y_i \\ \dfrac{\partial L}{\partial b}=\sum_{i=1}^{n}\alpha_i y_i=0\Rightarrow\sum_{i=1}^{N}\alpha_i y_i=0\end{cases} \tag{2.8}$$

将上述式子代入拉格朗日函数公式(2.6)中,可将对偶问题转化,如公式(2.9):

$$\min_{\alpha}-\frac{1}{2}\sum_{i=1}^{N}\sum_{i=1}^{N}\alpha_i\alpha_j y_i y_j(x_i\cdot x_j)+\sum_{i=1}^{N}\alpha_i \tag{2.9}$$

等价于最优化问题,如公式(2.10)所示。

$$\begin{cases}min_{\alpha}\dfrac{1}{2}\sum_{i=1}^{N}\sum_{j=1}^{N}\alpha_i\alpha_j y_i y_j(x_i\cdot x_j)-\sum_{i=1}^{N}\alpha_i \\ s.t.\sum_{i=1}^{N}\alpha_i y_i=0 \\ \alpha_i\geqslant 0\ i=1,2,\cdots,N\end{cases} \tag{2.10}$$

线性可分是理想情形,大多数情况下,由于噪声或特异点等各种原因,训练样本是线性不可分的。因此,需要更一般化地学习算法。

2. 线性不可分的线性 SVM

线性不可分意味着有样本点不满足约束条件$y_i(w\cdot x_i+b)-1=0$,为了解决这个问题,对每个样本引入一个松弛量,这样约束条件如公式(2.11)所示。

$$y_i(w\cdot x_i+b)\geqslant 1-\zeta_i \tag{2.11}$$

目标函数如公式(2.12)所示。

$$min_{w,b,\zeta}\frac{1}{2}\|\omega\|^2+C\sum_{i=1}^{N}\zeta_i \tag{2.12}$$

其中,C 为惩罚函数,目标函数有两层含义:margin 尽量大;误分类的样本点计量少。

C 为调节二者的参数。通过构造拉格朗日函数并求解偏导,可得到等价的对偶问题,如公式(2.13)所示。

$$\begin{cases}min_{\alpha}\dfrac{1}{2}\sum_{i=1}^{N}\sum_{j=1}^{N}\alpha_i\alpha_j y_i y_j(x_i\cdot x_j)-\sum_{i=1}^{N}\alpha_i \\ s.t.\sum_{i=1}^{N}\alpha_i y_i=0 \\ 0\leqslant\alpha_i\leqslant C\ i=1,2,\cdots,N\end{cases} \tag{2.13}$$

与上一节中线性可分的对偶问题相比,只是约束条件发生变化,问题求解思路与之类似。

3. 非线性 SVM

对于非线性问题,线性 SVM 不再适用,需要非线性 SVM 来解决。解决非线性分类问题的思路,通过空间变换。[一般是低维空间映射到高维空间 $x \to \phi(x)$]后实现线性可分。

在 SVM 的等价对偶问题中的目标函数中有样本点的内积 $x_i \cdot x_j$,在空间变换后则是 $\phi(x_i) \cdot \phi(x_j)$,由于维数增加导致内积计算成本增加,这时核函数便派上用场了,将映射后的高维空间内积转换成低维空间的函数,如公式(2.14)所示。

$$K(x,z) = \phi(x) \cdot \phi(x) \tag{2.14}$$

将其代入一般化的 SVM 学习算法的目标函数:$min_\alpha \frac{1}{2} \sum_{i=1}^{N} \sum_{j=1}^{N} \alpha_i \alpha_j y_i y_j (x_i \cdot x_j) - \sum_{i=1}^{N} \alpha_i$,可得非线性 SVM 的最优化问题,具体步骤与线性不可分的线性 SVM 相同[2]。

(四)决策树

决策树方法在分类、预测、规则提取等领域有着广泛应用。在 20 世纪 70 年代后期和 80 年代初期,机器学习研究者 J. Ross Quinilan 提出了 ID3 算法以后,决策树在机器学习、数据挖掘领域得到极大的发展。Quinilan 后来又提出了 C4.5,成为新的监督学习算法。1984 年几位统计学家提出了分类回归树(CART)算法。

决策树是一树状结构,它的每一个叶节点对应着一个分类,非叶节点对应着在某个属性上的划分,根据样本在该属性上的不同取值将其划分成若干个子集。对于非纯的叶节点,多数类的标号给出到达这个节点的样本所属的类。构造决策树的核心问题是在每一步如何选择适当的属性对样本做拆分。对一个分类问题,从已知类标记的训练样本中学习并构造出决策树是一个自上而下,分而治之的过程。常用的决策树算法见表 2-1。

表 2-1　决策树算法分类

决策树算法	算法描述
ID3 算法	其核心是在决策树的各级节点上,使用信息增益方法作为属性的选择标准,来帮助确定生成每个节点时所应采用的合适属性
C4.5 算法	C4.5 决策树生成算法相对于 ID3 算法的重要改进是使用信息增益率来选择节点属性。C4.5 算法可以克服 ID3 算法存在的不足:ID3 算法只适用于离散的描述属性,而 C4.5 算法既能够处理离散的描述属性,也可以处理连续的描述属性
CART 算法	CART 决策树是一种十分有效的非参数分类和回归方法,通过构建树、修剪树、评估树来构建一个二叉树。当终结点是连续变量时,该树为回归树;当终结点是分类变量,该树为分类树

下面将介绍ID3算法和CART算法。

1. ID3 算法

ID3算法基于信息熵来选择最佳测试属性。它选择当前样本集中具有最大信息增益值的属性作为测试属性；样本集的划分则依据测试属性的取值进行，测试属性有多少不同取值就将样本集划分为多少子样本集，同时决策树上相应于该样本集的节点长出新的叶子节点。ID3算法根据信息论理论，采用划分后样本集的不确定性作为衡量划分好坏的标准，用信息增益值度量不确定性：信息增益值越大，不确定性越小。因此，ID3算法在每个非叶节点选择信息增益最大的属性作为测试属性，这样可以得到当前情况下最纯的拆分，从而得到较小的决策树。

设 S 是 s 个数据样本的集合。假定类别属性具有 m 个不同的值：$C_i(i=1,2\cdots,m)$。设 s_i 是类 C_i 中的样本数。对一个给定的样本，其总的信息熵如公式(2.15)所示。

$$I=(s_1,s_2,\cdots,s_m)=-\sum_{i=1}^{m}P_i log_i(P_i) \tag{2.15}$$

其中，P_i 是任意样木属于 C_i 的概率，一般可以用$\frac{s_i}{s_j}$估计。

设一个属性A具有 k 个不同的值 $\{a_1,a_2,\cdots,a_k\}$，利用属性 A 将集合 S 划分为 k 个子集 $\{S_1,S_2,\cdots,S_k\}$，其中 S_j 包含了集合中属性 A 取 a_j 值的样本。若选择属性 A 为测试属性，则这些子集就是从集合 S 的节点生长出来的新的叶节点。设 s_{ij} 是子集 S_j 中类别为 C_i 的样本数，则根据属性 A 划分样本的信息熵值如公式(2.16)所示。

$$E(A)=\sum_{j=1}^{k}\frac{s_{1j}+s_{2j}+\cdots s_{mj}}{s}I(s_{1j}+s_{2j}+\cdots s_{mj}) \tag{2.16}$$

其中，$I(s_{1j}+s_{2j}+\cdots s_{mj})=-\sum_{i=0}^{m}P_{ij}log_{ij}P_{ij}$，$P_{ij}=\frac{s_{ij}}{s_{1j}+s_{2j}+\cdots s_{mj}}$子集 S_j 中类别为 C_i 的样本的概率。

最后，用属性A划分样本集S后所得的信息增益(Gain)如公式(2.17)所示。

$$Gain(A)=I(s_1,s_2,\cdots s_m)-E(A) \tag{2.17}$$

显然 $E(A)$ 越小，$Gain(A)$ 的值越大，说明选择测试属性 A 对于分类提供的信息越大，选择 A 之后对分类的不确定程度越小。属性 A 的 k 个不同的值对应的样本集 S 的 k 个子集或分支，通过递归调用上述过程(不包括已经选择的属性)，生成其他属性作为节点的子节点和分支来生成整个决策树。ID3决策树算法作为一个典型的决策树学习算法，其核心是在决策树的各级节点上都用信息增益作为判断标准来进行属性的选择，使得在每个非叶节点上进行测试时，都能获得最大的类别分类增益，使分类后的数据集的熵最小。这样的处理方法使得树的平均深度较小，从而有效地提高了分类效率。

ID3 算法具体流程：

(1)对当前样本集合，计算所有属性的信息增益；

(2)选择信息增益最大的属性作为测试属性，把测试属性取值相同的样本划为同一个子样本集；

(3)若子样本集的类别属性只含有单个属性，则分支为叶子节点，判断其属性值并标上相应的符号，然后返回调用处；否则对子样本集递归调用本算法[2]。

2. CART 算法

CART(classification and regression tree)分类回归树算法，既可用于分类，也可用于回归。递归地构建二叉树，对回归树用平方误差最小化准则，对分类树用基尼(Gini)指数最小化准则。CART 算法由以下两步组成：①决策树生成，基于训练数据集生成决策树，生成的决策树要尽量大。②决策树剪枝，用验证数据集对已经生成的树进行剪枝并选择最优子树，这时用损失函数最小作为剪枝的标准。

(1)回归树的生成

在训练数据集所在的输入空间中，递归地将每个区域划分为两个子区域。选择第 j 个变量和它取的值 s 作为切分变量和切分点，并定义两个区域：

$$R_1(j,s) = \{x \mid x(j) \leqslant s\}, R_2(j,s) = \{x \mid x(j) > s\}$$

遍历变量 j，对固定的 j 扫描切分点 s，求解：

$$\min_{j,s}\left[\min_{c_1}\sum_{x_i \in R_1(j,s)}(y_i - c_1)^2 + \min_{c_2}\sum_{x_i \in R_2(j,s)}(y_i - c_2)^2\right]$$

用选定的对 (j,s) 划分区域并决定相应的输出值：

$$\hat{C}_m = \frac{1}{N_m}\sum_{x_i \in R_m(j,s)} y_i, x \in R_m, m = 1,2$$

直至满足停止条件。

(2)分类树的生成

CART 区别于 ID3 和 C4.5 的是假设决策树是二叉树，内部节点特征的取值为是和否，左分支为取值为是的分支，右分支为取值为否的分支。这样的决策树等价于递归地二分每个特征，将输入空间划分为有限个单元。CART 的分类树用基尼指数来选择最优特征的最优划分点，具体过程如下。

对于给定样本集合 D，从根节点开始，对节点计算现有特征的基尼指数，对每一个特征,例如 A,再对其每个可能的取值如 a,根据样本点对 $A=a$ 的结果的是与否划分为两个部分,根据以下公式计算:

$$Gini(D) = 1 - \sum_{k_1}^{k} \left(\frac{|C_k|}{|D|}\right)^2$$

其中,C_k 是 D 中属于第 k 类的样本子集,k 是类的个数。对于二分类问题,如果样本点属于第一个类的概率是 p,则概率分布的基尼指数为 $Gini(p)=2p(1-p)$;在特征 A 的条件下,集合 D 的基尼指数为:$Gini(D,A=a)=\frac{|D_1|}{|D|}Gini(D_1)+\frac{|D_2|}{|D|}Gini(D_2)$。

在所有可能的特征 A 以及该特征所有的可能取值 a 中,选择基尼指数最小的特征及其对应的取值作为最优特征和最优切分点;然后根据最优特征和最优切分点,将本节点的数据集二分,生成两个子节点。

对两个子节点递归地调用上述步骤,直至节点中的样本个数小于阈值,或者样本集的基尼指数小于阈值,或者没有更多特征后停止。

生成 CART 分类树。

(3)分类树的剪枝

CART 剪枝算法从完全生长的决策树的底端剪去一些子树,使得决策树变小,从而能够对未知数据有更准确的预测。CART 剪枝算法由两个步骤组成:首先从生成算法产生决策树 T。底端开始不断剪枝,直至 T_0 的根节点,形成一个子树序列 $\{T_0, T_1, \cdots, T_n\}$;然后通过交叉验证法在独立的验证集上对子树序列进行测试,从中选择最优子树,如果是连续值的情况,一般用二分法来划分[3]。

二、无监督学习

无监督式学习算法也被称为"聚类算法"。与监督式学习算法相比,这些算法需要最少的输入数据进行分析。在这些算法中,检查数据中的一组相同信息。这里,系统可以选择用户将进一步分类的类别均值和协方差,而不是对训练用户数据进行分类。分类过程取决于系统,因此该方法被称为无监督式分类。用户可以定义类别或集群数量。分类之后,用户可以将重要的信息分配至各个集群进行简单分析。研究人员提出了在准确度和决策规则方面存在差异的不同聚类算法。在所有使用的这些算法中执行输入数据迭代计算,从而获得最佳输出进行简易决策。这些算法分两步执行。第一步就是确定数据或图像中的潜在集群。第二步是估算数据间的距离或以像素为基础估算像素上的距离,因而可以将各个像素分类至已确定的其中一个集群。此分类的一般步骤如下所示:

(1)该算法要求下述信息(例如,集群区域半径、集群合并参数、评估的若干像素,以及已确定的集群数量)在数据或图像内生成集群。

(2)在数据或图像内获得集群后,将各种标记分配至集群,从而对数据或图像进行适当分析。

无监督式学习主要有K均值聚类、主成分分析、独立成分分析、奇异值分解、高斯混合模型、自组织映射、隐马尔科夫模型等算法。

(一)K均值聚类算法

K均值聚类算法是用于无监督式图像分类的著名聚类方法之一。在此算法中,基于集群均值中的距离而对所有像素进行分类。一旦完成分类,则计算各个集群的新均值向量。针对迭代次数执行此过程,直至两个连续迭代之间的集群均值向量位置处无变化。该算法的主要目标是估算集群内的变化。K均值算法执行两个步骤,即定位初始集群中心位置,然后进行集群合并。

第一次迭代结束时产生的集群中心视为初始集群中心。如果 x 表示输入数据的样本空间元素,N 表示样本空间元素的总数量,那么第 j 空间中第 i 个集群的数据点均值表示如下:

$$C_j = \frac{\sum_{k=1}^{N} x_{kj}}{N} \tag{2.18}$$

计算当前所有集群中各个像素的距离,然后将其分配至集群中,获得最低距离。利用等式(2.18)重新计算集群中心。一旦达到最大迭代次数或目标函数 J[即等式(2.19)中所示集群内平方和]的最小值,则终止程序。

$$J = \sum_{k=1}^{N} x_{kj} - C_{kj}^2 \tag{2.19}$$

若干测量值可用于集群合并,如下所示:

1. 各个集群的均方根(RMS)欧几里得距离。

2. 集群中心之间的欧几里得距离矩阵。

该算法的主要优势就是易于实施,而且是一种可以快速计算的聚类方法,能够提供更紧密集群。

(二)主成分分析

主成分分析(PCA)也被称为K-L分析,通过最大化方差或最小化重构误差而将 N

维度输入数据 X 转换为较低 k 维度($k \leqslant N$)P 值。PCA 可表示为:

$$P = A^T \cdot X$$

其中,A 由主成分构成,它们是标准正交主成分,可以从数据协方差矩阵的特征值分解中获得。在机器学习算法中,PCA 广泛用于数据简化,从而实现更优分析。

(三)独立成分分析

独立成分分析(ICA)是一种能够实现更优聚类的分离数据计算方法。通过假设子成分为非高斯像素值且在统计上相互独立,以此方式执行此方法。

(四)奇异值分解

奇异值分解(SVD)是一种广泛应用于图像分类的线性代数方法。它作为线性代数的因子分解法而使用,描述矩形矩阵 I 有 M 行和 N 列,可以分解为一个三矩阵。

$$I = USV^T$$

在图像聚类中,SVD 广泛用作一种预处理方法,实现输入数据降维。利用 SVD 获得缩减数据后,将对数据进行分类。

(五)高斯混合模型

高斯混合模型(GMM)是一种用于聚类、模式识别及多变量密度估算的强大模型。在此模型中,假设输入数据产生于一个随机向量,其密度为:

$$f(x) = \sum_{k=1}^{N} p_t \phi(x \mid \mu_k, \sigma_k) \tag{2.20}$$

其中,P_k 表示混合比例,ϕ 表示高斯分布的密度。一般而言,通过最大化对数似然函数等式(2.20)而估算混合参数 θ:

$$L(\theta \mid x_1, \cdots, x_n) = \sum_{j=1}^{n} 1n\left[\sum_{k=1}^{N} p_k \phi(x \mid \mu_k, \sigma_k)\right]$$

该算法的主要优势就是易于实施,而且是一种计算时间较短的聚类方法,能够提供较紧密的集群。

(六)自组织映射

自组织映射(SOM)可以在六边形网格或矩形网格上实现数据可视化。一般应用于气象学、海洋学、项目优先排序,以及石油和天然气开采等领域。自组织映射也称为自组织特征映射(SOFM)或者 Kohonen 映射。该算法具有一组神经元,排列在某个维度的网络中。网络中任意神经元的位置是由位置向量指定的。特征映射中与神经元 N 相关的权向量用 W_N 表示。特征映射信息遵循迭代过程。最初随机选择权向量,或者利用输入数据中已知的空间进行选择。然后在各时间步 t 随机选择输入数据的一个元素—模式 p。选择权值 W_t,在数值上接近模式 p 的神经元 r。

$$W_r - P = \min_v W_v - P$$

然后根据特征映射更新规则变更所有神经元的权值。

$$W_r(t+1) - W_v(t) + et(r,s)(p(t) - W_v(t))$$

在图像处理过程中,采用 SOM 算法进行图像分割与聚类,同时对象位置在图像中发生变化。

(七)隐马尔科夫模型

隐马尔科夫模型广泛应用于各类用途,如图像分割、图像表面重构,以及深度计算网。提出此模型用于分割和分类各类图像,如 MR 图像和空中影像。图像 $I=(i_1,\cdots\cdots,i_N)$,其中 I_i 表示图像像素密度。各像素表示为 $X=(x_1,\cdots\cdots,x_N)$,其中 $x_i \epsilon L$(所有可能的标记)。根据最大化后验(MAP)标准,标记 X'满足下述等式(2.21):

$$X' = \arg\max_X \{P(I \mid X,\Theta)P(X)\} \tag{2.21}$$

先验概率 $P(X)$ 是一种吉布斯函数,联合似然概率表示为:

$$P(I \mid X,\Theta) = \prod_j P(I_j \mid x_j,\Theta_{xj})$$

其中,$P(I|X,\Theta)$ 是一种高斯分布,Θ 表示估计参数集,利用期望最大化算法获得[4]。

三、强化学习

强化学习(RL)算法是一种机器学习算法,它允许机器以特定方式自动地确定数据行为,从而改善其性能。该算法的主要局限就是要求学习代理。这些算法用于求解特定类型的问题。在问题类型中,假设代理判定基于当前状态可获得的最优解。当重复此过程,那么该过程即称为“马尔科夫判定过程”。

强化学习主要有 Q 学习算法、SARSA 算法、DQN 算法等。

(一)RL 算法的基础

任意 RL 算法的设计均采用两个常见成分,即学习代理和环境。

环境是指代理正在处理的对象,代理是指 RL 算法。通过向代理发送一个状态,环境开始运行,然后基于其知识采取行动响应该状态。之后,环境发送下一对状态并回报至代理。代理将利用环境返回的回报而更新其知识,从而评价最后的行动。该循环持续进行,直至环境发送一个终止状态结束此过程。

1. 强化学习的基本要素

状态 s 是对环境的描述,可以是离散的或连续的,其状态空间为 S。

动作 a 是对智能体行为的描述,可以是离散的或连续的,其动作空间为 A。

策略 $\pi(a|s)$ 是智能体根据环境状态 s 来决定下一步动作 a 的函数。

状态转移概率 $p(s'|s,a)$ 是在智能体根据当前状态 s 做出一个动作 a 之后,环境在下一个时刻转变为状态 s' 的概率。

即时奖励 $r(s,a,s')$ 是一个标量函数,即智能体根据当前状态 s 做出动作 a 之后,环境会反馈给智能体一个奖励,这个奖励也经常和下一个时刻的状态 s' 有关。

智能体的策略(policy)就是智能体如何根据环境状态 s 来决定下一步的动作 a,通常可以分为确定性策略和随机性策略两种。确定性策略是从状态空间到动作空间的映射函数 $\pi: S\rightarrow A$。随机性策略表示在给定环境状态时,智能体选择某个动作的概率分布:$\pi(a|s) \stackrel{\Delta}{=} p(a|s)$,且 $\sum_{a\epsilon A}(a|s)=1$。

通常情况下,强化学习一般使用随机性策略。随机性策略有很多优点:在学习时可以通过引入一定随机性来更好地探索环境;随机性策略的动作具有多样性,这一点在多个智能体博弈时也非常重要。采用确定性策略的智能体总是对同样的环境做出相同的动作,会导致它的策略很容易被对手预测。

2. 强化学习目标函数

强化学习的目标函数为:$J(\theta)=E_{\tau\sim p(\tau)}[G(\tau)]=E_{\tau\sim p(\tau)}[\sum_{t=0}^{T-1}\gamma^t r_{t+1}]$

其中 θ 为策略函数的参数,γ 为折扣因子,r_{t+1} 为第 $t+1$ 时刻感受到 t 时刻行动的回报。

3. 值函数

为了评估策略 π 的期望回报,定义两个值函数:状态值函数和状态-动作值函数。

状态值函数:策略 π 的期望回报可以分解为:

$$E_{\tau\sim p(\tau)}[G(\tau)] = E_{s\sim p(s_0)}[E_{\tau\sim p(\tau)}[\sum_{t=0}^{T-1}\gamma^t r_{t+1}]] = E_{s\sim p(s_0)}[V^{\pi}(s)]$$

其中 $V^{\pi}(s)$ 称为状态值函数,表示从状态 s 开始,执行策略 π 得到的期望总回报。

如果给定策略 $\pi(a|s)$,状态转移概率 p(s'|s,a) 和奖励 r(s,a,s'),就可以通过迭代的方式来计算 $V^{\pi}(s)$。由于存在折扣率,迭代一定步数后,每个状态的值函数就会固定不变。

状态－动作值函数:状态－动作值函数也经常称为 Q 函数。状态值函数 $V^{\pi}(s)$ 是 Q 函数 $Q^{\pi}(s,a)$ 关于动作 a 的期望,即:

$$V^{\pi}(s) = E_{a-\pi p(a|s)}[Q^{\pi}(s,a)]$$

Q 函数可以写为:

$$Q^{\pi}(s,a) = E_{s'-p(s'|s,a)}[r(s,a,s') + \gamma E_{a'-\pi(a'|s')}[Q^{\pi}(s',a')]]$$

这是关于 Q 函数的贝尔曼方程。

值函数可以看作对策略 π 的评估,因此可以根据值函数来优化策略。假设在状态 s,有一个动作 a^* 使得 $Q^{\pi}(s,a^*) > V^{\pi}(s)$,说明执行动作 a^* 的回报比当前的策略 $\pi(a|s)$ 要高,就可以调整参数使得策略中动作 a^* 的概率 $p(a^*|s)$ 增加[5]。

(二)Q 学习算法

Q 学习算法是基于已知贝尔曼方程(2.22)的一种离线、无模型 RL 算法:

$$\nu(s) = E[R_{t+1} + \lambda\nu(s_{t+1}) \mid S_t = s] \tag{2.22}$$

其中,E 表示期望;λ 表示折现系数。以 Q 值的形式将等式 2.22 重写为:

$$Q^{\pi}(s,a) = E[r_{t+1} + \lambda\gamma_{t+2} + \lambda\gamma_{t+3} + \cdots \mid s,a]$$

$$Q^{\pi}(s,a) = E_{s'}[r + \lambda Q^{\pi}(s',a') \mid s,a] \tag{2.23}$$

用 Q^* 表示的最优 Q 值可表示为:

$$Q^*(s,a) = E_{s'}[r + \lambda \max_{a'} Q*(s',a') \mid s,a]$$

该算法的主要目标是 Q 值最大化。该算法应用于策略迭代和数值迭代这两种迭代。在策略迭代中,循环在策略评价与策略提升这两者之间进行。策略评价利用从最后策略提升中获得的贪心策略估算数值函数 V。通过最大化各个状态的数值函数这一行动,改进策略以更新策略。更新等式基于等式 2.22 并保持迭代直至收敛。

数值迭代仅包含一个成分,它基于最优贝尔曼等式 2.23 更新数值函数 V。迭代收敛之后,针对所有状态应用 argument(参数)最大函数,以此直接获得最优策略。

(三)状态—行动—回报—状态—行动(SARSA)算法

SARSA 算法与 Q 学习算法非常相似。SARSA 与 Q 学习算法之间的主要差异就是,

SARSA 是一种在线算法。这表明,SARSA 基于当前策略而非贪心策略执行的行动学习 Q 值。

(四) DQN 算法

虽然 Q 学习是一种极其强大的算法,但其主要弱点就是不具有通用性。如果将 Q 学习视为一个二维数组中的更新数(行动空间状态空间),那么它类似于动态编程。这表明,对于 Q 学习算法之前从未见过的状态,没有提供线索提示要采取哪个行动。换言之,Q 学习算法代理不能为从未见过的状态估算数值。为了解决这个问题,DQN 引入一个神经网络避免二维数组。网络输入为当前输入,而输出则为各个行动的相应 Q 值[4]。

四、人工神经网络

神经网络是指由多层大量的相互连接的节点(或人工神经元)构成的网络结构模型。这些人工神经元节点以分布式方式相互缠绕,共同学习,它们之间的连接强度是可学习的参数,通过优化节点之间的计算参数来达到最终的合理的输出。在人工神经网络中,输入数据以多维向量的形式放到输入层,输入层会将输入数据分配给隐藏层。然后,隐藏层对来自前一层的输入进行计算。经过若干个隐藏层的计算后,计算结果被送入输出层。通常把数据从输入层输入,到输出层输出结果的这一过程称为一次前向传播。在输出层输出结果后,输出层会将结果与数据的真实标签通过损失函数计算损失,损失会反向传输到隐藏层,在隐藏层根据梯度下降方法更新隐藏层的参数后,继续反向传输损失,直至所有隐藏层的参数被更新完毕。这一过程被称为一次反向传播。前向传播与反向传播构成了神经网络的学习过程。处理复杂任务往往需要较多层的神经网络,当有多个隐藏层堆叠在一起时,通常被称为深度学习。

(一) 前向传播

神经网络通常由输入层、隐藏层和输出层组成,输入层通常由神经网络接收的输入数据 $X=\{x_1,x_2,\cdots\cdots,x_N\}$ 组成。在前向传播中,输入层与隐藏层相连接。每个隐藏层都由若干个神经元组成,每个神经元都与前一层输出的数据直接相连,通过连接的权重,对前一层输出的数据做加权求和和非线性激活运算,以第一个隐藏层中的第 k 个神经元为例,设该神经元的输出为 a_k^1,这个神经元的输入为上一层的输出 X,则 a_k^1 的计算公式如下:

$$a_k^1 = g\left(\sum_{i=1}^{N} \omega_i x_i + b\right)$$

式中：ω_i 和 b 是这个神经元中的参数；$g(\cdot)$是一个非线性激活函数。

设第一个隐藏层中有 l_1 个神经元，那么第一个隐藏层中每个神经元经过计算后，产生的这一层的输出为 $a^{(1)} = \{a_1^{(1)}, a_2^{(1)}, \cdots, a_{l_1}^{(1)}\}$。$a^{(1)}$ 又将作为下一层的输入参与到下一层的运算中。经过若干层隐藏层的计算后，最后一层隐藏层的输出被送入输出层。输出层中的神经元数目通常与任务要求相关，如二分类问题中，该层神经元数目一般被设置为 1 或 2。当设置为 1 时，可以认为输入经过神经元的非线性激活映射到[0,1]区间后，得到的结果 h 以 0.5 为阈值区分正类和负类。

当神经元数目被设置为 2 时，可以取以两个神经元的序号为分类结果，即第一个神经元的输出表示负类，第二个神经元的输出表示正类，若第一个神经元的输出大于第二个神经元的输出，则认为分类结果是负类，反之则认为是正类。

每个隐藏层输出的结果通常被看作是隐藏层提取到的特征。因此，隐藏层所做的运算也可以被视为提取特征的过程。在神经网络中，数据被送入输入层，经过隐藏层提取特征，最后被送入输出层产生结果的过程称作一次前向传播。

（二）激活函数

激活函数可以有多种形式，一般可以分为线性(linear)函数和非线性(nonlinear)函数。线性函数所能实现的功能较为局限，即使多层线性函数同时应用，其能表示的变换结果仍然是线性的。但线性模型也有不少场合可以应用，使用它们可以降低计算的复杂性，在一些对实时性要求高，而准确率要求没那么高的场合能发挥很好的作用。

通常情况下，非线性函数更能表示客观世界的特点。比较常用的非线性函数有 Sigmoid 函数和 Tanh 函数等。Sigmoid 函数与 Tanh 函数在函数图像上比较类似，两个函数的定义域都是全实数空间，所不同的是，Sigmoid 函数的值域为[0,1]，而 Tanh 函数的值域为[-1,1]。相对而言，Sigmoid 函数使用得较为广泛，其函数表达式为：

$$\mathrm{Sigmoid}(z) = g(z) = \frac{1}{1 + e^{-x}}$$

Sigmoid 函数将函数的输入值全部转化到[0,1]之间，从而使之更为适合神经网络。因为神经网络中的节点通常只有两个状态，正以 1 表示，负以 0 表示，将数值全部转化到固定的区间，就可以通过设定阈值来决定节点的激活情况。

(三)反向传播

前向传播是从数据输入到输出的一次神经网络预测过程,而反向传播则是将预测结果与真实结果进行比较后,反向更新神经网络中各层神经元参数的过程。也就是说,反向传播大体上可以看作两个步骤的叠加,其中第一个步骤是比较预测结果和真实结果,第二个步骤是优化求解神经网络中的参数。

比较预测结果和真实结果是否相似的指标有很多,如预测的准确率、召回率等。但是在神经网络模型的训练过程中,由于整个机器学习的流程可以看作是对损失函数的优化,所以训练过程中通常以损失函数作为比较的方式,通过损失函数的大小衡量预测结果和真实结果间的偏差程度。在神经网络中常用的损失函数有很多,如交叉熵损失(cross-entropy loss)、均方误差损失(MSE)、平均绝对误差(MAE)等。以 MSE 为例,如果一个神经网络采用 MSE 作为损失函数,设个数据经过输出层产生的预测值是 $\hat{y} \epsilon R^M$,数据真实标签是 $y \epsilon R^M$,则损失 l 的计算方式如下:

$$l = \frac{1}{M}\sum_{m=1}^{M}(y_m - \hat{y}_m)^2$$

在求解到预测结果和真实结果之间的损失后,神经网络就可以利用这个损失反向更新每一层的网络参数了。在神经网络中通常采用的优化方式叫作梯度下降法。梯度下降法的原理较简单,主要通过计算损失函数对于参数 θ 的梯度,根据参数更新公式,更新网络中的参数。以在前向传播中讲到的第一层的第 k 个神经元为例,在前向传播中,这个神经元做了一个经过激活函数激活的线性加权操作,其中涉及的参数包括 $W_k^{(1)} = \{w_1, w_2 \cdots, w_N\}$ 和 b。在反向传播中,这个神经元的运作方式如下:

$$W_k^{(1)} \leftarrow W_k^{(1)} - \alpha \frac{\partial a^{(1)}}{\partial W_k^{(1)}}$$

$$b \leftarrow b - \alpha \frac{\partial l}{\partial b}$$

$\frac{\partial a^{(1)}}{\partial W_k^{(1)}}$计算方式如下:

$$\frac{\partial a^{(1)}}{\partial W_k^{(1)}} = \frac{\partial l}{\partial a^{(1)}} \cdot \frac{\partial a^{(1)}}{\partial W_k^{(1)}}$$

其中,$\frac{\partial a^{(1)}}{\partial W_k^{(1)}}$可以根据前向传播公式轻易计算出来,而$\frac{\partial l}{\partial a^{(1)}}$可以根据链式求导法则转化为对第二层的输出 a^2 的微分计算:

$$\frac{\partial l}{\partial a^{(1)}}=\frac{\partial l}{\partial a^{(2)}}\cdot\frac{\partial a^{(2)}}{\partial a^{(1)}}$$

其中，$\frac{\partial a^{(2)}}{\partial a^{(1)}}$是一个根据前向传播公式轻易计算出的值，而$\frac{\partial l}{\partial a^{(2)}}$可以继续向前推导，利用第三层隐藏层的输出进行微分计算，直至能够根据最后输出层的结果计算出损失对输出层结果的微分。

在实际运算过程中，由于每一层梯度的计算都需要利用上一层梯度的计算结果，所以反向传播的过程从输出层开始计算微分，在使用参数更新公式更新完输出层参数后，微分结果被送至上一层计算该层微分，更新该层参数。每一层的微分被不断地向前一层传输，直到传到第一个隐藏层，更新完第一个隐藏层的参数后，一个反向传播的过程结束。

（四）参数初始化与正则化

在神经网络开始训练时，需要对神经网络中各隐藏层的参数进行初始化操作。如果每个隐藏层都具有相同的参数，那么在反向传播时，它们会得到相同的梯度，导致各个隐藏层学习到的特征一致。为了打破这种一致，通常在神经网络训练的开始对神经网络参数采取一些特殊的初始化方法。常见的参数初始化方法包括把参数统一初始化为 0、随机初始化、Xavier 初始化和 He 初始化等。其中，统一的初始化在实践中已经被证明是不可取的方法，会导致上述特征一致的问题。相比之下，随机初始化是现在最常用的初始化方法，该方法将每个参数都初始化为一个较小的随机值，使神经网络能够正常训练。Xavier 初始化和 He 初始化则是 Glorot 和何恺明等针对随机初始化方法进行的改进，在当前研究中的使用也日渐增多。

正则化则是针对神经网络训练过程中可能出现的两种不良结果——欠拟合和过拟合所做的改进。欠拟合的出现很多时候是因为神经网络的复杂度不足，导致函数无法很好地拟合原来的问题。此时需要适当地提升函数的复杂度来解决这种问题，常见的提升函数复杂度的方法包括对多项式拟合提升多项式的次数、在神经网络中增加神经元和神经网络层数等。过拟合与欠拟合相反，神经网络过于复杂，导致函数拟合出一些不必要的点，很多时候这些点是采样时产生的错误、异常样本或者噪声，并不需要对它们进行拟合。当使用神经网络对数据进行拟合时很难区分哪些点是正常点，哪些点是不需要拟合的异常点。如果拟合函数太灵活，它会尽可能地拟合更多的点，导致神经网络模型受到异常点的干扰，为拟合带来巨大的缺陷。应对这种情况的方法除了以减少隐藏层的数量和每个隐藏层中神经元的数量的方式来降低函数复杂度之外，常见的方法还包括通过过采样方法人工扩大数据库，在训练时采用早停策略，在损失函数中加入正则项，使用Dropout 方法在训练时随机使一些神经元失效，通过迁移学习方法使用在大规模数据集上训练完毕的模型等[6]。

五、深度学习

深度学习是学习样本数据的内在规律和表示层次，这些学习过程中获得的信息对诸如文字、图像和声音等数据的解释有很大的帮助。它的最终目标是让机器能够像人一样具有分析学习能力，能够识别文字、图像和声音等数据。深度学习可以简单理解为多层的神经网络模型。

（一）深度学习的基本原理

深度学习中基本的模型是神经网络，它的结构模仿了人类的神经系统，包含多个层级。神经网络的基本组成单元是神经元，每个神经元接收多个输入，经过加权和与偏置项相加后通过一个激活函数输出。多个神经元可以组成一个层级，不同层级之间的神经元可以进行连接，形成一个完整的神经网络。

深度学习的基本原理是通过多层神经网络来实现对数据的学习和识别。深度学习模型通常包含输入层、隐藏层和输出层，每一层都包含了多个神经元，每个神经元都与上一层的所有神经元相连。

深度学习中的深度指的是神经网络的层数，一般来说，层数越多，网络的表达能力越强。训练神经网络需要使用反向传播算法，通过反向传播误差信号，更新神经网络中的参数和偏置项，使得模型的输出更加接近于真实值。深度学习中常用的神经网络结构是多层感知机，它是由多层神经元组成的网络，每层之间相互连接，其中输入层接收数据，输出层输出结果，中间的隐藏层则对输入数据进行非线性变换和特征提取。MLP 的训练过程通常使用反向传播算法进行参数优化。

（二）卷积神经网络模型

在无监督预训练出现之前，训练深度神经网络通常非常困难，而其中一个特例是卷积神经网络。卷积神经网络受视觉系统的结构启发而产生。第一个卷积神经网络计算模型是在 Fukushima 的神经认知机中提出的，基于神经元之间的局部连接和分层组织图像转换，将有相同参数的神经元应用于前一层神经网络的不同位置，得到一种平移不变神经网络结构形式。后来，Le Cun 等在该思想的基础上，用误差梯度设计并训练卷积神经网络，在一些模式识别任务上得到优越的性能。至今，基于卷积神经网络的模式识别系统是最好的实现系统之一，尤其在手写体字符识别任务上表现出非凡的性能。

卷积神经网络（CNN）基本结构包括卷积层、池化层、激活层、全连接层等。

卷积层广泛用于深度神经网络样本特征的获取。在卷积层中，通过一个指定尺寸的窗口卷积核对整幅图片进行扫描，从而提取出更高级的特征。通过设置卷积核的步长来限定窗口每次滑动的像素个数。对于处于边界上的像素，在做卷积操作时可以选择是否对其进行填充。卷积层的输出结果可由公式（2.24）获得。

$$y_n^l = f_1\left(\sum_{m\in V_n^l} y_m^{l-1} \times \omega_{m,n}^l + b_n^l\right) \tag{2.24}$$

式（2.24）中，y_n^l 代表卷积神经网络中第 n 个特征图的输出值，$\omega_{m,n}^l$ 用来表示卷积核的参数，b_n^l 为偏置项，V_n^l 表示该层特征图的输入集合。$f(\cdot)$ 为激活函数，$f(\cdot)$ 的选取通常有以下几种。

Sigmoid 函数，函数表达式如公式（2.25）所示。它是一种非线性的激活函数，其取值范围为［0，1］。输入的值越小，输出越接近于 0，反之输入的值越大，输出越接近于 1。使用 Sigmoid 函数作为激活函数容易导致梯度弥散。此外，由于 Sigmoid 函数的输出恒大于 0，这会导致收敛过慢，增加训练网络模型的时间成本。

$$f(z) = \frac{1}{1 + exp(-z)} \tag{2.25}$$

双曲正切函数 tanh，函数表达式如公式（2.26）所示。tanh 函数是 Sigmoid 函数的一种变体，相比于 Sigmoid 函数，其取值范围为［ -1，1］。输出为零中心数据。

$$f(z) = tanh(z) = \frac{e^z - e^z}{e^z + e^z} \tag{2.26}$$

ReLU 激活函数，函数表达式如公式（2.27）所示。ReLU 函数对于输入值小于零的值进行抑制，只保留输入值大于零的值，具有稀疏激活性的特点，可以避免反向传播的过程中梯度消失，很大程度上提高了网络训练的速度。此外，ReLU 函数的效率要比 tanh 函数和 Sigmoid 函数高，能够快速收敛。除了 ReLU 函数之外，还有在 ReLU 基础上的改进函数如 Leaky-ReLU、R-ReLU。由于 ReLU 函数中小于 0 的输入全部输出为零，这将导致深度神经网络中的某些神经元不会被激活。如果学习率比较大，这些神经元可能一直输出值都为 0。为此，Leaky-ReLU 保留了负轴的值，这些值比较小，但不会丢失全部信息。

$$f(z)=\begin{cases}0 & z<0\\ z & z>0\end{cases} \tag{2.27}$$

池化层作为卷积神经网络的重要组成部分，可以通过池化操作对数据进行压缩，大大减少了参数的计算量。与卷积核类似，池化层也需要一个滑动的窗口，可以定义步长和池化的方式，以及是否对边界进行填充。区别在于，池化层的窗口只影响输入的一个深度，而卷积层的过滤器横跨了整个深度。当处理大幅图像时，在一个区域卷积后得到的特征很有可能在其他的区域也具有类似的特征。对于图像特征的提取，通过池化操作计算图像上某个区域特征的平均值、最小值或者最大值。这样得到的统计特征和使用卷积层输出的所有特征相比，数据维度更低，解决了过拟合的问题，对网络性能有较大改善，常用的池化方式有以下 2 种。

（1）平均池化。其池化的方式是通过滑动窗口框出用于池化操作的子区域，然后对其中的值加和取平均，作为输出结果。

（2）最大池化。其池化步长和池化窗口与平均池化相同。框出子区域后，选取其中特征子区域的最大值作为输出结果。

全连接层可以对池化层和卷积层输出的特征进行压缩，同时完成模型分类。在全连接层中，每一层神经元的节点都与上一层所有神经元节点相连接，所以称为全连接层。

令 x_1、x_2 和 x_3 为该网络的输入值，a_1、a_2 和 a_3 为全连接层的输出值，用 ω_{ih} 表示两个全连接层之间的连接权重，b_h 代表全连接层神经元的偏置，激活函数 $f_1(\cdot)$ 用表示，则输出、a_1、a_2 和 a_3 分别如公式所示[7]。

$$a_1=f_1(\omega_{11}x_1+\omega_{21}x_2+\omega_{31}x_3+b_1)$$

$$a_2=f_1(\omega_{12}x_1+\omega_{22}x_2+\omega_{32}x_3+b_2)$$

$$a_3=f_1(\omega_{13}x_1+\omega_{23}x_2+\omega_{33}x_3+b_3)$$

（三）序列生成模型

在深度学习的应用中，有很多数据以序列的形式存在，比如声音、语言、视频、DNA 序列或者其他的时序数据等。以自然语言为例，一个句子可以看作符合一定自然语言规则的词的序列。这些语言规则包含非常复杂的语法和语义的组合关系，因此很难显式地建模这些规则。为了有效地描述自然语言规则，可以从统计的角度来建模。将一个长度为的文本序列看作一个随机事件 $X_{1T}=(X_1,\cdots,X_T)$，其中每个位置上的变量 X_T，的样本空间为一个给定的词表 V，整个序列 $x_{1:T}$的样本空间为$|V|^T$。在某种程度上，自然语言也确

实有很多随机因素。比如当我们称赞一个人漂亮时,可以说美丽、标致或者好看等。当不指定使用场合时,这几个词可以交替使用,具体使用哪个词相当于一个随机事件。一个文本序列的概率可以用来评估它符合自然语言规则的程度。

序列数据一般可以通过概率图模型来建模序列中不同变量之间的依赖关系。序列数据有两个特点:样本是变长的;样本空间非常大。对于一个长度为 T 的序列,其样本空间为 $|V|^T$。因此,很难用已知的概率模型来直接建模整个序列的概率。序列数据的概率密度估计问题可以转换为单变量的条件概率估计问题,即给定 $x_1x_2\cdots x_{T-1}$ 时的条件概率 $p(x_T|x_1x_2\cdots x_{T-1})$。

给定一个包含个序列数据的数据集 $D=\{x_{1:T_n}^{(n)}\}_{n=1}^{N}$,序列概率模型需要学习一个模型 $p_\theta(x|x_1x_2\cdots x_{T-1})$ 来最大化整个数据集的对数似然函数。在这种序列模型方式中,每一步都需要将前面的输出作为当前步的输入,这是一种自回归的方式。因此这一类模型也称为自回归生成模型。当前研究较多的自回归生成模型包括元统计模型和深度序列模型。

1. *N* 元统计模型

由于数据稀疏问题,当 t 比较大时,依然很难估计条件概率 $p(x_T|x_1x_2\cdots x_{T-1})$。一个简化的方法是 N 元模型,假设每个词 x_t,只依赖于其前面的 $N-1$ 个词(N 阶马尔可夫性质)。

$$p(x_T|\ x_1x_2\cdots x_{T-1})\ =p(x_T|\ x_{T-N+1}x_{T-N+2}\cdots x_{T-1})$$

当 $N=1$ 时,称为一元模型;当 $N=2$ 时,称为二元模型;以此类推。

N 元模型广泛应用于各种自然语言处理问题,如语音识别、机器翻译、拼音输入法、字符识别等。通过 N 元模型,可以计算一个序列的概率,从而判断该序列是否符合自然语言的语法和语义规则。

2. 深度序列模型

深度序列模型是指利用神经网络模型来估计条件概率 $p_\theta(x_T|x_1x_2\cdots x_{T-1})$。假设一个神经网络 $f(\cdot;\theta)$,其输入为历史信息 $\overline{h}_T=x_1x_2\cdots x_{T-1}$,输出为词表 V 中的每个词 $v_k(1\leqslant k\leqslant|V|)$ 出现的概率,并满足:

$$\sum_{k=1}^{[V]}f_k(x_1x_2\cdots x_{T-1};\theta)\ =1$$

其中 θ 表示网络参数。条件概率 $p_\theta(x_T|x_1x_2\cdots x_{T-1})$ 可以从神经网络的输出中得到。

$$p_\theta(x_T|\ x_1x_2\cdots x_{T-1})\ =f_{kxT}(x_1x_2\cdots x_{T-1};\theta)$$

其中 k_{xT},为 x_T 在词表 V 中的索引。

深度序列模型一般可以分为三个模块：嵌入层、特征层、输出层。

嵌入层：令 $\overline{h}_T = x_1 x_2 \cdots x_{T-1}$ 表示输入的历史信息，一般为符号序列。由于神经网络模型一般要求输入形式为实数向量，因此为了使得神经网络模型能处理符号数据，需要将这些符号转换为向量形式。一种简单的转换方法是通过一个嵌入表来将每个符号直接映射成向量表示。嵌入表也称为嵌入矩阵或查询表。

特征层：特征层用于从输入向量序列 $e_1, \cdots, e_{T-1}$ 中提取特征，输出为一个可以表示历史信息的向量 h_T。特征层可以通过不同类型的神经网络（比如前馈神经网络和循环神经网络等）来实现。常见的网络类型有简单平均网络、前馈神经网络、循环神经网络。

输出层：输出层一般使用 Softmax 分类器，接受历史信息的向量表示 $h_T \epsilon R^D h$，输出为词表中每个词的后验概率，输出大小为 $|V|$。

$$o_T = softmax(\hat{o}_T) = softmax(Wh_T + b)$$

其中输出向量 $o_T \epsilon (0,1)^{|V|}$ 为预测的概率分布，第 k 维是词表中第 k 个词出现的条件概率；$\hat{o}_T$ 是未归一化的得分向量；$W \epsilon R^{|V| \times D_h}$ 是最后一层隐藏层到输出层直接的权重矩阵；$b \epsilon R^{|V|}$ 为偏置[5]。

六、迁移学习

迁移学习顾名思义就是把已学、训练好的模型参数迁移到新的模型，以便帮助新模型训练。考虑到大部分数据或任务是存在相关性的，所以通过迁移学习可以将已经学到的模型参数（也可理解为模型学到的知识）通过某种方式来分享给新模型，从而加快并优化模型的学习效率，不用像大多数网络那样从零学习。

（一）归纳迁移学习

目标任务与原任务不同，目标域和源域可能相同也可能不同。即 $T_s \neq T_t$。这种迁移学习方式又被分为 4 种形式。

1. 实例知识迁移学习

基于实例的迁移学习的基本思想是，尽管目标域中部分带标签训练数据和源训练数据或多或少会有些不同，但是目标域中部分训练数据中应该还是会存在一部分比较适合用来训练一个有效的分类模型，并且适应测试数据。于是，目标就是目标域中部分带标签训练数据中找出那些适合测试数据的实例，并将这些实例迁移到源训练数据的学习中去。这种方法比较适合于源数据与目标数据中部分带标签数据非常接近的情况。

2. 特征知识迁移

基于特征的迁移学习主要是找到一种好的特征表示最小化域的不同。并且根据源域中带标签样本是否充足可以分为有监督以及无监督学习方法。

3. 参数知识迁移

大部分基于参数的迁移学习均是以不同域的模型共享了一些参数或者是贡献了一些先验分布为前提的。

4. 相关知识迁移

这种迁移学习中源域和目标域的数据是相关的。

(二)直推式迁移学习

直推式迁移学习的原任务和目标任务是相同的,$T_s = T_t$,目标域和源域可能相同也可能不同。它又可以被分为:

(1)特征空间不同:$x_s = x_t$。

(2)特征空间相同,但边缘概率分布不同:$P(X_s) \neq P(X_t)$。

直推式迁移学习仍然包括实例知识迁移学习以及特征知识迁移,这种情况多是在无监督学习模型中进行的。

(三)无监督迁移学习

无监督迁移学习的原任务和目标任务不相同,$T_s = T_t$,且目标域数据以及源域数据都没有标签。

(四)TrAdaBoost 算法

TrAdaBoost 算法是归纳迁移学习中的基于特征迁移的开山之作,由戴文渊提出,是迁移学习中十分有影响力的算法之一。算法的基本思想是从源域数据中筛选有效数据,过滤掉与目标域不匹配的数据,通过 Boosting 方法建立一种权重调整机制,增加有效数据权重,降低无效数据权重,用一句话概括就是从过期数据里面找出和目标数据最接近的样本数据。

TrAdaBoost 的算法步骤如下:

输入两个训练数据集 T_a 和 T_b,一个未标注的测试数据集 S,一个基本分类算法

Leamer 和迭代次数 N。

(1)初始权重向量 $\omega^1=(\omega_1^1,\cdots,\omega_{n+m}^1)$,

$$\text{其中 } w_i^1=\begin{cases}\dfrac{1}{n},i=1,\cdots,n\\[2ex]\dfrac{1}{m},i=n+1,\cdots,n+m\end{cases}$$

(2)设置 $\beta=\dfrac{1}{1+\sqrt{21\text{n}\dfrac{n}{N}}}$

当 $t=1,\cdots,N$ 时,

①设置 p^t 满足 $p^t=\dfrac{\omega^t}{\sum_{i=1}^{n+m}\omega_i^t}$;

②调用 Leamner,根据合并后的训练数据 T 以及 T 上的权重分布 p^t 和未标注数据 S,得到一个在 S 的分类器 $h_t:X|\rightarrow Y$;

③计算 h_t 在 T_b 上的错误率,如公式所示:

$$\varepsilon_i=\sum_{i=n+1}^{n+m}\frac{\omega_i^t\mid h_t(x_i)-e(x_i)}{\sum_{i=n+1}^{n+m}\omega_i^t}$$

④设置 $\beta_t=\dfrac{\varepsilon_t}{1-\varepsilon_t}$;

⑤设置新的权重向量:

$$w_i^{t+1}=\begin{cases}w_i^t\beta^{|h_t(x_i)-c(x_i)|},i=1,\cdots,n\\ w_i^t\beta^{-|h_t(x_i)-c(x_i)|},i=n+1,\cdots,n+m\end{cases}$$

输出最终分类器,如公式所示

$$h_j(x)=\begin{cases}1,\sum_{t=\frac{N}{2}}^{N}1n(\dfrac{1}{\beta_t})h_t(x)\geqslant\sum_{t=\frac{N}{2}}^{N}1n(\dfrac{1}{\beta_t})\\ 0,\text{其他}\end{cases}$$

这里需要说明的一点就是权重的更新方式,对于辅助样本来讲,预测值和标签越接近,权重越大;而对于目标数据则相反,预测值和标签差异越大,权重越大。这种策略不难理解,要想找到辅助样本中和目标数据分布最接近的样本,同时放大目标样本不匹配的影响,那么理想的结果就是目标样本预测值与标签尽量匹配(不放过一个没匹配好的数据),辅助样本在前面的基础上筛选出最匹配(权重大的)的部分。

证明算法收敛的公式如公式(2.28)、公式(2.29)所示。

$$\frac{L_d}{N} \leqslant \min_{1 \leqslant i \leqslant n} \frac{L(x_i)}{N} + \sqrt{\frac{21\mathrm{n}n}{N} + \frac{1\mathrm{n}n}{N}} \tag{2.28}$$

$$\mathrm{im}_{N \to \infty} \frac{\sum_{t=[\frac{N}{2}]}^{N} \sum_{i=1}^{n} p_i^t l_i^t}{\mathrm{N} - [\frac{\mathrm{N}}{2}]} \tag{2.29}$$

可以看到,在每一轮的迭代中,如果一个辅助训练数据被误分类,那么这个数据可能和源训练数据是矛盾的,那么我们就可以降低这个数据的权重。具体来说,就是给数据乘上一个 $\beta^{|h_t x_i - c(x_i)|}$,其中的 β 值为 0 ~ 1,所以在下一轮的迭代中,被误分类的样本就会比上一轮少影响分类模型一些,在若干次以后,辅助数据中符合源数据的那些数据会拥有更高的权重,而那些不符合源数据的权重会降低。极端的一个情况就是,辅助数据被全部忽略,训练数据就是源数据 Tb,这时候的算法就成了 AdaBoost 算法。在计算错误率的时候,当计算得到的错误率 >0.5,需要将其重置为 0.5。

总而言之,TrAdaBoost 算法在源数据和辅助数据具有很多相似性的时候可以取得很好的效果,但是算法也有不足,如果开始的时候辅助数据中的样本噪声比较多,或迭代次数控制得不好,会加大训练分类器的难度[2]。

参考文献

[1]陈锐,曹志兴. 人工智能在前列腺癌诊疗中的应用[M]:上海:上海科学技术出版社,2023.

[2]欧陕兴,陆普选,陆遥等. 新型冠状病毒肺炎影像诊断与人工智能[M]:北京:清华大学出版社,2020.

[3]唐子惠. 医学人工智能导论[M]:上海:上海科学技术出版社,2020.

[4]Shaikh, Khalid 沙伊克 Shaikh, Khalid,Krishnan, Sabitha 克里什南 Krishnan, Sabitha,Thanki, Rohit M. 谢伊 Thanki, Rohit M. 人工智能在乳腺癌早诊中的应用[M]. 天津科技翻译出版有限公司,2022.

[5]严瀚. 人工智能与椎体骨折诊断[M]. 广州:广东科技出版社,2022.

[6]童超,梁保宇,苏强. 人工智能在肺癌诊断中的应用[M]. 北京:北京航空航天大学出版社,2023.

[7]万程,钱湧,杨卫华. 眼底病人工智能研究[M]. 武汉:湖北科学技术出版社,2022.

第3章　人工智能在头颈部疾病诊断中的应用

一、脑垂体瘤

垂体瘤占所有颅内肿瘤的15%~20%，其中，无功能性垂体瘤约占垂体瘤的1/3。由于无功能性垂体瘤缺乏激素活性，因此多为大腺瘤。大腺瘤可能压迫邻近组织，从而导致头痛、视野缺损或不同程度的垂体功能减退等症状。根据超微结构和免疫组化特征，无功能性垂体瘤可分为空细胞腺瘤、嗜酸细胞瘤和促性腺激素腺瘤。然而，目前还没有诊断这些亚型的方法[1]。

Zhang 等[2]人利用影像组学方法开展了一项无功能性垂体瘤亚型术前个体化预测的研究。该研究回顾性地分析了2011年1月至2016年4月期间的112例经病理学确诊并已接受手术切除的无功能性垂体瘤患者，所有患者都进行了MRI影像采集，包括T1WI和CE-T1W两个序列。根据MRI影像的采集时间，将所有患者进行排序，然后按照2∶1的比例将所有患者分成训练集和验证集，其中训练集（包含75名患者）用于构建预测模型，验证集（包含37名患者）用于进行模型性能的验证。在训练集和验证集之间，亚型类别、年龄、性别、肿瘤总体积和Knosp分级均无显著差异。

该研究主要对无功能性垂体瘤中的空细胞腺瘤和其他亚型进行鉴别，MRI影像的定量分析过程分为以下三个步骤：①肿瘤感兴趣区域（ROI）分割；②影像组学特征提取；③特征稳定性分析。首先，由一名资深的放射科医生独立完成T1WI和CE-T1W序列上的肿瘤ROI分割；其次，分别对T1WI和CE-T1W序列进行纹理分析，共提取出1482个用以描述肿瘤表型的影像组学特征，包括强度特征、形状大小特征和纹理特征（该研究中提取的纹理特征主要基于GLCM和GLRLM两个典型的矩阵来计算）。随后，为了评估影像组学特征的稳定性，该研究从所有患者中随机筛选出50例，由另一名资深的放射科医生对这50名患者重新进行肿瘤分割，并对这些重新分割的ROI提取影像组学特征，通过计算组内/组间相关系数（ICC）评估提取出的影像组学特征的一致性。

随后，对影像组学特征进行归一化，后续的特征选择和模型构建都基于这些归一化后的特征。为了避免特征冗余和非相关特征纳入模型造成的过拟合，该研究采用了 mRMR 特征选择方法进行影像组学特征的重要性排序。为减少数据偏差，提高特征筛选结果的稳定性，采用分层随机采样的策略进行 250 次随机抽样，对每个样本子集均采用 mRMR 方法进行特征筛选，从而得到 250 次特征重要性排序结果。然后，利用 Borda 方法将这 250 次特征重要性排序的结果集成为一个总计特征重要性排序。最终，该研究将总计特征排序中的前 20 个特征作为候选的特征筛选结果。

虽然 mRMR 方法可以对所有输入的特征进行重要性排序，但其不能给出具有最优分类性能的特征子集。为了从候选的特征筛选结果中选择最优的特征子集，该研究在训练集中采用四折交叉验证，并利用交叉验证结果的平均准确度和其对应的贝叶斯信息准则作为选择最优特征子集的标准。

根据贝叶斯信息准则，该研究选取 T1WI 候选特征集中的前三个特征作为 T1WI 序列的最优特征子集，选取 CE－T1W 候选特征集中的前两个特征作为 CE－T1W 序列的最优特征子集，选取融合了 T1WI 和 CE－T1W 序列候选特征集中的前三个特征作为融合 T1WI 和 CE－T1W 序列的最优特征子集，且实验发现这三个特征与 T1WI 序列的最优特征子集中的特征相同。这可能表明，T1WI 影像组学特征比 CE－T1W 影像组学特征具有更好的亚型诊断性能。

最后，基于确定的最优特征子集，采用 SVM 在训练集中分别构建了 T1WI 和 CE－T1W 序列的无功能性垂体瘤亚型预测模型，并在验证集中验证了这两个亚型预测模型的性能。T1WI 预测模型在训练集和验证集中的深度学习特征的 AUC 分别为 0.831 和 0.804，CE－T1W 预测模型在训练集和验证集中的 AUC 分别为 0.634 和 0.510。为定量地评估 CE－T1W 影像的预测增益，该研究还计算了重分类指标，结果为 0，表明 CE－T1W 影像特征对基于 T1WI 影像特征的亚型预测模型无额外的贡献。

此外，为提供一个更具有个性化的预测模型，该研究还采用了逻辑回归的方法融合了 T1WI 预测模型和临床特征（性别），并构建了一个影像组学诺模图。诺模图在训练集和验证集中的 AUC 分别为 0.854 和 0.857。Hosmer-Lemeshow 检验结果表明诺模图的预测概率和真实观测概率之间具有较好的一致性。

综上所述，该研究构建并验证了一个基于临床特征和 T1WI 影像组学模型的诺模图，该诺模图可辅助临床医生进行更准确的无功能性垂体瘤患者的术前病理亚型预测，并且便于临床医生使用。

二、脑胶质瘤

脑胶质瘤是常见的脑部恶性肿瘤之一，脑胶质瘤基因突变分型（EGFR、IDH 等）的研究已成为国内外研究热点，这些基因与脑胶质瘤的靶向治疗用药息息相关，术前诊断脑胶质瘤的基因突变具有重要临床价值，但是脑部肿瘤难以进行穿刺活检。

（一）脑胶质瘤 EGFR 突变

Li 等[3]利用 MRI 影像组学开展了脑胶质瘤 EGFR 突变的研究。该研究使用北京天坛医院从 2005—2012 年收集的 270 例低级别脑胶质瘤患者的 MRI 图像及 EGFR 突变信息，提取了 431 个影像组学特征来研究低级别脑胶质瘤 EGFR 表达与影像组学特征的关系。使用 Logistic 回归算法在 431 个影像特征中筛选出与 EGFR 表达有关的影像组学特征。为了验证选择特征的效能，将所有数据分为训练集（$n=200$）和验证集（$n=70$）。

该研究使用 Logistic 回归算法筛选出 41 个与 EGFR 基因表达有关的影像特征。这 41 个影像特征包括 25 个一阶统计特征、1 个形态特征和 15 个纹理特征。最终，在训练集上的 AUC 为 0.90（敏感性为 0.949，特异性为 0.706），在验证集上的 AUC 为 0.95（敏感性为 0.941，特异性为 0.861）。该研究建立了影像组学标签与低级别脑胶质瘤 EGFR 表达的关系，使用非侵入性影像基因组学将促进 EGFR 突变患者个体化治疗的发展。

（二）脑胶质瘤 IDH 突变

此外，Zhang 等[4]利用 MRI 影像组学开展了脑胶质瘤 IDH 突变的研究。IDH 基因家族中具有突变的高级别胶质瘤相对于 IDH－野生型胶质瘤有更长的总生存期。术前准确预测 IDH 基因型具有潜在的诊断价值和预后价值。目前的研究使用机器学习算法得到预测高级别胶质瘤 IDH 基因型的模型，主要是基于常规 MRI 提取的多模特征和临床变量。该研究收集了术前已做 MRI 检查的 120 例Ⅲ级（$n=35$）和Ⅳ级（$n=85$）的胶质瘤患者。基于免疫组织化学光谱测定的突变基因分型或多重外显子组测序证实 IDH 基因型为Ⅲ级（32/35，91%）或Ⅳ级（22/85，26%）。

该研究建立分类器的过程包括随机选择预测因子（即 MRI 特征）和随机选择数据（即胶质瘤病例），生成多个决策树。在这项研究中，病例被随机分配到训练集（90 例）或验证集（30 例）。从 T1WI、T2WI 和 ADC 序列提取了 2970 个影像特征。使用随机森林算法，整合非冗余特征与临床数据得到预测 IDH 基因型的模型。

实施随机森林算法时，指定了 3 个参数：①训练过程中使用的特征的数目；②树的最大深度；③树的数目。通过 AUC 分析单独计算每个 MRI 特征用于确定 IDH 基因型的预测性能，挑选 AUC > 0.7 的特征参与排序，并且从挑选的特征中删除 Spearman 等级相关系数 > 0.7 的冗余特征，最终筛选出 386 个特征。

患者年龄是该模型中最重要的特征，该研究表明，IDH 突变的胶质瘤患者的年龄显著低于 IDH－野生型的患者的年龄。利用机器学习算法，基于术前临床和 MRI 特征，实现了对进展期胶质瘤 IDH 基因型的准确预测。该模型在训练集和验证集中准确度分别达到了 86%（AUC = 0.883）和 89%（AUC = 0.923），具有很高的潜在临床应用价值。

Li 等和 Zhang 等基于 MRI 影像组学研究预测了胶质瘤的基因突变，模型取得了很好的预测效果[3-4]，但这两个研究都是基于单中心、回顾性的小规模数据集，结果的准确性有待在更大规模和前瞻性的数据集上验证。

三、鼻咽癌

鼻咽癌是指发生于鼻咽腔顶部和侧壁的恶性肿瘤。是中国高发恶性肿瘤之一，发病率为耳鼻咽喉恶性肿瘤之首。

（一）鼻咽癌远处转移预测

目前，鼻咽癌的临床治疗决策主要基于肿瘤 TNM 分期。然而，以往的研究显示，相同 TNM 分期的患者接受了类似的治疗，但最终超过 20% 的患者出现了远处转移，并对治疗的反应较差。治疗失败的原因可能是由于 TNM 分期系统只反映了肿瘤侵犯的解剖结构，而忽略了肿瘤内部的异质性。既往对鼻咽癌患者的研究中，通过使用不同的临床变量如循环游离 EB 病毒 DNA、C－反应蛋白水平和血清乳酸脱氢酶水平等来预测远处转移，其中 EB 病毒 DNA 可作为预测鼻咽癌远处转移的有效独立生物标志物。然而，大多数预测模型是基于血液中的代谢产物，这种结果非常不稳定且缺乏特异性。

Zhang 等[5]的一项研究纳入了 176 例鼻咽癌患者的 MRI 图像，并组织影像专家对肿瘤区域进行勾画。该研究通过影像组学方法，对所有治疗前未出现远处转移的患者的肿瘤区域共提取了 2780 个影像组学特征，并利用 mRMR 算法和 LASSO 算法筛选出了与远处转移最相关的特征。最终在训练集中，构建了一个包含 7 个影像组学特征的逻辑回归模型，用于预测远处转移，并在一个独立验证集中进行了验证。通过多因素逻辑回归分析，该研究还检验了多个临床变量相对于预测标签的统计学意义。

结果显示,模型可成功地对患者的远处转移风险进行分层,将患者分为高危组和低危组,且高危组总生存期显著短于低危组($P<0.001$)。通过结合影像组学特征和临床变量,该研究又建立了用于评估远处转移风险的影像组学诺模图。诺模图在训练集中的 AUC 为 0.827(95% CI:0.754 ~0.900),验证集中 AUC 为 0.792(95% CI: 0.633 ~0.952),实现了治疗前对鼻咽癌患者的远处转移预测。但该研究为回顾性的、单中心、基于少量病例的研究,缺乏外部数据集来验证模型的泛化性能。另外,该研究仅挑选了 MRI 的单个层面,而非对整个肿瘤的 3D 区域进行勾画和分析,可能难以全面地表征肿瘤的异质性。

(二)晚期鼻咽癌治疗方案的选择

以往研究证据表明,影像组学特征可以预测治疗效果,并能筛选出对特定治疗方式敏感的患者。虽然基于影像组学的预后模型对局部晚期鼻咽癌的治疗决策有一定的指导作用,但这些模型在建模时并未考虑治疗方式的影响;一些疗效预测标签虽然可以识别哪些患者可以从诱导化疗中获益,但难以预测患者是否更适合其他治疗方式。建立预后模型时引入治疗交互信息可以开发出带有个性化治疗方式推荐的综合性预后模型,进而可以提供更丰富的预后风险和治疗疗效信息,更加方便地辅助临床医生进行精准的治疗决策。

针对局部晚期鼻咽癌患者,Zhong 等[6]开发了一个多任务学习的影像组学模型,从患者治疗前的 MRI 图像中同时学习预后评分和疗效预测评分,并联合其他临床预后因子建立了多任务智能决策模型。该模型可以预测鼻咽癌患者在接受不同治疗方式的预后,并据此相应地推荐最佳治疗方案。该研究从中山大学附属肿瘤医院、中山大学附属第五医院、中山大学附属佛山医院和桂林医科大学附属医院等四家医院中回顾性收集了 1872 例 T3N1M0 期鼻咽癌患者的治疗前多序列 MRI 影像和临床数据。所有患者从 2010 年 1 月至 2017 年 6 月间进行过治疗。纳入标准为:①被诊断为 T3N1M0 期鼻咽癌;②接受了 ICT + CCRT 治疗或单独的 CCRT 治疗;③接受了调强放射治疗;④在接受治疗前做过 MRI 扫描。排除标准为:①在根治性治疗过程中接受辅助化疗、靶向治疗或生物制剂治疗;②在入院前曾接受过化疗或放疗;③患有其他恶性肿瘤;④在 MRI 图像中存在伪影、模糊、断层和无序切片。为了减少临床医生的主观意愿对治疗方案选择的影响,该研究采用最近邻匹配方法,以 1∶1 的比例筛选出了 1206 例基线临床特征匹配的患者。中山大学附属肿瘤医院的 1008 例匹配的患者数据作为训练集和内部测试集,其他三家医院的 198 例匹配的患者数据作为外部测试集。除了治疗前的 EBV DNA 水平,其他基线临床特征，如性别、年龄、TNM 分期、吸烟、饮酒等并未在这三个数据集之间展现出显著的差异。中位随访时间在训练集、内部验证集和外部验证集上分别为 64.0 个月（四分位距：53.4～78.3）、65.7 个月（四分位距：52.9～77.6）和 63.3 个月（四分位距：50.9～76.6）。截止到最后的随访时间，107/684（15.6%）、55/324（17.0%）和 35/198（17.7%）位患者在各数据集中经历了疾病进展。该研究的主要临床终点是无病生存期（DFS），其定义为从最初确诊日期到疾病复发日期或死亡日期的时间。

该研究在患者接受任何抗肿瘤治疗的两周前采集患者的三个序列的 MRI 图像（T1WI，T2WI 和对比增强 T1WI）。对于每个 MRI 序列，两名经验丰富的放射科医生在每个轴向的 MRI 图像上手工勾画原发病灶的 ROI。

考虑到 MRI 机型和扫描参数对图像灰度强度造成的偏差，该研究对 MRI 图像进行插值和归一化处理以使图像灰度匹配到模板灰度空间。该研究使用 SE-ResNet 架构作为骨干网络，并结合多实例学习方法从 MRI 图像中提取深度影像组学特征。随后，以三个 MRI 序列的深度影像组学特征为输入，构建了一个联合的全连接神经网络，该网络由共享的主干网络和两个任务特定的子网络组成，可同时预测预后和治疗反应。预测预后的子网络的输出是对疾病进展风险的估计，而另一个子网络的输出是对接受 ICT + CCRT 与接受 CCRT 间的疾病进展的相对风险的估计。在预测治疗反应的子网络中，为考虑治疗方式和激活单元之间的相互作用，采用了改进的协变量方法。该研究选取对数 Cox 偏似然函数作为损失函数，并结合随机梯度下降算法在训练集上训练特征提取网络和标签建立网络。结合独立临床预后因素、预后标签和疗效预测标签，采用多变量 Cox 比例风险回归方法建立了多任务智能决策模型（CPTDN）。使用 CPTDN 可以得到每个患者在接受不同治疗方案时的预后风险评估，根据治疗方式间的预后风险差异可以制订个性化治疗建议。对于 CPTDN 的预后性能，该研究使用临床预后特征在训练集上构建了模型 $Model_{all}^{clin}$ 在训练集的 CCRT 人群中构建了模型 $Model_{ccrt}^{clin}$，在训练集的 ICT + CCRT 人群中构建了模型 $Model_{ict+ccrt}^{clin}$。此外，为了对比疗效预测标签在预后评估中的增量价值，基于训练集该研究还构建了模型 $Model_{ccrt}^{clin+prog}$。

实验表明，预后标签在训练集中对 DFS 展现了良好的预测性能，C-index 为 0.772。相似的结果在内部验证集和外部验证集上也得到验证，C-index 分别为 0.733 和 0.681；疗效预测标签在所有数据集上都展现了与治疗疗效的强相关性（Wald 检验的 $P < 0.001$），然而没有一个临床因子展现出与治疗疗效显著的相关性。多变量 Cox 比例风险分析识别出了预后标签、疗效预测标签与治疗因子间的交互项，治疗前的 EBV DNA 水平

和年龄作为独立的预后风险因子,并由此构建了 CPTDN。校准曲线表明,CPTDN 与实际观察的 3 年和 5 年 DFS 率有较高的一致性。使用多变量 Cox 比例风险分析,$Model_{all}^{clin}$ 由年龄和治疗前的 EBV DNA 水平构建,$Model_{ccrt}^{clin}$ 由肿瘤体积和治疗前的 EBV DNA 水平构建,$Model_{ict+ccrt}^{clin}$ 由年龄和治疗前的 EBV DNA 水平构建,$Model_{ccrt}^{clin+prog}$ 由预后标签、年龄和治疗前的 EBV DNA 水平构建。在各个数据集的特异治疗亚组中,CPTDN 获得了最佳的预后能力。并且,在各个数据集中,相比于其他的预后模型,CPTDN 的 C-index 也是最高的,分别为 0.868、0.856 和 0.851。

危险分层分析表明,CPTDN 可成功将患者分为 DFS 差异显著的低危组和高危组。此外,当使用临床因子或 MRI 机型参数(包括性别、C - 反应蛋白水平、吸烟史、肿瘤家族史、肿瘤体积、磁场强度和 MRI 的制造商)进行分层时,亚组分析表明 CPTDN 仍具有良好的危险分层能力。

基于 CPTDN,将 ICT + CCRT 与 CCRT 间的疾病进展风险评估差异作为治疗疗效差异。该研究使用 ICT + CCRT 和 CCRT 间的 5 年治疗疗效差异将所有患者分成 ICT-preferred 组和 CCRT-preferred 组。在训练集中的 ICT-preferred 组,ICT + CCRT 是患者首选的治疗方案,相比于单独的 CCRT 可以为患者带来显著更长的无疾病进展生存率(危险比:0.21,Log-Rank 检验:$P < 0.001$),类似的结果也在内部测试集(HR:0.17,Log-Rank 检验:$P < 0.001$)和外部测试集(HR:0.24,Log-Rank 检验:$P = 0.022$)上得到了验证。在训练集中的 CCRT-preferred 组,相比于 ICT + CCRT,单独的 CCRT 是首选的治疗方案(HR:5.34,Log-Rank 检验:$P < 0.001$),这个结果也在内部(HR:6.24,Log-Rank 检验:$P < 0.001$)和外部(HR:12.08,Log-Rank 检验:$P < 0.001$)测试集上被证实。此外,亚组分析表明 CPTDN 的疗效预测能力也不受性别、年龄、肿瘤体积、机型的影响。

总之,该研究在多中心的数据集上开发并验证了一种无创的多任务智能决策模型,可以预测 T3N1M0 期鼻咽癌患者接受不同治疗方案时的预后,并据此相应地推荐最佳的治疗方案。该研究可为局部晚期鼻咽癌患者的个性化治疗和优化管理提供一种无创、有效的工具。

(三)晚期鼻咽癌无病生存期预测

1. 基于 MRI 的晚期鼻咽癌无病生存期预测

放化疗是鼻咽癌患者的标准治疗方案之一,对早期鼻咽癌有良好的治疗效果,但晚期鼻咽癌患者的预后仍然较差,5 年生存率仅为 10%~40%,因此,研发预测晚期鼻咽癌患者生存期的方法对患者的个性化治疗至关重要。

尽管鼻咽癌 TNM 分期在预测预后和将患者分类治疗方面起着至关重要的作用,但其预测精度较低。最近的一些研究表明,多种临床风险因素,如血红蛋白水平、乳酸脱氢酶水平、中性粒细胞计数、淋巴细胞和血小板计数与鼻咽癌生存率有关。Zhang 等[7]人提出了基于多参数 MRI 的影像组学模型,为晚期鼻咽癌(Ⅲ~Ⅳb 期)患者提供无进展生存期的个体化预测评估,并揭示了影像组学特征和预后之间的关联。

该研究入组了 118 例 2007 年 1 月至 2013 年 8 月的鼻咽癌病例,组织学确诊为鼻咽癌并且没有复发和远处转移。所有患者均接受 1.5T 的 MRI 扫描。按照 3∶1 的比例随机分为训练集(88 例)和验证集(30 例)。患者的临床信息包括年龄、性别、病理分级、T 分期、N 分期、总分期、血红蛋白和血小板计数等,同时记录基线 MRI 的日期。

该研究分别对 T2WI 和 T1WI 序列的 MRI 进行分割,勾画出肿瘤的 ROI,然后从这两个序列 ROI 中提取出 970 个特征(每个序列各提取 485 个特征)。对于单序列图像特征,经过 LASSO 特征降维,分别选择了 T1WI 图像中的 3 个特征和 T2WI 图像中的 4 个特征。对于融合两个序列的 970 个特征,经过 LASSO 降维后得到 8 个特征,其中包括 T1WI 图像的 5 个特征和 T2WI 图像的 3 个特征,这些特征与 DFS 紧密相关。然后构建 Cox 风险比例模型,最后分别得到 T1WI、T2WI 和融合两个序列的影像组学诺模图。在训练集中,T1WI 序列对应的影像组学诺模图的 C-index 为 0.690,T2WI 序列对应的影像组学诺模图的 C-index 为 0.648,融合两个序列的影像组学诺模图的 C-index 为 0.758。在测试集中,T1WI 序列对应的影像组学诺模图的 C-index 为 0.724,T2WI 序列对应的影像组学诺模图的 C-index 为 0.682,融合两个序列的影像组学诺模图的 C-index 为 0.737。根据模型得到的影像组学评分的中位数将患者分为高风险组和低风险组,其中高于中位数的为高风险组。在高风险组与低风险组之间生存曲线表明影像组学诺模图具有显著的区分能力。

传统的 TNM 分期系统预测模型的 C-index 为 0.514,融合 TNM 分期和影像组学特征模型的 C-index 为 0.761。临床模型诺模图的 C-index 为 0.649,而融合了临床因子与影像组学特征的融合模型诺模图的 C-index 为 0.776,证明了融合诺模图的 TNM 分期具有更精确的预测。

另外,该研究还探讨了影像组学特征与临床指标的相关性。结果显示,“T1WI 一阶统计直方图中位数”,“T2WI 肿瘤最大径”和“T2WI 一阶统计直方图均值”三个特征与总分期和 T 分期有显著的相关性。“T1WI 一阶统计直方图均值”与 N 分期有显著的相关性（$P<0.05$）。然而，影像组学特征与血红蛋白或血小板计数间均无相关性。此外，“T1WI 一阶统计直方图中位数”在淋巴结转移组和非转移组的值有显著差异，并且转移组要大于非转移组（$P=3.16\times10^{-5}$）。

该研究将基于多参数 MRI 图像的影像组学模型作为晚期鼻咽癌（Ⅲ～Ⅳb 期）治疗前 DFS 个体化评估的新方法，是目前已知的第一个基于 MRI 构建影像组学模型评估晚期鼻咽癌预后的研究。联合 T1WI 和 T2WI 序列的影像组学模型比单独序列的影像组学模型预后性能更好。影像组学模型能够根据每个患者风险预测值的中值将患者分为高风险组和低风险组，两组的 3 年 DFS 有显著差异，影像组学诺模图优于传统的 TNM 分期系统和临床诺模图。

综上所述，该研究揭示了影像组学特征与肿瘤分期之间的关联，并且证明了基于多参数 MRI 的影像组学诺模图可以提高晚期鼻咽癌的预后预测能力。该模型可以实现鼻咽癌患者 DFS 的个性化评估，辅助临床医生制订个性化治疗方案，从而降低复发风险，提高生存率。

2. 基于 PET-CT 的晚期鼻咽癌无病生存期预测

PET-CT 成像的敏感性较好，是晚期鼻咽癌的主要检查手段之一。基于 PET-CT 影像，Peng 等[8]人构建了影像组学模型用于鼻咽癌患者生存期的预测。

该研究将 470 位患者作为训练集，并在其 PET 和 CT 图像中提取特征，构建了用于预测 DFS 的影像组学诺模图，然后在另外的 237 位患者的测试集上验证。使用 C-index 和与时间无关的 ROC 曲线分析评估影像组学诺模图的预测能力，并以此比较影像组学诺模图与临床模型的性能。最终，由两个影像组学标签构建的影像组学诺模图在训练集中 C-index 为 0.754，在测试集中为 0.722。

按复发时间分组的 ROC 分析表明影像组学诺模图的预测性能优于临床因子构建的临床模型。基于影像组学诺模图的预测值，206 例（29.1%）患者被划分至高风险组，其余 501 例（70.9%）被划分至低风险组。分析表明，高风险组的患者可以从诱导化疗中受益，而低风险患者则不能。此外，在风险分层中，影像组学诺模图展现出了优秀的性能和鲁棒性。

该研究的主要挑战是提取和选择与 DFS 最相关的影像组学特征。为此，该研究首先提取了每个 ROI 的 136 个深度学习特征和 133 个人工设计的特征。对于深度学习特征提取，该研究构建了 4 个深度卷积神经网络并通过基于图像块的策略训练权重参数。数据增强后，训练样本的数量达到一万个。该研究并非直接使用深度卷积神经网络作为预测工具，也不是将某些卷积层的输出作为特征集，而是使用统计学算法从多个方面量化特征图，以提取更全面的特征。为了提高稳定性和普遍性，使用 LASSO 最终选择了 18 个特征。值得注意的是，LASSO 适用于处理在相对较小的样本量中的大量影像组学特征，并能避免过拟合。LASSO 选择的影像组学特征通常是准确的，并且在模型拟合过程中将特征的回归系数缩小到零，从而选择出与 DFS 最相关的特征，并使模型更容易解释。最重要的是，LASSO 允许通过组合所选特征来构建模型。在该研究中，实验结果表明最后确定的特征在训练和测试集中与 DFS 高度相关。

该研究的结果证明了影像组学方法在预后预测和临床分期方面优于临床 TNM 分期系统。这可能有两个主要原因：首先，TNM 系统是根据肿瘤大小、淋巴结状态和转移状态开发的，仅反映解剖信息。具有相同肿瘤分期的患者也可能有不同的预后。其次，影像组学特征反映了关于肿瘤内异质性的信息，这是一个既定的预后因素。影像组学在医学图像上提取肿瘤成像特征，提供了解释肿瘤内异质性的有力手段，而传统的临床肿瘤分期无法提供此信息。

综上所述，该研究揭示了影像组学特征与晚期鼻咽癌患者生存风险之间的关联性，说明基于 PET-CT 的影像组学诺模图提高了晚期鼻咽癌的预后预测能力，有助于辅助临床医生制订个性化治疗方案。

四、甲状腺疾病

甲状腺结节发病率逐年升高，成人发病率高达 70%，然而其中恶性病灶仅占约 5%。常规超声检查是诊断甲状腺疾病的重要手段，具有高敏感性，但其诊断特异性较低，尤其是对于非典型甲状腺病灶，其诊断高度依赖超声医师的临床经验和操作水平；而且，不同病理类型的甲状腺恶性结节，其超声表现、发展过程及转移途径等均存在差异，治疗方式也各不相同；此外，缺乏统一的诊断标准也是导致误诊和漏诊率较高的重要原因之一[9]。

随着对疾病进一步深入研究，超声弹性成像、超声造影及超声引导下穿刺治疗术等特殊检查技术被应用于甲状腺疾病诊断。尽管这些新技术为甲状腺疾病诊断提供了多层面的诊断信息，但因其依赖操作者的操作水平和经验、研究样本存在数量及地区差异等问题，此类技术的诊断准确性及应用价值尚存在争议，仍然需要进一步寻找精确、高效、无创的甲状腺疾病分类诊断方法。近年来，人工智能的应用在甲状腺超声图像的识别、分类及诊断中的意义日益凸显。

（一）甲状腺超声影像特征

不同类型的甲状腺结节图像存在不同的特征，这些特征可分为超声临床特征及非临床特征。在超声临床特征分析方面，自2005年美国超声放射医生学会首次提出对甲状腺结节的超声诊断及处理意见以来，多个系列的甲状腺分级指南陆续出台，以规范甲状腺超声检查，提高诊断性能。甲状腺的超声临床特征主要包括内部结构（实性、囊实性、囊性或海德状）、形态、边缘、钙化、实质回声（高、中、低回声）、回声特性（均匀、不均匀）、有无晕环及包膜侵犯等。对于可疑恶性的甲状腺结节，较为公认的超声诊断指标包括实性结构、低回声、纵横比>1、边缘不规则、微钙化及周围组织侵犯。

超声医生根据甲状腺结节的临床特征进行良恶性鉴别诊断，但甲状腺结节的形态及结构差异较大，仅凭超声临床特征难以实现甲状腺结节的全面分析及明确诊断。人工智能的优势在于可捕捉肉眼难以分辨的精细结构，通过图像特征的提取，提供更多的潜在诊断信息，以提高诊断精确性。这些图像特征主要包括纹理特征、血流特征、离散小波变换特征等。通过将超声临床特征及图像特征相结合的方式，可有效提高甲状腺结节的评估效率。

（二）甲状腺超声图像识别与分割

在利用人工智能技术辅助甲状腺疾病诊断前，需要对超声图像上的ROI进行分割，以提高后续分析的准确性。目前，甲状腺超声图像的分割主要应用于病灶区域分割及甲状腺腺体区域分割，目的是实现病灶/腺体区域的精准定位及自动测量。

1. 甲状腺结节识别及分割

结节边缘的确定和分割在结节检测及良恶性诊断中起着至关重要的作用。然而，甲状腺超声原始图像具有对比度低和存在阴影等局限性，影响图像质量，导致结节边缘显示不清。同时，因不同性质的甲状腺结节在外观、大小、与周围结构的相关性等方面存在不同差异，实现甲状腺结节的精准分割具有一定的挑战性。既往有研究分别基于小波变换、纹理特征、活动轮廓、模糊聚类及水平集等算法实现甲状腺结节超声图像分割，如基于CNN的甲状腺结节分割模型，在实现对不同回声结节的精准分割的同时，降低了不同图像采集仪器对分析结果的影响。

2. 甲状腺腺体分割及容积测量

大多数甲状腺疾病如甲状腺功能亢进、甲状腺炎、甲状腺癌、单纯性甲状腺肿等均伴有甲状腺大小的改变,监测甲状腺的大小变化趋势可有效评估疾病进展及疗效。目前,临床常用二维测量甲状腺最大长径及宽径作为甲状腺大小评估的指标,但此类患者的甲状腺不仅大小存在异常,形态也会变得不规则,基于最大平面的评估方法难以反映腺体的真实大小。因此,基于三维的甲状腺腺体容积测量具有较好的临床意义,但三维容积测量需要操作者首先在多个二维切面勾画腺体边缘,再进行三维重建,存在测量评估主观性强、耗时长等局限。人工智能图像分割技术的应用,可实现甲状腺形态及其体积信息的快速自动获取,同时简化容积测量的流程,加强可重复性。

事实上,在甲状腺的分类诊断中,二维图像和三维图像各具优势。二维图像能够获得更详细的甲状腺回声及纹理特征,而三维图像对腺体的整体形态及大小评估更为精准。为此,有学者尝试将三种二维超声图像分割方法,即活动轮廓、图形切割和像素分类器应用于甲状腺腺体的三维图像分割,并将分割结果与直接进行的三维图像分割进行比较。结果表明对二维图像分割后再进行三维重建,其容积测量准确性高于直接在三维图像上进行甲状腺图像分割。

(三)甲状腺疾病超声诊断

1. 人工智能辅助诊断甲状腺炎

桥本甲状腺炎是一种自身免疫性疾病,是甲状腺最常见的炎症类型,也是甲状腺功能减退的最常见原因。其主要病理特征包括甲状腺产生特异性抗体、淋巴细胞浸润及甲状腺组织结构遭到破坏,准确诊断桥本甲状腺炎有助于更好地治疗疾病。50%~70% 的甲状腺慢性自身免疫性炎症及抗体阳性患者,实验室检查促甲状腺激素(TSH)水平均正常,这为早期诊断带来了困难,尽管细针抽吸活检可以明确诊断,但其属于侵入性检查,临床应用受限。而超声有助于桥本甲状腺炎的无创诊断。既往研究证明,由于桥本甲状腺炎患者的甲状腺结构被破坏并存在淋巴细胞浸润破坏,其甲状腺回声强度降低,这种低回声被认为是慢性自身免疫性甲状腺炎的一个强有力的预测指标,但这种低回声区域在超声图像上有时并不明显,尤其是仪器增益大小变化时,增益过高可能会掩盖回声减弱区域。而增益过低可能导致甲状腺回声减弱区域的漏诊。此外,在桥本甲状腺炎晚期阶段,病灶区域回声将变为高回声和低回声区域的混杂,影响分类诊断的准确性。针对上述局限性,研究人员亟须开发更客观、无创、准确的智能辅助诊断系统[10]。

已有大量研究应用超声图像灰度分析,为桥本甲状腺炎的诊断提供较为客观的评估方法,如 Mailloux 等使用图像处理算法[11],将正常甲状腺和桥本甲状腺炎患者的甲状腺超声图像分割为纹理均匀的区域，并发现桥本甲状腺炎患者甲状腺图像的灰度直方图与正常图像有显著差异。Koprowski 等提出了一种利用图像纹理信息自动检测病灶区域的方法[12]，结果表明正常甲状腺和桥本甲状腺炎患者甲状腺的平均灰度值存在显著性差异。

然而，在实际评估中，除了选择效能最佳的特征提取方法及分类器外，还需要注意超声仪器参数的规范及统一。2013 年，Acharya 等[13]从 100 例正常甲状腺和 100 例桥本甲状腺炎的超声甲状腺图像中提取灰度图像特征，构建支持向量机分类诊断模型，具有较好的诊断效能(准确率 80%，敏感性 76%，特异性 84%)。基于该研究存在数据量不足的局限性，Acharya 团队进一步基于平稳小波变换提取超声图像的灰度特征，并分别采用支持向量机、决策树、模糊分类器和 k 近邻评估 4 个分类器进行分类诊断模型构建[14]。然而，该研究并没有将超声采集参数设置(如频率、换能器特性、深度、图像处理设置等)对 CAD 结果的影响纳入考虑，这是其局限所在。事实上，超声仪器参数难以实现标准化，仍然是现阶段人工智能在超声医学领域应用的重要挑战之一。

此外，既往研究多集中在腺体的两种典型状态，即正常甲状腺和桥本甲状腺炎晚期阶段的甲状腺。针对桥本甲状腺炎的早期诊断，Omiotek[15]基于 k 近邻法、线性判别分析和增强算法构建组合分类器，具有较高的敏感性及准确性。

2. 甲状腺结节良恶性鉴别诊断

美国甲状腺协会指南推荐超声作为甲状腺结节良恶性评估的主要影像学方法。在过去的几十年中，机器学习算法已应用于开发甲状腺结节超声图像术前诊断的分类器模型。基于特征提取的方式可分为三类：基于临床特征、基于非临床特征、基于临床及非临床特征的结合。

深度学习技术的发展使得图像识别能够在检测出图像中目标区域的同时，还可对被检测到的目标特征进行分类。Zhu 等[16]纳入形状、边缘、回声强度、内部组成、钙化及晕征共 6 项临床特征，采用人工神经网络方法建立了一款甲状腺结节分类模型，模型准确率、敏感性和特异性分别为 84.3%、84.5% 及 79.1%。此外，Wang 等[17]基于 YOLOv2 建立了甲状腺图像自动识别和诊断系统，并在超声检查中实现实时同步诊断，以帮助超声医生诊断甲状腺良、恶性结节。与经验丰富的超声医生的表现相比，该人工智能诊断系统具有更高准确度和特异性(89.91% 对 77.98%)，且该算法对甲状腺恶性结节诊断的敏感性、阳性预测值、阴性预测值、准确性与超声医生的诊断结果比较无显著性差异。Xia 等[18]首次利用极端学习机(ELM)算法，根据超声图像中甲状腺特征来区分良、恶性结节。与其他方法相比，该方法实现了良好的分类精度，大大降低了计算成本。此外，该团队通过对甲状腺形状、组成成分、内部回声、钙化、边缘、血管特性、颈部淋巴结情况等特征选择诊断效能高的特征子集，探讨了选择特征子集与ELM分类性能之间的关系，提出了由内部回声、钙化、边缘、组成成分和形状组成的特征是甲状腺良、恶性结节最具代表的临床辨别特征。

纹理特征是甲状腺结节最为常用、使用最广的非临床特征。不少学者都致力于对纹理特征的探讨，以寻找最能代表甲状腺异质性的纹理特征。宋歌声等[19]使用灰度共生矩阵法提取纹理特征，并结合病理结果，建立Logistic回归模型，识别、分类良恶性甲状腺结节，这表明纹理特征模型能辅助临床医生定性诊断良恶性甲状腺结节。大多数研究以单一人工智能图像处理技术提取单一的纹理特征，实际上，纹理特征包括灰度值、亮度、颜色、大小、频率、粗糙度和规律性等形式。因此，有学者为了提高超声医生鉴别甲状腺结节良恶性的准确性，运用MaZda分析软件提取了270个纹理参数，并对70例甲状腺结节(26例良性，44例恶性)进行分析，结果显示该模型敏感性为94.45%，特异性为100%，准确率为97.14%[20]。为了进一步从不同特征组合中寻找最能代表甲状腺癌的特定特征，Tsantis等[21]通过提取包括形态学特征和小波局部最大值特征在内的20个甲状腺结节超声图像特征，使用两种常用的模式识别算法(支持向量机和概率神经网络)，对提取的特征进行了量化和分类。

已有研究认为形态特征和纹理特征构建的组合特征具有最佳诊断效能。例如，Ardakani等[22]基于二维灰阶图像上提取的纹理及形态特征构建的支持向量机分类器在甲状腺冷、热结节分类中具有很大的潜能。Ardakani等[23]进一步通过二维灰阶超声特征联合彩色多普勒参数，构建了CAD系统，其能有效区分甲状腺冷、热结节；同时该研究指出，甲状腺峡部厚度、结节体积、回声特性、血管阻力指数(RI)和收缩期速度峰值/舒张末期速度值(S/D)在冷、热结节之间存在显著性差异。

3. 甲状腺结节内部性质分析

甲状腺乳头状癌是甲状腺最常见的恶性肿瘤，占所有甲状腺癌的85%~90%。典型的甲状腺乳头状癌超声特征包括微钙化、实性回声，纵横比>1和边缘不规则等；但肿瘤区域超声图像通常是边缘模糊、形状不规则的。而且，肿瘤区域的特征与正常或良性组织非常相似，使得超声检测甲状腺乳头状癌具有一定困难。另外，不同的诊断医生对超声图像的判断往往存在诸多差异。因此，甲状腺乳头状癌的准确超声诊断是一项具有挑战性的工作。纹理分析和机器学习方法在医学成像中的应用可更好地描述甲状腺结节和识别具有侵袭性行为的结节或肿瘤。

纹理分析是指通过分析图像中像素或体素灰度的分布和联系，深度挖掘其细微结构和变化规律，精确地评估肿瘤异质性。结节和软组织灰度比作为低回声的评价指标，能够客观量化低回声程度，评估恶性肿瘤的风险，具有较高的观察者间一致性和诊断准确性。最近，纹理分析也被应用于其他成像方式，如弹性成像、PET-CT 和 MRI，以评估甲状腺结节或分化型甲状腺癌的恶性风险。Bhatia 等[24]对甲状腺超声剪切波弹性成像(SWE)图像进行纹理特征提取，以准确地区分甲状腺乳头状癌和良性甲状腺增生结节，结果表明甲状腺乳头状癌 SWE 的空间异质性比良性甲状腺增生结节大。

随着压力的增加，SWE 纹理特征的诊断性能得到改善。Li 等[25]通过采用改良的卷积神经网络深度学习方法实现了超声图像中甲状腺乳头状癌病灶区域的高效检出，在训练样本少及癌症区域模糊的情况下，结合验证层级连接和空间约束层等多种方法，以提高 R-CNN 在超声图像上快速检测甲状腺乳头状癌的能力。实验表明，在不使用任何额外的免疫组化标志物或人为干预的情况下，该方法可自动检测甲状腺乳头状癌区域，其检测准确率为 93.5%，识别良性和正常组织准确率为 81.5%。

此外，复旦大学附属肿瘤医院管青等[26]采用基于 Inception -v3(一类 CNN 模型)深度学习算法的 CAD 系统来区分甲状腺乳头状癌(PTC)和良性甲状腺结节。其研究结果显示：Inception -v3 与经验丰富的超声医生在区分 PTC 与良性结节方面具有相似的准确性。虽然 Inception -v3 在诊断良性结节方面的准确率低于有经验的超声医生，但是其在诊断 PTC 方面上更准确；结果强调 PTC 的超声特征更容易被 Inception -v3 检测。此外，为了优化该系统，他们进一步研究了可能影响该系统精确度的参数，以获得高效分类诊断效能的最佳参数。

除了甲状腺形态、大小外，结节内钙化特征也是甲状腺结节良恶性判别的重要依据。但结节内某些微钙化灶体积小且散在分布，当超声医生工作量大、注意力不集中时很容易忽略，而影响甲状腺结节良恶性的判断。既往钙化点判别方法都是基于钙化点的亮度特征，以单一或多个阈值的比较来判断是否为钙化，具有很大的弊端。首先，某些钙化点亮度不够但对比度高。其次，若仅以亮度作为钙化点的判别标准，则囊壁等这些强回声非钙化组织很容易被判定为钙化点。最后，不同超声仪器所得图像质量不一，分辨率、清晰度、整体亮度、对比度等多项指标都会有差异。因此，李涛等[27]采用基于卷积神经网络 Alexnet 模型的分割算法自动提取甲状腺结节超声图像中的钙化特征，分析评估所提取的钙化指数(CI)对甲状腺结节的鉴别诊断价值，结果表明甲状腺结节良恶性分类的准确率可达到 80%，这证明所提取的钙化指数对甲状腺恶性结节的超声临床诊断具有一定的辅助作用。计算机术前辅助评估结节良恶性有助于降低良性结节患者的高活检率及精准确定有甲状腺癌风险的患者。

4. 甲状腺智能辅助诊断系统的研发

应用CAD系统可以提高诊断的准确性,减少时间消耗,减轻医生的工作量。基于模式识别方法的CAD系统已被用于甲状腺良恶性结节的诊断。然而,不同的研究使用不同的系统,诊断的准确性也不同。有研究表明,CAD系统具有良好的诊断性能,对甲状腺结节具有较高的分类潜力[28-29]。尽管如此,Gao等[30]研究表明,CAD系统在鉴别结节方面的敏感性与有经验的放射科医生相似,但特异性较低。随着技术的不断进步,CAD系统日趋成熟并逐渐被应用于临床诊断。

继美国FDA、欧洲联盟CE Mark批准之后,中国CFDA于2017年7月7日批准了甲状腺肿瘤超声辅助侦测软件(安克侦AmCAD-UT Dection,二类医疗器械6870类)上市。安克侦是基于计算机科学、医学、物理学等学科,紧密结合甲状腺结节超声影像的关键特征,解析原始影像的量化信息,通过智能算法对影像进行影像增强和量化智能分析,可以辅助临床医生提高甲状腺肿瘤诊断的准确性和一致性。Reverter等[31]利用商用AmCAD-UT系统评估了300个结节,结果表明该软件在排除恶性肿瘤方面表现良好,敏感性和阴性预测值可与内分泌专家相媲美,这使其成为筛查甲状腺癌的潜在有用工具。

此外,S-Detect系列除了前文提及的乳腺病灶自动检测及识别功能外,还在TI-RADS系统的基础上研发了甲状腺结节CAD软件,该系统作为销售应用软件已经逐渐被各临床医疗机构所使用。在超声检查期间,它可用于对恶性肿瘤风险和甲状腺细针抽吸活检等进行协助实时评估。甲状腺S-Detect系统有不同的版本:S-Detect 1是基于支持向量机模型的机器学习技术,而S-Detect 2是基于卷积神经网络的深度学习技术。它们最大的应用差异是对微钙化的识别能力。有研究指出,S-Detect 2的局限性在于识别钙化的不准确性,将S-Detect 2系统与超声医生的经验诊断联合应用,可以加强识别甲状腺癌的钙化特征,从而可以提高甲状腺癌的检出率[32]。S-Detect系列投入临床使用后,不少学者就其诊断能力提出了各自的观点。最初,Choi等[33]将甲状腺S-Detect系统整合到超声机器中进行实时诊断。在他们的一项前瞻性研究中发现,尽管超声医生获得了更高的甲状腺癌检测特异性,但甲状腺S-Detect系统可以表现出与经验丰富的超声医生相似的甲状腺癌检测敏感性。此外,在另一项比较S-Detect系统与超声医生诊断低高恶性风险的甲状腺结节能力的研究中发现,S-Detect系统虽然是一款具有良好潜力的创新工具,但在结节表征的描述一致性方面不及超声医生,且其诊断敏感性不如经验丰富的超声医生[34]。

参考文献

[1]田捷,李纯名,董迪,等. 医学影像组学基础[M]. 北京:科学出版社,2022.

[2]Zhang S, Song G, Zang Y, et al. Non-invasive radiomics approach potentially predicts non-functioning pituitary adenomas subtypes before surgery[J]. Eur Radiol,2018,28(9):3692-3701.

[3]Li Y, Liu X, Xu K, et al. MRI features can predict EGFR expression in lower grade gliomas: A voxel-based radiomic analysis[J]. Eur Radiol, 2018, 28(1): 356-362.

[4]Zhang B, Chang K, Ramkissoon S, et al. Multimodal MRI features predict isocitrate dehydrogenase genotype in high-grade gliomas[J]. Neuro Oncol, 2017, 19 (1): 109-117.

[5]Zhang L, Dong D, Li H, et al. Development and validation of a magnetic resonance imaging-based model for the prediction of distant metastasis before initial treatment of nasopharyngeal carcinoma: A retrospective cohort study[J]. EBioMedicine, 2019, 40: 327-335.

[6]Zhong L, Dong D, Fang X, et al. A deep learning-based radiomic nomogram for prognosis and treatment decisionin advanced nasopharyngeal carcinoma: A multicentre study [J]. EBioMedicine, 2021, 70: 103522.

[7]Zhang B, Tian J, Dong D, et al. Radiomics features of multiparametric MRI as novel prognostic factors in advanced nasopharyngeal carcinoma[J]. Clin Cancer Res, 2017, 23(15): 4259-4269.

[8]Peng H, Dong D, Fang M J, et al. Prognostic value of deep learning PET/CT-based radiomics: Potential role for future individual induction chemotherapy in advanced nasopharyngeal carcinoma[J]. Clin Cancer Res, 2019,25 (14): 4271-4279.

[9]Liang XW, Cai YY, Yu JS, et al. Update on thyroid ultrasound: a narrative review from diagnostic criteria to artificial intelligence techniques[J]. Chin Med J (Engl), 2019,132(16):1974-1982.

[10]陈智毅. 超声医学与人工智能[M]. 北京:科学出版社,2020.

[11]Mailloux G, Berrand M, Stampfer R, et al. Computer analysis of echographic textures in Hashimoto disease of the thyroid[J]. J Clin Ultrasound,1986,14(7):521-527.

[12]Koprowski R, Wrbbel Z, Zielefnik W. Automatic ultrasound image analysis in Hashimoto's disease[J]. Adv Pattern Recogn, 2010,6256: 98-106.

[13]Acharya UR, Vinitha Sree S, Mookiah MRK, et al. Diagnosis of Hashimoto's thyroiditis in ultrasound using tissue characterization and pixel classification[J]. Proc Inst Mech Eng H,2013,227(7):788-798.

[14]Acharya UR, Sree SV, Krishnan MM. et al. Computer-aided diagnostic system for detection of Hashimoto thyroiditis on ultrasound images from a Polish population [J]. J Ultrasound Med, 2014, 33 (2): 245-253.

[15]Omiotek Z. Improvement of the classification quality in detection of Hashimoto's disease with a combined classifier approach[J]. Proc Inst Mech Eng H,2017,231(8):774-782.

[16]Zhu LC, Ye YL, Luo WH, et al. A model to discriminate malignant from benign thyroid nodules using artificial neural network[J]. PLoS One,2013,8(12):e82211.

[17]Wang L, Yang S, Yang S, et al. Automatic thyroid nodule recognition and diagnosis in ultrasound imaging with the YOLOv2 neural network[J]. World J Surg Oncol,2019,17(1):12.

[18] Xia J, Chen H, Li Q. et al. Ultrasound-based differentiation of malignant and benign thyroid Nodules: An extreme learning machine approach[J]. Comput Methods Programs Biomed,2017,147:37-49.

[19] 宋歌声,刘文慧,李进叶等. 利用超声图像纹理特征鉴别甲状腺实性结节良恶性的研究[J]. 医学影像学杂志,2015,25(04):612-616.

[20] Abbasian Ardakani A, Gharbali A, Mohammadi A. Application of texture analysis method for classification of benign and malignant thyroid nodules in ultrasound images[J]. Iran J Cancer Prev,2015,8(2): 116-124.

[21] Tsantis S, Dimitropoulos N, Cavouras D. et al. Morphological and wavelet features towards sonographic thyroid nodules evaluation[J]. Comput Med Imaging Graph,2009,33(2):91-99.

[22] Andalani AA, Mohammadzadeh A, Yaghoubi N, et al. Predictive quantitative sonographic features on classification of hot and cold thyroid nodules[J]. Eur J Radiol,2018,101:170-177.

[23] Ardatani AA, Mohammadzadeh A, Yaghoubi N, et al. CAD system based on B-mode and color Doppler sonographic features may predict if a thyroid nodule is hot or cold[J]. Eur Radiol,2019,29(8):4258-4265.

[24] Bhatia KS, Lam AC ,Pang SW. et al. Feasibility Study of Texture Analysis Using Ultrasound Shear Wave Elastography to Predict Malignancy in Thyroid Nodules[J]. Ultrasound Med Biol,2016, 42(7):1671-1680.

[25] Li H, Weng J, Shi Y, et al. An improved deep learning approach for detection of thyroid papillary cancer in ultrasound images[J]. Sci Rep, 2018,8(1):6600.

[26] Guan Q, Wang Y, Du J. et al. Deep learning-based classification of ultrasound images for thyroid nodules: a large scale of pilot study[J]. Ann Transl Med, 2019,7(7):137.

[27] 李涛,李怡勇,米永巍等. 甲状腺结节钙化特征的自动提取方法研究[J]. 医疗卫生装备,2015,36(12):28-30.

[28] Acharya UR, Faust O, Sree SV, et al. ThyroScreen system: high resolution ultrasound thyroid image characterization into benign and malignant classes using novel combination of texture and discrete wavelet transform[J]. Comput Methods Programs Biomed,2012, 107 (2): 233-241.

[29] Andakani AA, Gharbali A, Mohammadi A. Classification of Benign and Malignant Thyroid Nodules Using Wavelet Texture Analysis of Sonograms[J]. J Ultrasound Med,2015,34(11):1983-1989.

[30] Gao L, Liu R, Jiang Y, et al. Computer-aided system for diagnosing thyroid nodules on ultrasound: A comparison with radiologist-based clinical assessments[J]. Head Neck,2018,40(4):778-783.

[31] Reverter JL, Vazquez F, Puig-Domingo M. Diagnostic Performance Evaluation of a Computer-Assisted Imaging Analysis System for Ultrasound Risk Stratification of Thyroid Nodules[J]. AJR Am J Roentgenol, 2019,213(1):169-174.

[32] Gitto S, Grassi G, De Angelis C. et al. A computer-aided diagnosis system for the assessment and characterization of low-to-high suspicion thyroid nodules on ultrasound[J]. Radiol Med,2019,124(2):118-125.

[33] Choi YJ, Back JH, Park HS, et al. A Computer-Aided Diagnosis System Using Artificial Intelligence for the Diagnosis and Characterization of Thyroid Nodules on Ultrasound: Initial Clinical Assessment[J]. Thyroid,2017, 27(4):546-552.

[34] Chen KY, Chen CN, Wu MH, et al. Computerized quantification of ultrasonic heterogeneity in thyroid nodules[J]. Ultrasound Med Biol, 2014, 40(11):2581-2589.

第 4 章　人工智能在肺部疾病诊断中的应用

一、肺炎

人工智能在肺炎诊断中的应用概述

影像检查在肺炎早期诊断方面扮演重要的角色，影像学异常是临床诊断肺炎的必不可少的一部分，也在肺炎的诊疗环节中发挥重要作用。

由于肺炎死亡的重要原因是重型肺炎及并发症的发生，现代影像学技术检查能够迅速发现肺炎进展情况、病情进展快慢及并发症的精确诊断，为疗效评估提供重要的临床循证依据并扮演重要的角色[1]。

1. CT

肺炎患者应根据需要及时进行定期影像学复查，及时发现病情变化，指导临床治疗。在人工智能的帮助下，可有效减少患者重复检查次数，因为人工智能除了可用于 CT 影像，还可与临床数据、实验室数据、生化指标、核酸检测进行关联。比如 CT 诊断关联核酸检测可提升 CT 检查的准确性，检测的准确性也可以通过人工智能进一步提升。

通过人工智能在 CT 诊断肺炎中实现智能筛查，及时向医生推荐诊断优先级、治疗前后疗效评估以及预后随访，是可行路径。在临床应用中，基于人工智能技术的多模态影像检测大力发展，如 CT、DR、超声、MRI 等，其中 CT 是主要应用手段。

在病情发展的不同阶段，CT 影像上会有显著差别。在疾病早期，呈现的是病变局限，呈斑片状、亚段或节段性磨玻璃影，多伴有小叶间隔增厚；到了进展期，病灶增多、范围扩大，累及多个肺叶，部分病灶实变，磨玻璃影与实变影或条索影共存，有时会出现“铺路石征”；而在重型期，两肺弥漫性病变，少数呈“白肺”表现，实变影为主，合并磨玻璃影，多伴条索影，支气管充气征。

与人工诊断相比，算法只需要数秒钟。人工智能辅助算法的最大优势就在于读片速度,在秒级时间内就能帮助医生预测发现病灶发生区域,从而大幅度缩短医生的读片时间,能将医生诊断效率提升30%~50%,提高临床诊治的效率。

结合CT影像的临床表现,目前的肺部感染辅助诊断系统的关键核心采用了人工智能结合计算机视觉技术,对患者肺部病变区域进行分割、量化计算,可以同时获取病变区域的体积、密度、磨玻璃成分等定量参数,尤其是对于患者随访的数据,可以实时进行图像配准,精准定位病灶位置、大小,方便比较病变的消长。通过临床试验发现,人工智能辅助诊断系统能够辅助医生对肺炎进行快速诊断,并能提供智能诊断报告,适应阻断疫情扩散蔓延的公共卫生紧急应对要求,具有很好的临床应用效果。

从肺炎病理角度出发,肺炎分为很多种,病毒性、细菌性、真菌性、支原体、衣原体、过敏性等。而病毒性肺炎的影像学表现和其他类型肺炎都不同。人工智能辅助诊断系统目前无法准确判断患者感染的何种病原体。而要在病毒性肺炎中区分SARS、中东呼吸窘迫综合征(MERS)、禽流感等则更是困难。实际上这些病毒导致的肺炎在CT影像学上的表现没有明显差异。因此,核酸检测、CT、X线片、超声影像等多种检测技术结合患者流行病学史、临床表现能更为精准地诊断。

2. X线片

X线片作为应用最广泛的影像检测技术,是采用最广泛的检测手段。与固定式DR和普通移动DR相比,便携DR体积小重量轻辐射低,具有轻巧灵活的特点。基于DR影像的人工智能肺炎辅助筛查系统也因此应运而生。在发热门诊或者隔离病区,每天都要产生大量的X线片,人工智能辅助筛查系统能大大提高阅片效率。柏视科研团队在DR设备厂商支持下,开发了一套辅助诊断系统,可以提供去骨X线片,提高病灶的清晰度,同时提供肺炎病灶的定位与患肺炎概率。

此人工智能辅助诊断系统具有准确度高、轻量级、运行速度快、耗费资源少、可快捷嵌入等特点,可快速部署到大量X线片当中。

3. 超声

超声能够在床边对患者全身多脏器进行系统、快速检查,无损伤、无辐射,方便跟踪监测重症患者,随时了解病情进展变化,尤其是对原本轻症病情突然恶化以及病情反复的患者进行监测,可使临床医生及时掌握患者情况,迅速采取应对措施,为治疗争取时机,降低患者死亡率,提高肺炎的整体诊断和治疗水平。根据CT影像学研究,肺炎以肺部磨玻璃影和实变为主要特征。超声主要作为重症患者无床旁CT检查条件时肺部评估的重要补充手段。肺炎的肺部超声评估主要依靠肺实变判断。其中肺实变是肺组织完全失气化后表现出来的实性组织回声,其中较小的胸膜下实变表现为区域的扩大或缩小、实变面积的变化均为评估病情发展与转归的重要依据。此外,肺炎患者还常见胸膜增厚、粗糙及连续性中断,部分患者还可能出现胸腔积液。

二、肺癌

(一)人工智能辅助肺癌影像学诊断

肺癌早期筛查对于肺癌的治疗意义重大,利用各种检查和技术手段提高肺癌早期筛查的成功率,是当下亟待解决的问题。在很早之前,CAD 就已经被应用于临床,近年来,更是发展为人工智能,成为医疗中的全球性热点。肺癌预测卷积神经网络(LCP-CNN)人工智能模型通过使用肺癌预测卷积神经网络进一步提高了预测准确性,这是一种基于人工智能的模型,无须进行结节测量;结节大小和形态是人工智能肺癌风险预测的重要因素。AI 核心的方法学研究多集中于机器学习,而关于临床医学的机器学习,则是利用医疗大数据的关键技术。肺癌医疗大数据由肺癌患者的临床资料、病理诊断、影像学信息、基因医疗大数据、分子生物学信息、诊疗决策以及肺癌单病种数据库建设和使用等多个方面组成,从而形成 AI 辅助肺癌诊疗的一体化解决方案。

肺结节的 AI 辅助诊断是临床医学最容易的切入点。因此,目前 AI 辅助肺癌影像学的诊断主要集中在肺小结节的诊断上,将来可能会进一步发展到对直径 >3cm 肺癌的诊断以及对于肺门和纵隔淋巴结转移的诊断等,进而能够涵盖所有肺癌的影像学诊断。

AI 辅助的肺小结节诊断可以提供以下肺小结节的信息:肺小结节的位置、大小(包括最长径、最大截面积和体积)、性质(纯磨玻璃、亚实性、实性)和恶性概率(0 ~ 100%)。AI 辅助诊断系统还能够对同一患者不同时期胸部 CT 检查的同一位置肺小结节的长径、体积、平均密度及恶性概率的变化进行精确的量化对比分析,对于体积增大的肺结节,可以计算出结节增大的倍增时间。对于所有筛查出的肺小结节,按照其恶性概率的大小,由高到低排列,给出标准的人工智能辅助肺癌诊断分析报告来供医生参考。

(二)肺结节良恶性鉴别

多项研究表明,对肺癌进行早期筛查和诊断在提高患者存活率方面发挥了至关重要的作用。美国国家肺癌筛查试验统计了在三个年度内肺癌筛查产生的胸片图像和低剂量 CT 图像。对于接受胸片筛查的人群,100 000 人中每年有 309 人死亡;对于接受低剂量 CT 筛查的人群,100 000 人中每年有 247 人死亡。相对于胸片筛查群体,低剂量 CT 筛查的肺癌患者死亡率降低了 20%。以上这些令人鼓舞的结果引发了使用低剂量 CT 进行肺癌筛查的广泛认可。然而,低剂量 CT 检查的假阳性率很高。在美国国家肺癌筛查试验中,使用低剂量 CT 检出肺结节的患者,大部分还不能确诊为肺癌。据统计,直径为4 ~ 12mm 的不确定性肺结节患者虽然不能被确诊为癌症,但这些患者后续却有着较高的肺癌发病率(3.6%)。即使如此,在这些不确定性肺结节患者中,仍然有 96.4% 的人在截至筛查或随访结束时,并没有发展成癌症。如果患者被诊断为此类不确定性的肺结节,可能会产生严重的焦虑情绪,针对此类人群的后续处理或治疗还会带来不必要的费用,但是如果不进行治疗,此类人群却又有着相对普通人群高得多的肺癌发病率。在缺乏可靠的非侵入性方法来区分良性和恶性结节的情况下,这种额外的不确定性肺结节的检测会增加医源性死亡率,浪费宝贵的医疗资源,同时也为患者带来了较为高昂的医疗保健费用。虽然在美国国家肺癌筛查试验的研究中,将不必要的侵入性诊断和治疗干预措施保持在最低水平,但在为一般人群服务的临床实践中,不确定性肺结节处理策略的制订仍然是一项重大挑战。临床风险计算通过使用额外的工具来区分良性和恶性结节,可以显著改善不确定性肺结节的管理策略。对不确定性肺结节,特别是对于中度风险肺结节,可以在很大程度上降低患者的焦虑,减少辐射暴露和医疗费用等。

Hawkins 等[6]开展了一项基于低剂量 CT 的肺结节筛查研究。该研究假设,对于基线 T0 时刻的不确定性肺结节患者,定量的影像组学特征能准确预测其在第一次随访 T1 时刻或第二次随访 T2 时刻的肺癌诊断结果。为了验证研究中的假设,对于不确定性肺结节患者,使用匹配方法平衡了 CT 筛查实验组和对照组间的人口统计学特征的差异。该研究使用三维影像组学特征对 ROI 的大小、形状、位置和纹理等进行了定量描述。基于这些特征建立了分类模型,对在基线 T0 时刻进行筛查的不确定性肺结节患者,是否会最终确诊为肺癌进行预测。

该研究基于美国国家肺癌筛查试验建立了低剂量 CT 数据集。其主要的筛查标准为:横断面非钙化≥4mm 的肺结节,或出现了其他异常,如胸腔积液等。该研究首先使用两个最终确诊为肺癌的患者队列,通过最小化人口统计学特征差异,分别为其匹配了相应的对照组(最终未被确诊为肺癌)。

队列 1 和队列 2 中的患者在基线 T0 时刻均检测到不确定性肺结节,但未被确诊为肺癌(结节阳性/肺癌阴性)。队列 1 中患者在 T1 时刻有一次结节阳性的筛查结果,并且有 104 人被确诊为肺癌(肺癌阳性),经过人口统计学上的匹配,队列 1 最终纳入了 208 例确诊为良性肺结节且筛查历史相同的病例(记为 bPN－1),通过核查其对应的影像数据,该研究最终入组 176 例,并进行了 ROI 勾画。队列 2 在 T1 时刻有结节阳性且肺癌阴性的筛查结果,在 T2 时刻有一次结节阳性的筛查结果,其中 92 人为肺癌阳性,经过人口统计学特征匹配,队列 2 最终纳入了 184 个良性肺结节患者(记为 bPN－2),通过核查其对应的影像数据,该研究最终对其中的 152 例进行了 ROI 勾画。

两组良性肺结节人群(bPN－1 和 bPN－2)基于人口特征和危险因素(如年龄、性别和吸烟状况),以及确诊为肺癌的患者数量的 2 倍来进行人口统计学匹配。这项研究最大限度地减少了存在于肺癌和良性肺结节患者之间的混杂因素和风险因素的影响。经过统计,最终确诊为肺癌的患者的不确定性结节通常具有更大尺寸,并且两组间的结节尺寸具有显著的统计学差异。此外,该研究还构建了一个多变量的影像组学模型,从而进一步提高预测精度。

对于两个研究队列中的良性肺结节组,放射科医生基于现有经验将直径范围在 4～12mm 的不确定性肺结节作为 ROI,并对其进行分割。在基线 T0 时刻的 CT 图像中,研究者提取了 219 个三维特征,并通过可重复性检验选择了 23 个稳定的影像组学特征,它们一致性相关系数均大于 0.95。

该研究比较了决策树、朴素贝叶斯、支持向量机和随机森林等方法的分类性能。其中,使用支持向量机的线性和径向基核函数分别建立了两个不同的分类器;随机森林算法中决策树的数目设定为 200。在构建分类器之前,通过交叉验证进行特征选择,在每一折中使用了两种特征选择算法:Relief-F 和基于相关性的特征子集选择法。在队列 1 和队列 2 中,该研究使用 Wilcoxon 检验经 30 次 10 折交叉验证比较了基于体积的最佳分类器和基于影像组学特征的最佳分类器,发现在准确度和 AUC 等指标上基于影像组学特征的最佳分类器显著优于基于体积的最佳分类器,两者的准确度和 AUC 均具有统计学差异。

该研究还在构建的数据集上对比了不同肺结节良恶性诊断系统的分类结果。由美国放射学会建立的肺部影像报告和数据系统(Lung-RADS),主要用来从肺癌 CT 图像中鉴别良、恶性肺结节。该研究使用 Lung-RADS 对队列 2 中的 58 例恶性和 127 例良性结节进行分类,模型输出值≤3 时归为良性,输出值为 4A 和 4B 时归为恶性。此外,McWilliams 等也构建了一个肺癌概率预测模型,该模型的输入为患者的年龄、性别、肺癌家族史、是否存在肉眼可见的肺气肿、结节尺寸、硬度、结节位置、结节数量和是否存在毛刺等。模型输出风险低于 5% 记为低，5%～10% 记为中等，大于 10% 记为高。最后，该研究将构建的基于随机森林的影像组学模型得到的阳性概率值按四分位数离散化为低、中低、中高和高。

经过 McNemar 检验，影像组学模型与 Lung-RADS 的预测结果具有显著性差异，双边检验的 P 值为 0.0177；影像组学模型与仅基于体积的模型结果相比也具有显著性差异，双边检验的 P 值为 0.025；但和 McWilliams 模型结果相比，两个模型的输出并不存在显著性差异，双边检验的 P 值为 0.8383。

在另一项研究中，Peikert 等[7]人也利用美国国家肺癌筛查试验的数据进行了一项影像组学肺癌筛查模型的构建工作。该研究回顾了美国国家肺癌筛查试验筛查组中 646 例患者的低剂量 CT 数据，其中包括 353 例腺癌、136 例鳞状细胞癌、28 例大细胞癌、75 例非小细胞癌、49 例小细胞癌和 5 例类癌。该研究的数据排除标准为：癌症确诊前最后一次高分辨率 CT 无明显病变，缺乏高分辨率 CT 数据，结节侵犯纵隔，以及病灶直径小于 7mm 或大于 30mm。最终选择了 408 例经低剂量 CT 扫描的恶性结节来进行影像组学分析，使用分层随机抽样确定了 318 例良性肺结节（直径为 7～30mm）作为对照组。

该研究将使用的影像组学特征分为 8 类：①结节位置特征；②结节尺寸特征；③结节形态特征；④结节强度特征；⑤结节纹理特征；⑥基于结节周围区域的肺实质纹理/密度特征；⑦结节表面特征；⑧捕获结节特征分布的统计特征。

为了选择最优的影像组学特征集，需要调整回归系数，并降低特征维度以优化模型的泛化能力。该研究将 57 个定量影像组学特征输入 LASSO 回归模型中，筛选得到 8 个关键影像组学特征，并建立了相应的多变量回归模型。通过 ROC 分析对该多变量模型进行性能评估，最终显示其模型 ROC 曲线的 AUC 值达到了 0.941。该研究最终纳入的 8 个影像组学特征在多元线性回归检验中 P 值均小于 0.01。为了避免过拟合，该研究使用了 Bootstrapping 策略来评估 AUC 的泛化能力。经优化校正的 AUC 为 0.939。基于约当准则的最佳截断值为 0.478，对应的模型敏感性为 0.904，特异性为 0.855。在结节尺寸在 7～15mm 之间的亚组分析中，AUC 为 0.948，优化校正后的 AUC 也达到了 0.941，这显示出模型较高的分类性能。

以上两项肺结节良恶性分类的影像组学研究通过使用不同的影像组学特征提取和模型构建方法，均构建出具有较高肺癌早期诊断性能的影像组学模型，显示出基于低剂量 CT 的影像组学特征在肺结节良恶性判断上有良好的分类效能。

(三)肺浸润性腺癌鉴别

根据国际肺癌研究协会/美国胸科学会/欧洲呼吸学会在2011年提出的分类系统，肺腺癌分为非浸润性腺癌(即非典型腺瘤样增生和原位腺癌)、微浸润性腺癌和浸润性腺癌。一些研究已经证实了这个分类系统的有效性，不同的肺腺癌亚型有显著不同的3年和5年无病生存率。原位腺癌和微浸润性腺癌的5年无病生存率明显高于浸润性腺癌。术前无创地对非浸润性腺癌或微浸润性腺癌与浸润性腺癌进行区分，对于指导临床治疗至关重要。不同类型的肺腺癌在薄层CT上通常均表现为磨玻璃结节，因此放射科医生难以通过影像评估对其不同类型进行直接的准确区分。基于CT图像的定量特征(例如平均CT值和CT值直方图)对肺浸润性腺癌的鉴别诊断起到了一定的辅助作用。然而，由于可获得的定量特征多种多样，标准不够统一等，目前关于这些定量特征的诊断效能尚未达成共识。

针对以上问题，Fan等[8]人开展了一项影像组学研究，基于CT影像建立影像组学模型来区分肺浸润性腺癌和表现为磨玻璃结节的非浸润性腺癌。该研究使用了160例经病理证实的肺腺癌病例的多期相CT图像，从术前非对比度增强CT图像中160例经病理证实的肺腺癌病例的多期相CT图像，从术前非对比度增强CT图像中提取影像组学特征，并进行关键影像组学特征的选择，最后使用关键影像组学特征建立了一个影像组学模型。该研究使用内部交叉验证($n=76$)来进行模型的性能评估，同时还引入了外部非对比增强CT验证集($n=75$)和对比增强CT验证集($n=84$)来校正和评估影像组学模型的分类性能。

该研究共提取了355个三维影像组学特征，最后选择了2个特征来构建最终的影像组学模型。在最终的模型验证中，影像组学模型对浸润性肺腺癌和非浸润性腺癌有较高的区分能力，在训练集和三个验证集中的准确度分别达到了86.3%、90.8%、84.0%和88.1%。该研究还对比了CT形态学特征和平均CT值的分类性能，结果显示影像组学标签是一个具有更高分类性能的独立预测因子。

以上研究表明了影像组学标签在鉴别浸润性腺癌和非浸润性腺癌方面具有良好的预测性能。研究中构建的影像组学模型达到了区分肺浸润性腺癌和表现为磨玻璃结节的非浸润性病变的目的。作为一种非侵入性的生物标志物，该影像组学模型可以帮助临床医生制订肺癌患者的个体化治疗策略。

(四)早期非小细胞肺癌远处转移预测

非小细胞肺癌(NSCLC)是最常见的肺癌类型(占所有肺癌的85%~90%)，而腺癌是

NSCLC 中最常见的亚型(约占所有肺癌的40%)。局部晚期(Ⅱ~Ⅲ期)肺腺癌患者通常采用化疗联合放疗或手术等局部治疗方案,但联合治疗后远处转移的发生率在前瞻性试验中高达30%~40%,因此联合治疗后的总体生存率仍然较低。然而,在同期化疗和放疗的大型随机对比试验中并未显示总生存率会随着化疗的进行而提高。因此,开发更好的生物标志物来预测具有远处转移高风险的患者,可能有助于确定从系统治疗中受益的亚组,对于改善患者预后至关重要。

Coroller 等[9]人利用 CT 影像组学开展了 NSCLC 远处转移预测的研究。CT 影像常用于肺癌患者的常规诊断、放射治疗规划和监督。针对 NSCLC 的远处转移预测,该研究以经病理证实的局部晚期肺腺癌(总分期为Ⅱ~Ⅲ期)患者为研究对象。排除在接受放射治疗日期前接受手术或化疗的患者之后,共计有 182 例患者被纳入分析,其中训练集 98 例,测试集 84 例。

该研究提出了一种影像组学分析方法,根据接受放化疗的局部晚期肺腺癌患者的治疗前 CT 影像,来构建识别远处转移高风险的生物标志物。在训练集中,该研究提取了635 个影像组学特征,并使用 mRMR 算法对特征进行排序和初步选择。之后,为了进一步选择最优特征集,将 mRMR 选择的特征按照相关度依次送入模型,通过在训练集上进行 1000 次迭代的重复随机采样的交叉验证对训练过程中的模型进行测试,并根据 C-index 评估预后预测表现。一旦模型的平均 C-index 下降,上一次的特征集合对应的模型被保留为最终模型。最终,该研究选择了 3 个关键影像组学特征,对于临床特征变量,利用 Log-Rank 检验进行单变量分析,将 $P<0.1$ 的临床特征变量纳入多变量临床预后模型。

Kaplan-Meier 生存曲线和 Log-Rank 检验被用于计算影像特征和临床变量对区分远处转移风险程度的显著性。为了建立远处转移的多变量影像组学标签,在训练集上训练 Cox 回归模型,并在独立验证集上对这些模型进行验证。

该研究将影像组学特征与临床 Cox 回归模型进行了比较,评估了影像组学特征预测远处转移及总生存期的能力,并比较了这些特征与临床变量(TNM 分期、肿瘤分级)作为预后因素的优劣。临床模型在独立验证集的 C-index 为 0.57,而结合了影像组学特征后 C-index 提升至 0.60。

该研究证实了局部进展期腺癌患者的影像组学特征与远处转移之间存在较强的相关性,并为远处转移提供了一个有价值的影像组学模型,可以从局部进展期肺腺癌患者中早期识别出存在发展成远处转移高风险的患者。由于远处转移仍是30%~40%局部进展期肺腺癌患者死亡的主要原因,因此早期识别出高危易发展成远处转移的患者将有助于临床医生更好地制订治疗方案(如强化化疗),从而降低远处转移风险,提高生存率。

但同时,该研究训练集数据量较小,有待进一步扩充数据以提高模型性能。并且研究仅涉及单中心数据,缺乏外部数据集的验证,无法评价模型在其他中心的泛化性。另外,该研究以远处转移的预测为研究目标,未进一步研究其识别出的高风险的患者能否从额外治疗中获益,未来可进一步设计分层实验。

(五)肺癌病理亚型预测

肺腺癌和肺鳞状细胞癌是 NSCLC 的两种主要组织学亚型,二者的预后存在显著差异。在ⅠA 期和ⅠB 期患者中,与肺腺癌相比,肺鳞状细胞癌的预后明显更差。肺腺癌与血管侵犯的相关性更高,血管侵犯阳性的肺腺癌患者,其预后明显差于血管侵犯阴性的肺腺癌患者,而在肺鳞状细胞癌中,血管侵犯阳性与阴性之间无显著差异。同时,肺腺癌和肺鳞状细胞癌的治疗也有很大不同。准确的肺癌亚型诊断不仅可以提高治疗效果,还可以避免不必要的副作用。因此,在治疗前区分 NSCLC 的两种病理亚型具有重要的临床价值。

目前,病理诊断是区分肺腺癌和肺鳞状细胞癌的金标准。然而,病理诊断需要进行侵入性活检或手术。在某些情况下,不能也不适合对患者进行 CT 引导的穿刺活检。例如,对于一些小病变,不仅难以准确穿刺到肿瘤部位,也不能提供足够的组织用于病理诊断;对于更深部位的病变或靠近气道或血管的病变,CT 引导穿刺活检的操作具有挑战性;对于身体情况不佳的患者,更不建议进行 CT 引导的穿刺活检。另外,肿瘤通常是异质性的,这可能给活检结果的准确性带来一定的影响。同时,虽然病理组织切片能提供更准确的诊断结果,但该过程只能在手术后进行,有可能延误患者的诊断。因此,亟须开发出在活检或手术之前进行病理诊断的非侵入性方法。CT 已被用于评估肿瘤的影像学特征与病理信息之间的关系,一些病理信息,如肿瘤增强特征和内部成分(坏死,钙化)等可以从 CT 图像中获得。然而,放射科医生难以根据 CT 图像的形态学特征来区分肺腺癌和肺鳞状细胞癌。已有研究发现,纹理分析具有反映肿瘤异质性的潜力,同时基于 CT 的纹理分析已成功应用于 NSCLC 的肿瘤分期预测,但较少研究利用 CT 纹理分析定量且非侵入性地区分肺腺癌和肺鳞状细胞癌。

针对以上问题,Zhu 等[10]人利用 CT 影像组学开展了肺癌病理亚型预测的研究。该研究构建了基于 CT 影像组学特征的影像组学标签,用作区分肺腺癌与肺鳞状细胞癌的诊断因子。该研究回顾性分析了 2010 年 9 月 ~2013 年 11 月期间的 129 名肺癌患者,分为训练集 81 例(男性 42 例,女性 39 例,中位年龄 55 岁,年龄 41～78 岁)和验证集 48 例(男性 27 例,女性 21 例,中位年龄 53 岁,年龄 43～75 岁)。该研究希望利用术前信息来区分肺腺癌和肺鳞状细胞癌,以便找到有可能协助术前治疗决策的方法。因此,该研究采用的是术前活检组织学分级而非手术标本分级。

对于定量特征的提取,ROI 的分割必不可少。该研究中由一名具有 10 年经验的放射科医生手动分割 ROI。为了测试分割结果的类内可重复性,随机选择 20 个病例,一周后由该医生进行二次分割。为了测试分割结果的类间可重复性,再次随机选择 20 个病例,由另一位放射科医生进行分割。使用 ICC 来评估提取特征的类内类间一致性,ICC 大于 0.75 表示良好的一致性。最终,该研究保留了 485 个 ICC 高于 0.75 的特征用于进一步的分析,包括肿瘤强度、形状和纹理特征。

然后,采用 LASSO 方法进行特征降维和特征筛选,最终将 485 个特征减少至 5 个特征。进一步地,该研究构建了一个包含这 5 个特征的影像组学标签,用于在活检前或术前区分肺腺癌和肺鳞状细胞癌。影像组学标签在训练集的 AUC 为 0.905(95% CI:0.838～0.971),敏感性为 0.830,特异性为 0.929;在验证集的 AUC 为 0.893(95% CI:0.789～0.996),敏感性为 0.828,特异性为 0.900。实验结果表明,该研究的方法在训练集和验证集中均有效,并且在训练集中分析一个病例所需的平均时间约为 3.25 分钟,在验证集所需的平均时间约为 3.2 分钟。

事实证明,通过分析定量的图像特征,影像组学展现了强大的病理亚型预测能力。在该研究中,大多数选定的特征是纹理特征,这反映了肿瘤 ROI 的异质性。在这些特征中,X2_GLCM_cluster_tendency 表现最佳,它反映了图像中灰度信息的差异,可能是区分肺腺癌和鳞状细胞癌的一个潜在预测因素。

目前,也有几种生物标志物可用于区分肺腺癌和鳞状细胞癌,如针对肺腺癌的细胞角蛋白 7、甲状腺转录因子 1 和三叶因子 3,以及针对鳞状细胞癌的细胞角蛋白 5/6 等。上述生物标志物的问题在于,它们的个体敏感性和特异性不足以准确地鉴别肺癌亚型。通过组合几种生物标志物来诊断肺腺癌和鳞状细胞癌可能是未来的趋势,但目前,使用此类生物标志物具有侵入性且费用昂贵,这是一个很大的弊端。Zhu 等在该研究中提出的影像组学特征,具有重要的临床价值,是预测病理亚型和指导新辅助治疗的低成本、非侵入性的诊断因素。肺鳞状细胞癌患者对放化疗更敏感,他们将受益于这些影像组学特征,因为他们可以在术前选择接受放化疗来提高生存率。

总之,该研究构建的影像组学标签可以成功区分肺腺癌和鳞状细胞癌,从而辅进行进一步的泛化性能验证。

（六）肺癌 EGFR 基因突变预测

EGFR 突变型肺癌患者对于酪氨酸激酶抑制剂靶向药物比较敏感，通过靶向治疗与手术的结合，可以显著改善患者的预后。术前检测肺癌患者是否存在 EGFR 突变对于靶向药物的使用具有重要指导价值。目前，穿刺活检是术前 EGFR 突变检测的主要方法，但穿刺有创，且容易受定位误差的影响。CT 为预测 EGFR 突变提供了一种无创的方法。以往研究表明，使用影像组学方法从肺癌患者 CT 图像中提取的影像组学特征与 EGFR 基因表达相关，并对其具有预测能力。虽然影像组学的方法不能完全取代活检，但相关方法可以补充活检以外的信息。例如，CT 提供了肿瘤及其周围环境的完整范围，可关联肿瘤内部的异质性；CT 提供的预测有助于在多发肿瘤患者的肺部选择风险概率最大的区域进行活检；CT 具有无创、低成本和易获得的优势等。

Velazquez 等[11]利用 CT 影像组学开展了肺癌 EGFR 突变预测的研究。由于像素间距存在差异，因而该研究选择使用三次插值的方法将 CT 图像的体素归一化为相同的尺寸（3mm），然后使用 3D－Slicer 软件提取图像特征。这些特征包括：

（1）肿瘤强度特征：从肿瘤所有体素强度值的直方图中计算出来的一阶统计量。

（2）纹理特征：该特征用于量化肿瘤内异质性，因为要考虑每个体素与周围体素间的空间位置，所以需要对肿瘤体积内所有体素的三维方向都进行计算，灰度区域大小矩阵被用来量化肿瘤内体素的排列，描述肿瘤区域的异质性。

（3）形状特征：肿瘤的三维形状和大小的度量。

（4）小波特征：对 CT 图像应用一系列小波变换后，提取肿瘤强度特征和纹理特征，小波变换将原始图像分解为低频和高频信息，从而将特征聚焦在肿瘤体素的不同频率范围上。

（5）高斯－拉普拉斯特征：使用高斯－拉普拉斯空间带通滤波器进行平面内滤波，然后提取纹理特征，该类特征可以根据空间尺度来显示不同的纹理和解剖结构。

为了保证特征的鲁棒性和可重复性，重复勾画 31 例数据，用来去除 ICC 小于 0.8 的特征。在此基础上，采用主成分分析的方法选择皮尔逊系数大于 0.9 的特征，最终得到 26 个有效特征。

为了研究和验证影像组学特征和临床特征对基因突变的预测效能，该研究将所有数据集（超过 700 名肺癌患者，EGFR183 例，KRAS215 例）分为独立的训练集和验证集，最后获得 353 个训练样本和 352 个验证样本。

对于 EGFR 基因突变阳性的肿瘤,该研究发现同质性和逆方差特征与基因组特征关联性不足,而和熵与短游程优势特征却与基因突变高度相关。同质性和逆方差可评估相邻体素的强度变化,因此可以量化肿瘤的均一性。和熵是共生矩阵的熵,可以量化复杂性。短游程优势是一个游程长度特征,表示连续的体素具有相似的强度值。总之,这些特征的升高表明 EGFR 肿瘤异质性的可能性更大。KRAS 突变阳性肿瘤的和熵与基因突变的相关性较低,表明 KRAS 突变阳性肿瘤的 CT 值更为均一。

通过进一步比较 EGFR 突变阴性和 KRAS 突变阳性肿瘤之间的影像组学特征,该研究发现了 14 个共同显著特征,这些特征都包含在用以区分 EGFR 突变阴性肿瘤和 EGFR 突变阳性肿瘤的 16 个特征中。另外,肿瘤体积与基因突变类型相关:EGFR 突变阳性肿瘤的体积小于 EGFR 突变阴性肿瘤,而 KRAS 突变阳性肿瘤在大小上与 KRAS 突变阴性肿瘤更相似。

此外,天津医科大学肿瘤医院的 Liu 等[12]人发现了周围型肺腺癌中影像组学与 EGFR 突变状态之间的相关性。该研究从肿瘤中提取了 219 个定量的影像特征,根据相关性系数从 219 个特征中选出 59 个独立特征,使用 Fisher 检验和 Kruskal-Wallis 检验对变量进行单因素分析,并使用后向逐步选择算法对 Logistic 回归进行特征选择。特征筛选过程中,先选择单因素分析中 $P<0.25$ 的变量,然后在后向选择的每一步中逐步消除 $P>0.15$ 的变量,直到所有变量的 $P<0.15$ 才终止选择过程,最终筛选出 11 个与 EGFR 状态有关的特征。利用筛选的影像组学特征预测 EGFR 突变状态的 AUC 为 0.647,稍低于只用临床特征进行预测的效果(AUC = 0.667)。但是结合了影像组学特征和临床特征进行预测的 AUC 为 0.709,高于只用影像组学特征或者只用临床特征的预测结果。该研究还表明 EGFR 突变与是否吸烟、性别、腺癌和病理分期密切相关,这与大多数研究结果一致。与男性和吸烟患者相比,女性和从不吸烟肺腺癌患者的 EGFR 突变率更高。尽管发现早期患者 EGFR 突变检出率(67.88%)高于晚期患者(32.12%),但是无显著统计学差异意义($P>0.05$)。多因素 Logistic 回归分析结果显示,病理分级和吸烟状况是 EGFR 突变的独立预测因素。与之前研究不同的是,之前有部分研究认为 EGFR 突变与肿瘤的大小有关,但是在该研究的分析中,包括最长直径和短轴在内的形状特征对 EGFR 突变没有显著的预测作用。

此外,Wang 等[13]人利用深度学习开展肺癌 EGFR 突变预测的研究工作。该研究回顾性收集了来自两家医院的 844 例肺腺癌患者的术前 CT 图像、EGFR 突变状态及其他相关临床资料。他们提出了一种端到端深度学习模型,能直接基于 CT 图像预测患者的 EGFR 突变状态。该研究使用构建的深度学习模型对 14926 张 CT 图像进行训练,深度学习模型在训练集($n=603$;AUC 0.85,95% CI:0.83~0.88)和独立的验证集($n=241$;AUC 0.81,95% CI:0.79~0.83)都具有较好的预测效果。该研究与以往使用手工定义的 CT 影像组学特征或临床特征的研究相比,预测效果有显著提升($P<0.001$)。该研究最后得出结论:相比于使用预定义的影像组学特征进行模型构建,端到端的深度学习模型显示出了更高的预测效能,因此深度学习模型为预测 EGFR 突变状态提供了一种无创、易用的方法。

以上这些研究通过严谨的统计和丰富的实验有力地证实了影像特征与肺癌基因分型的关系,表明无创、易用的基于 CT 的影像组学模型有望为肺癌患者的治疗提供有价值的参考依据。

(七)肺癌 TMB 预测的研究

国际最新研究发现,靶向程序性细胞死亡蛋白 1(PD-L1)及其配体的免疫检查点抑制剂可以对多种肿瘤实现较好的治疗效果,免疫治疗为延长肺癌患者的生存期带来了新的希望。但是,目前只有少数肺癌患者能从昂贵的免疫治疗中获益,如何筛选出预测免疫治疗疗效的生物标志物是临床的重大需求。随着基因测序技术的发展,肿瘤突变负荷(TMB)被认为能够预测肺癌患者对免疫治疗的反应,但 TMB 检测需要进行有创活检,如何无创预测肺癌患者的 TMB 以及免疫治疗疗效是一个迫切需要解决的临床难题。

He 等[14]人利用 CT 影像开展了针对 TMB 的预测研究。该研究基于先前研究中提出的 TMB 大于 10 的患者受益于免疫治疗的结论,探索了以 10 为分界点的高低 TMB 和 CT 影像之间的关系。该研究共纳入 327 例回顾性肺鳞状细胞癌和肺腺癌完全切除的患者的 CT 影像,以及 123 例接受了免疫治疗的晚期非小细胞肺癌患者。分析流程包括:图像分割、TMB 影像标志物构建和模型评估。其中,模型评估方面包含了 TMB 影像标志物对于患者 TMB 的分类性能评估,以及晚期肺癌患者的免疫治疗疗效评估。

该研究的网络共包含两个模块,用于提取深度学习特征的卷积网络模块和用于对特征进行分类的全连接网络模块。卷积网络模块以 DenseNet 121 作为骨干网络,并输出 1020 个深度学习影像特征。全连接网络模块则包含了一个 128 个节点的隐藏层和一个 2 个节点的输出层。此外,TMB 的概率值即为该研究提出的 TMB 影像标志物。作为对比,该研究同样纳入了预定义特征构建的影像组学模型以及临床模型,评估使用深度学习及其他方式构建模型的性能差异。

在基于高低 TMB 分类的研究结果中,通过深度学习网络构建的 TMB 影像标志物拥有超过了影像组学模型、肿瘤大小以及不同肿瘤亚型的分类水平。并且在 TMB 的截断值为 3 ~ 12 时,该影像标志物都拥有较好的预测性能。此外,在于患者 TMB 值的相关性分析中,该影像标志物与 TMB 拥有较强的相关性(Spearman 相关系数 =0.57,P <0.001)。同时肿瘤亚型和 TMB 影像标志物的组合拥有更优的区分患者 TMB 高低的性能。

TMB 影像标志物进行免疫预后的研究结果表明,该标志物针对 OS(P =0.03)和 PFS(P =0.023)都可以很显著地将患者分为高风险和低风险。同时利用 TMB 反推高低风险的最佳截断值显示,对于 OS 和 PFS 而言,TMB 的最佳截断值在 9 ~ 10 之间。这个结果与先前的研究结果比较相似。

类别激活图显示出肿瘤周边微环境较强的鉴别作用。这与先前的基于影像研究免疫标志物的研究相似,充分说明了在评估患者的免疫疗效时,肿瘤微环境的重要性。

参考文献

[1]欧陕兴,陆普选,陆遥等. 新型冠状病毒肺炎影像诊断与人工智能[M]. 北京:清华大学出版社,2020.

[2]田捷,李纯名,董迪等. 医学影像组学基础[M]. 北京:科学出版社,2022.

[3]Zhang K, Liu X, Shen J, et al. Clinically Applicable AI System for Accurate Diagnosis, Quantitative Measurements, and Prognosis of COVID – 19 Pneumonia Using Computed Tomography[J]. Cell, 2020, 181 (6) : 1423 – 1433. ell.

[4]Fang M , He B , Li L ,et al. CT radiomics can help screen the Coronavirus disease 2019 (COVID – 19): a preliminary study[J]. Science China Information Sciences, 2020, 63(7): 1 – 8.

[5]Wang S, Zha Y, Li W, et al. A fully automatic deep learning system for COVID – 19 diagnostic and prognostic analysis[J]. Eur Respir J, 2020, 56 (2).

[6]Hawkins S, Wang H, Liu Y, et al. Predicting malignant nodules from screening CT scans[J]. J Thorac Oncol, 2016, 11(12) : 2120 – 2128.

[7]Peikert T, Duan F, Rajagopalan S, et al. Novel high-resolution computed tomography-based radiomic classifier for screen-identified pulmonary nodules in the National Lung Screening Trial[J]. PLoS One, 2018, 13(5): e0196910.

[8]Fan L, Fang M, Li Z, et al. Radiomics signature: a biomarker for the preoperative discrimination of lung invasive adenocarcinoma manifesting as a ground-glass nodule[J]. Eur Radiol, 2019, 29 (2) : 889 – 897.

[9]Coroller T P, Grossmann P, Hou Y, et al. CT-based radiomic signature predicts distant metastasis in lung adenocarcinoma[J]. Radiother Oncol, 2015, 114 (3) : 345 – 350.

[10]Zhu X, Dong D, Chen Z, et al. Radiomic signature as a diagnostic factor for histologic subtype classifica-

tion of non-small cell lung cancer[J]. Eur Radiol, 2018, 28(7): 2772-2778.

[11]Velazquez E R, Parmar C, Liu Y, et al. Somatic Mutations Drive Distinct Imaging Phenotypes in Lung Cancer[J]. Cancer Res, 2017, 77 (14): 3922-3930.

[12]Liu Y, Kim J, Balagurunathan Y, et al. Radiomic Features Are Associated With EGFR Mutation Status in Lung Adenocarcinomas[J]. Clin Lung Cancer, 2016, 17 (5) : 441-448.

[13]Wang S, Shi J, Ye Z, et al. Predicting EGFR mutation status in lung adenocarcinoma on computed tomography image using deep learning[J]. Eur Respir J, 2019, 53 (3):1800986.

[14]He B, Di Dong Y S, Zhou C, et al. Predicting response to immunotherapy in advanced non-small-cell lung cancer using tumor mutational burden radiomic biomarker[J]. J Immunother Cancer, 2020, 8 (2) : e000550.

第 5 章　人工智能在消化系统疾病诊断中的应用

一、食管癌

食管癌是世界上常见的恶性消化道肿瘤之一。早期食管癌患者的 5 年生存率可以达到 90% 以上,而晚期食管癌患者的 5 年生存率不到 20%。

(一)食管癌诊断

1. 人工智能内镜

食管癌的早期诊断和治疗非常重要。内镜检查和治疗是食管癌早期诊断和治疗的重要方法。尽管内镜辅助诊断技术在过去的 10~15 年有了很大的改进,窄带成像、放大内镜、色素内镜、激光共焦等技术已经应用于早期食管癌的内镜诊断,但现阶段仍存在一些问题,如内镜操作人员的诊断水平有很大差异,在操作内镜的过程中,医生的眼球运动、注视方式、视觉错误和视觉疲劳可能导致误诊和漏诊,一些早期消化系统肿瘤在内镜下未表现出明显的形态学表现,病变范围小、深度浅,部分病变部位隐蔽,导致诊断困难等。人工智能为解决上述问题提供了可能的途径。

人工智能的机器学习方法大致可以分为传统学习方法和深度学习方法。传统的学习方法需要手工设计特征,耗时费力。深度学习方法能够独立提取和学习图像特征,并通过多层系统逐层提取更复杂、更抽象的高级特征,具有在临床实践中真正可成熟应用的能力。卷积神经网络是人工智能辅助图像识别中常用的一种深度学习方法,包括多层感知器(人工神经元),从像素级提取图像的更多细节和特征,然后通过多层神经网络进行迭代,模拟人脑神经回路进行高度泛化、抽象和综合,然后在不设计图像特定特征的情况下处理信息。在医学领域,人工智能在图像识别、病变检测、图像和疾病病理诊断等方面逐渐显示出巨大的应用潜力。在消化内镜领域,人工智能在早期食管癌的病变检测和鉴别诊断方面取得了一些初步成果,显示出广阔的应用前景。人工智能辅助诊断技术基于窄带成像、放大内镜、色素内镜等辅助诊断技术，对病变图像特征深入学习。目前，国内外研究人员围绕人工智能辅助病变检测、病变范围，已开展了部分早期食管癌浸润深度与动态识别探索。

（1）人工智能辅助检测早期食管癌病变并提高诊断率

一项多中心回顾性研究结果显示，使用深度学习方法，将约700名患者的2000余张图像被用作训练数据集，52名患者的187张图像被用作验证数据集，将结果与16名不同年资的临床医生的解释结果进行比较，借助人工智能，不同年资医生的敏感性、准确性和阴性预测值均有不同程度的提高，特别是对于资历较低的医生（准确率从77.2%提高到88.8%）。人工智能辅助消化内镜在早期食管癌诊断中的应用，对于不同年龄的医生降低漏诊率、提高诊断水平具有重要意义。随着人工智能培训案例的增多和人工智能参数的优化，基于大数据云平台的应用，人工智能辅助诊断的漏诊率和误诊率也将不断降低。另一项研究构建了基于云技术的上消化道肿瘤多中心内镜人工智能诊断平台。该平台包括8万余名患者的103万余张图像，内部数据验证、外部数据验证和前瞻性数据验证的准确率均达到90%以上。

（2）人工智能辅助早期食管癌病变范围识别

随着食管癌筛查的普及，活检病理学是早期病变诊断的金标准。病变范围以外的活检将导致疾病的漏诊。在治疗方面，早期食管癌的一种重要治疗方法是内镜黏膜下剥离术，术前确定病变范围以确定切除范围是必要的。因此，准确判断病变范围，指导活检部位和手术方案也是人工智能研究与开发的重要课题。

（3）人工智能辅助评价早期食管癌浸润深度

食管癌浸润深度是影响治疗决策的关键因素。然而，传统的内镜白光＋窄带成像＋放大内镜判断病变浸润深度是主观和经验性的，不同观察者之间容易存在差异。对于早期食管癌，浸润深度为肿瘤深度（SM1）$\leq$500μm。在上述判断中，内镜医生的准确度可能相差20%以上。一项研究评估了基于AI的诊断系统的诊断准确性，在该研究中，14 338张图像被放入模型中进行训练，然后使用1014张图像来评估其性能。结果表明，该辅助诊断系统对食管癌黏膜层浸润和SM1浸润深度的诊断准确率为91.0%，与16位有经验的内镜医生（89.6%）的诊断准确率相当，敏感性（分别为90.1%和89.8%）和特异性（分别为95.8%和88.3%）无显著差异。这表明人工智能在早期食管癌浸润深度方面可以达到内镜专家的水平。

(4)人工智能辅助早期食管癌动态图像识别

目前,人工智能在早期食管癌中的应用主要集中在静态图像识别上,将图像的动态变化过程与结果特征之间的相关性分离。人工智能处理静态图像的速度比人工胃镜快得多,为人工智能实时动态识别在胃镜检查中的应用奠定了基础。研究者利用食管癌前病变和早期食管癌的窄带成像图像建立并验证了人工智能辅助诊断系统,其敏感性和特异性分别为 98.04% 和 95.03% ,然后,通过图像再处理和模型调试,最后通过 80 例患者的视频验证,人工智能辅助诊断系统非放大视频的敏感性和特异性分别为 60.8% 和 100% ,放大视频的敏感性和特异性分别为 96.1% 和 100% 。目前,人工智能辅助的早期上消化道肿瘤动态识别进展缓慢,主要原因是假阳性率高,检测数据少。

2. 人工智能 CT

对于 CT 在食管癌诊断中的作用,不同研究者有不同的看法,但它有助于食管癌的分期、可能的切除和预后评估。CT 在食管癌临床实践中的应用越来越广泛,因此基于 CT 的图像预测模型具有一定的推广优势。首先,在预测淋巴结转移时,采用传统的 Logistic 回归(LR)方法筛选术前临床、影像学和病理学特征。该模型可以预测食管癌的淋巴结转移,其 AUC 值为 0.758 ~0.820。在此基础上,采用人工神经网络建立模型,其诊断准确率和 AUC 值均明显优于 LR 模型。在食管癌的组织学研究中,食管管腔通常是封闭的,动脉期图像通常用于标记。原因可能是动脉期病变明显增强,与周围正常组织密度差异较大。淋巴浸润是影响食管癌预后的独立因素。食管位于不规则的纵隔间隙,与周围正常组织相邻,通常难以区分,因此,目前食管癌的 CT 组学研究一般采用精细标记来勾勒肉眼可见的食管肿瘤边缘或食管结构。在动脉相位图像的标记过程中,应注意避免右后方出现奇异的静态脉冲,结合静脉相位图像可以识别轮廓。食管病变周围肿大的淋巴结往往与肿瘤难以区分,因此有必要根据研究目选择癌肿是否包括周围肿大的淋巴结。

3. 人工智能 MRI

由于 MRI 对软组织的分辨率较高,并且 MRI 扫描门控技术也可以避免呼吸运动引起的伪影,因此适用于食管肿瘤和纵隔淋巴结的评估。有研究者对 181 例食管癌患者治疗前的 MRI 进行了研究和分析,发现基于 MRI 的成像组学诊断淋巴结转移的 AUC 值可以达到 0.82。另一项研究预测了 68 例食管鳞状细胞癌患者接受根治性放疗和化疗的疗效。采用支持向量机(SVM)和人工神经网络两种方法建立模型,结果表明,SPAIR - T2W

和 T2W 都具有较高的预测精度，前者优于后者。目前，由于 MRI 在食管癌常规诊断和治疗中的应用，基于 MRI 的人工智能研究尚处于起步阶段。MRI 多参数成像可以为人工智能研究提供更多的图像信息，可用于食管癌的淋巴结转移、放化疗疗效判断和预后预测。

4. 人工智能 PET-CT

PET-CT 作为一种同时反映肿瘤代谢和组织结构的功能图像，在临床上得到了广泛的应用。在根治性放疗和化疗的应用场景中，早在 2009 年，科学家就发现治疗前肿瘤的初始标准化摄取值与胃食管癌放疗和化疗的短期疗效和长期生存率有关。将纹理分析技术应用于 PET-CT 治疗前，将肿瘤异质性定义为肿瘤纹理紊乱。研究者发现肿瘤异质性与最大 SUV（标准摄取值）和平均 SUV（标准摄取值）有关；肿瘤异质性越高，分期越晚，可以独立预测患者的生存率。有必要针对食管癌临床关键问题建立一个稳健、高效、可解释性强的人工智能分析模型，充分挖掘和解释 PET-CT 提供的功能和结构的双源信息，以指导食管癌的准确治疗[1-2]。

（二）食管癌术前淋巴结转移预测

目前在中国手术仍然是治疗食管癌的主要方式，有研究显示，无淋巴结转移的患者术后五年生存率可以达到 70%~92%，而有淋巴结转移的患者术后五年生存率仅有 18%~47%。术前精准评估食管癌患者是否出现淋巴结转移，对于患者的预后评估及治疗策略的制订至关重要。目前术前淋巴结转移判断依赖于影像评估，然而内镜超声、CT、MRI 等影像判断淋巴结转移问题的准确性和可靠性有待提高，临床上往往倾向于过度治疗，即使通过术前影像未发现淋巴结转移，也会对患者进行淋巴结清扫术。因此术前准确判断淋巴结是否转移是临床的迫切需求，影像组学方法对于食管癌淋巴结预测具有潜在的价值。

1. CT 影像组学在食管癌术前淋巴结转移预测中的应用

Shen 等[3]人利用 CT 影像组学开展了食管癌淋巴结转移的预测。该研究收集了 2016 年 1~5 月在河南省肿瘤医院接受治疗的病例并进行筛选，最终基于入组的 197 例食管癌患者开展研究。纳入标准为：①患者在接受治疗前进行 CT 扫描；②患者在距离第一次影像检查 15 日内接受了淋巴结清扫术；③患者的淋巴结转移状态由病理检查确认。排除标准为：①患者年龄在 18 岁以下；②接受术前放疗或化疗等进一步治疗的患者；③在其他机构接受过治疗的患者；④组织学分级不明确的患者。按照影像扫描时间先后顺序将患者分成训练集和测试集，其中 2016 年 1~3 月的 140 例患者构成训练集，余下的

57例患者构成测试集。患者的性别、年龄、肿瘤位置、T分期以及N分期等临床信息也作为变量纳入分析。

该研究邀请两位放射科医生手动分割病灶。两名放射科医生均在影像上分割肿瘤的ROI,并进行对比确认。获得最终的ROI后,该研究提取788个影像组学特征,包括一阶直方图统计特征、GLCM、GLRLM特征以及小波变换后的GLCM和GLRLM特征。该研究采用弹性网算法从788个特征中筛选出有效特征并建立预测食管癌淋巴结转移的影像组学标签。弹性网络算法基于LASSO回归和岭回归的组合实现。基于十折交叉验证的网格搜索策略确定弹性网的超参数 α 和 λ。其中 $0<\alpha<1$ 表示LASSO回归和岭回归的弹性权重。当 $\alpha=0$ 时,模型退化为岭回归,而当 $\alpha=1$ 时,模型退化为LASSO回归。λ 控制模型的稀疏程度,λ 越大,模型最后筛选得到的特征越少。训练过程中得到特征的回归系数,通过特征加权建立影像组学标签。

该研究进一步将CT报告中的淋巴结状态以及肿瘤位置等变量和影像组学标签一起纳入多元Logistic回归模型,并将回归模型以诺模图的形式可视化。通过校准曲线和C-index指标评估诺模图的预测性能。

该研究利用弹性网算法选择13个有效特征并建立了预测淋巴结转移状态的影像组学标签。在训练集中影像组学标签的AUC达到0.806(95% CI:0.732~0.881),在测试集中的AUC为0.771(95% CI:0.632~0.910)。

在多元Logistic回归分析时发现CT报告的淋巴结状态不是显著变量,故排除该变量。最终构建的诺模图使用影像组学标签与肿瘤位置作为自变量,诺模图在训练集和测试集预测淋巴结转移状态的AUC分别为0.768(95% CI:0.672~0.864)和0.754(95% CI:0.603~0.895)。校准曲线证实诺模图在训练集($P=0.541$)和测试集($P=0.093$)中预测概率与真实概率之间无显著差异。决策曲线分析表明当诺模图预测概率高于15%时,该模型相对于其他治疗方案具有显著的患者获益。以上实验结果表明基于CT的影像组学模型在食管癌淋巴结转移预测问题上具有较好的临床应用前景。

2. MRI影像组学在食管癌术前淋巴结转移预测中的应用

Qu等[4]人利用MRI影像组学开展了食管癌淋巴结转移预测的研究。该研究收集了2015年4月至2017年9月间在河南省肿瘤医院接受治疗的患者数据并进行筛选,基于最终入组的181例食管癌患者开展研究。纳入标准为:①在内镜活组织检查中诊断为食管癌并在CT检查中诊断为T1/T2/T3/T4a期的患者;②在第一次影像检查后7日内接受淋巴结清扫术的患者;③由病理证实淋巴结转移状态的患者。排除标准为:①年龄在18

岁以下的患者；②接受术前放疗或化疗等治疗的患者；③在其他机构接受治疗的患者；④组织学分级不明确的患者。按照影像扫描时间先后顺序将患者分成训练集和测试集，扫描时间较早的 90 例患者数据构成训练集，余下的 91 例患者构成测试集。

该研究在两个 MRI 序列（T2 – TSE-BLADE 与 Contrast Enhanced StarVIBE）图像中均进行肿瘤区域的勾画。然后从两个序列影像中分别提取 789 个影像组学特征，共计 1578 个特征。该研究采用十折交叉验证的弹性网算法从 1578 个特征中筛选出有效特征并建立预测食管癌淋巴结转移的影像组学标签。

该研究共筛选出 9 个有效特征，其中 5 个特征的分布在淋巴结转移阳性和淋巴结转移阴性组间存在显著差异。在训练集和测试集中基于这 9 个特征建立的影像组学标签得分在淋巴结转移阳性与淋巴结转移阴性组间存在显著差异。在训练集和测试集中影像组学标签预测淋巴结转移的 AUC 分别达到 0.821（95% CI：0.704 ~ 0.938）和 0.762（95% CI：0.713 ~ 0.812）。

该研究证明了术前多序列 MRI 影像对食管癌患者淋巴结转移状态的预测具有重要价值。影像组学方法可以有效地利用 MRI 图像实现患者个性化的预测，从而辅助临床决策。

二、胃癌

（一）胃癌淋巴结转移预测

胃癌是最常见的消化道恶性肿瘤之一，早期胃癌常不易被发现，大多数患者在临床上被确诊时，已发展成预后较差的晚期胃癌。晚期胃癌发生淋巴结转移的概率较大，发生淋巴结转移的胃癌患者预后比未发生转移的患者要差。术前判断胃癌患者的淋巴结转移情况对于治疗策略的选择（新辅助化疗、是否进行术中淋巴结清扫、淋巴结清扫范围等）有重要价值。胃周有 16 组淋巴结，解剖结构复杂，给术前诊断淋巴结转移和术中清扫淋巴结都带来了挑战。淋巴结结构的形态学改变是目前确定淋巴结转移的临床公认标准，但是这些变化并不完全与病理结果一一对应。例如，小淋巴结可能已发生转移，而大淋巴结可能仅有炎症。由此可以看出，当前淋巴结转移分析方法有潜在缺陷，寻找一种能更准确地识别淋巴结转移状态的方法是临床决策面临的紧迫问题。

1. 基于 CT 影像组学方法预测胃癌淋巴结转移

Dong 等[5]利用 CT 开展了胃癌淋巴结转移个数（N 分期）的预测研究。该研究从北京大学肿瘤医院、广东省人民医院、郑州大学第一附属医院、镇江市第一人民医院、贵州省人民医院、意大利圣拉斐尔研究医院收集胃癌患者的平扫期/动脉期/静脉期术前 CT 影像、相关临床资料和术后 N 分期。患者按以下标准纳入：①病理诊断为局部进展期胃癌(pT2 - 4aNxM0)；②D2 淋巴结清扫术中至少检测 16 个淋巴结；③手术距术前 CT 检查不到 2 周。若患者存在下列情况则排除：①接受过术前治疗(包括放疗、化疗或其他治疗)；②既往有腹部恶性肿瘤或炎症性疾病；③因胃扩张不理想而难以分割肿瘤；④CT 图像伪影严重，导致淋巴结评估困难。该研究共纳入来自国内五家医院的 679 例局部进展期胃癌患者，并分为四组：一个训练集(225 例)和三个验证集(178 例;145 例;131 例)，同时还从意大利收集 51 例患者组成了一个国际验证集。此外，该研究随访了 271 例患者的预后情况用于生存分析研究。

该研究基于患者平扫和增强扫描 CT 影像中胃癌最大层面的图期相 CT 影像中病灶的最大层面，分别提取人工定义特征和深度学习特征。其中，人工定义特征包括形态特征以及分别从肿瘤全局和从各局部区域提取的直方图特征、GLCM 特征和 GLRLM 特征。为提取深度学习特征，基于 DenseNet - 201 对三个期相 CT 的病灶图像分别建立深度信息提取器。使用多阶段训练的方式调整网络参数。首先修改网络的输出层，将原本的 Softmax 层替换为拥有线性激活函数的单节点，以适应预测 N 分期的需求。其次，导入基于 ImageNet 数据集训练得到的预训练权重，其中修改后的最后一层使用 Xavier 进行参数初始化。接下来使用弱监督学习的方式训练网络，在训练集中对每个患者的原发灶周围图像提取多张 6464 图像块，每个图像块均被视为一个独立训练样本以增加样本量，并结合旋转、镜像、加噪声、平滑滤波、灰度振动等操作进一步扩增样本量。基于这些样本对网络参数进行微调，首先在其他层参数冻结的情况下拟合修改后的最后一层的参数，然后使用较小的学习率对网络进行整体微调。该过程中使用了 L1 - L2 正则以使网络卷积层提取的关键特征更加集中，并减少过拟合风险。在提取深度学习特征时，为了得到更加稳定且显著的特征，该研究将整张 CT 图像输入网络，并在最后一层卷积层得到经过深度网络变换的特征图。基于训练集选择其中与 N 分期最相关 8 张特征图，提取病灶区域内的直方图特征作为深度学习特征。在组学标签建立的步骤中，分别使用 SVM、浅层神经网络、随机森林进行回归建模，使用交叉验证选择最佳模型。最后，将三个期相的标签与临床指标通过线性回归进行组合，并建立影像组学诺模图。

该研究基于交叉验证选择了 SVM 构建三个影像组学标签，三个标签分别包括 6 个动脉期 CT 特征、6 个静脉期 CT 特征和 7 个平扫 CT 特征。多变量线性回归分析结果表明，动脉期标签、静脉期标签和术前临床N分期为独立的预测因子，进而被选择用于建立影像组学诺模图，诺模图在训练集上的C-index为0.821，在各验证集上的C-index为0.777～0.817，显著高于临床模型的诊断效果（C-index：0.652～0.732）。此外，在国际验证集上诺模图的C-index达到0.822（95% CI：0.756～0.887）。该研究进一步评估了影像组学诺模图在有随访信息数据集上的预后预测价值。诺模图对总生存期表现出较高的预测准确度（C-index：0.646，95% CI：0.596～0.696，$P<0.0001$）。诺模图评分高的患者总生存期更差（每增加1分时风险比为1.982，95% CI：1.592～2.467，$P<0.0001$）。将单变量分析中所有显著因素纳入多变量Cox回归，其结果显示诺模图预测值和浸润部位为独立的预后因素。因此，结合了影像组学特征和临床特征的影像组学诺模图在预测生存期方面优于临床N分期、临床T分期和肿瘤大小等单一指标。上述双变量Cox回归模型的C-index为0.656（95% CI：0.606～0.705）。此外，基于得到的深度网络使用类激活图算法对图像进行可视化，可发现其在N分期较高的患者病灶周围显示高亮，表明其有标记高风险病灶的潜在用途。

2. 基于能谱CT影像组学方法预测胃癌淋巴结转移

Li等[6-7]利用能谱CT开展了胃癌淋巴结转移预测的两项研究。对于早期研究，Li等从单一中心回顾性收集了2011年11月～2017年7月期间经手术病理证实为胃腺癌患者共210例。由两名放射科医生通过回顾内镜报告获得胃癌原发病灶部位，测量并分析由影像获取的特征包括：肿瘤最大短径（肿瘤厚度）、Borrmann分型、动脉期和静脉期的碘基值（由最大截面评估）、动脉期和静脉期的标化碘基值（由同层腹主动脉的碘基值作为标准）和CT报告的淋巴结状态。该研究针对连续变量和离散变量分别采用t检验或Mann-Whitney U检验以及卡方检验或Fisher精确检验对特征进行单因素分析。对上述方法确定的显著特征进行多因素Logistic回归，并使用赤池信息准则的后向逐步选择算法排除冗余特征。研究结果显示，由肿瘤最大短径、Borrmann分型以及静脉期碘基值构建的诺模图在训练集（140人，AUC：0.76，95% CI：0.68～0.84）和验证集（70人，AUC：0.79，95% CI：0.68～0.91）均可以较好区分N0与N1～3的患者。

基于上述研究，Li等又进行了深入研究与扩展，该研究从单一中心回顾性收集了符合入组标准的经手术病理证实为胃腺癌的患者204例，并且随机划分为训练集（136人）和验证集（68人）[7]。与先前研究不同的是，该研究基于不同能级和不同期相的CT影像提取了深度学习特征以及人工定义的特征。需要说明的是，该研究的深度学习网络的输入是由不同能级图像堆叠而成的3通道肿瘤最大截面，再通过拥有8层权重且宽度为8

的网络训练得出深度学习特征。所有特征通过组内相关系数、皮尔逊相关系数以及单因素分析进行筛选,并对比包括人工神经网络、k 近邻、随机森林和支持向量机在内的 4 种模型,利用 5 折交叉验证构建动脉期和静脉期的影像组学标签。同时,研究采用基于逐步后向选择的多因素回归分析对肿瘤厚度、静脉期标化碘基值和 CT 报告的淋巴结状态,以及动脉期和静脉期的影像组标签进行分析。结果显示,CT 报告的淋巴结状态和 2 个影像组学标签在多因素回归中具有显著性。同时,利用多因素回归系数构建的诺模图在训练集和验证集中均表现出较高的诊断效能,其 AUC 分别为 0.839(95% CI:0.773 ~ 0.904)和 0.821(95% CI:0.722 ~ 0.920),高于基于单能量图像的影像组学模型和基于临床特征的模型。这两份研究针对胃癌患者淋巴结转移预测这一临床问题提供了一种基于多能级、多期相 CT 影像构建诺模图的方案,有助于提高术前个体化预测胃癌患者淋巴结转移的精度。

3. 基于 MRI 影像组学方法预测胃癌淋巴结转移

Chen 等[8]人还开展了利用 MRI 进行胃癌淋巴结转移预测的研究。该研究从 2016 年 2 月 ~2018 年 12 月回顾性收集了 118 例(中心 1)和 28 例(中心 2)经病理诊断确定的晚期胃癌患者。来自中心 1 的 118 名晚期胃癌患者随机分为训练集(71 例)和内部验证集(47 例),来自中心 2 的晚期胃癌患者构成了外部验证集(28 例)。两名放射科医生对轴向 DWI 序列进行了多层肿瘤 ROI 的手动三维分割。该研究收集的患者的临床因素包括年龄、性别、肿瘤的主要部位、肿瘤大小、MRI 报告的 T 分期和 N 分期、病理 T 分期、平均 ADC 值、最小 ADC 值和综合肿瘤指标(CA19 - 9,CA72 - 4,CEA)。对于特征筛选和模型构建步骤,研究从 DWI 图像上的肿瘤 ROI 中提取 3D 影像组学特征(包括形状特征、一阶特征和纹理特征)。通过计算组内相关系数保留了稳定且可重复的影像组学特征。之后,该研究采用 LASSO 方法进行特征降维,然后利用学习矢量量化方法根据特征对淋巴结转移状态的重要性进行排序。对于该方法确定的前 5 个、10 个、15 个、20 个和 25 个特征组成的每个特征子集,均使用 Logistic 回归和自举聚合法进行 10 次交叉验证确认最佳特征子集中的特征数量。采用赤池信息准则进一步进行后向特征筛选,得到的影像组学特征由相应的 Logistic 回归建立影像组学标签。最终,利用单因素分析筛选出的显著临床特征,结合影像组学标签构建预测胃癌淋巴结转移诺模图。在内部验证集中,影像组学诺模图显示了良好的淋巴结转移预测性能,AUC 达到了 0.857,准确度为 0.851,特异性为 0.846,敏感性为 0.853,超过了常规的 MRI 报告的 N 分期和 MRI 衍生模型,在外部验证集中同样得到了相同的验证结果。综上所述,该研究提供了基于 DWI 的胃癌影像组学的研究思路,为晚期胃癌患者的术前淋巴结转移的个体化预测提供了有效方法。虽然该研究结果分别经过了内部和外部验证,但更大的数据量可能会得到更优、更泛化的预测性能。

(二)胃癌隐匿型腹膜转移预测

在胃癌患者中,腹膜转移是常见的远处转移情况,53%~66%的胃癌患者死于腹膜转移。因此,对胃癌合并腹膜转移进行早期检测和诊断具有至关重要的意义,有助于指导临床决策,使患者避免不必要的手术治疗。CT是目前临床上最常用于腹膜转移诊断的非侵入成像方法。腹膜转移的主要CT征象包括腹膜不规则增厚,可见多发结节或肿块,严重者可形成网膜饼,并伴有中量到大量的腹水。然而,这些征象往往在腹膜转移晚期才能显现。CT在诊断腹膜转移方面具有高特异性,但敏感性低(约50%)。临床中,约10%~30%的胃癌患者,CT检查未发现腹膜转移,而在腹腔镜探查或手术过程中被病理证实为腹膜转移,即隐匿型腹膜转移。甚至,经多学科联合会诊,这一比例仍高达16.7%。胃癌诊疗指南均推荐对潜在的可切除胃癌患者使用腹腔镜探测是否存在隐匿型腹膜转移,如果发现腹膜转移,患者属于不可手术根治的范畴,不推荐手术治疗。但是,腹腔镜检查是一种有创检查手段,目前仍没有统一的标准确定哪些患者适合该检查。因此,术前无创诊断隐匿型腹膜转移患者具有很重要的临床价值。

Dong等[9]人利用CT影像组学开展了胃癌隐匿型腹膜转移预测的研究。从4个中心回顾性地收集了554例进展期胃癌患者数据。所有入组的患者都在术前增强CT检查中被诊断为腹膜无转移,并在CT检查两周内接受腹腔镜检查。在腹腔镜检查过程中,对可疑病灶进行活检,并通过病理检查来确定腹膜转移状态。纳入的554例患者中,有122例患者存在隐匿型腹膜转移,432例患者无腹膜转移。这些患者按就诊中心和CT检查时间被分配到4个集合中,分别为训练集(100例,来自北京大学肿瘤医院),内部验证集(226例,来自北京大学肿瘤医院),外部验证集1(131例,来自郑州大学第一附属医院和云南省肿瘤医院),外部验证集2(97例,来自江苏大学附属人民医院)。

腹膜转移的发生受到肿瘤原发灶和腹膜微环境的共同影响,因此,在影像组学分析中,研究者在CT图像上同时提取了原发灶和腹膜两个区域的定量表型特征。对于肿瘤原发灶区域,放射科医生在浏览了所有扫描层面后选择病灶面积最大的层面进行分割;对于腹膜区域,医生选择离肿瘤中心距离最近的腹膜以分割出尽可能大的区域。使用133个定量化公式对各个分割区域进行特征提取,这些公式提取得到的特征可分为直方图特征、形状特征、GLCM 特征和 GLRLM 特征。研究者使用无监督聚类和影像组学热图对具有相似影像学表型的患者进行分析以探索其与腹膜转移状态是否存在潜在关联。其后，用同一套特征选择及标签建模流程分别建立原发灶组学标签及腹膜组学标签：首先，基于同一医生多次分割及多个医生分割的区域计算特征的组内/组间相关系数（ICC）用于评价其可重复性，只保留具有高稳定性（$ICC > 0.8$）的特征；其次，使用 mRMR 对特征排序，选择与患者腹膜转移状态关联最大且相互间冗余较小的前 20 个特征；最后，分别使用 LASSO-Logistic 回归、SVM 和人工神经网络将所选特征组合为影像组学标签，使用 10 折交叉验证确定最佳模型及最终输入特征。

该研究中，对建立的两个影像组学标签和纳入的各个临床指标使用单因素分析探索它们与患者腹膜转移状态间的关联。对其中的连续变量使用独立 t 检验或 Mann-Whitney U 检验，对分类变量使用 Fisher 精确检验或卡方检验。多变量 Logistic 回归被用于组合各变量并选择其中独立的预测因子。基于此结果，该研究建立了一个影像组学诺模图，并仅使用临床变量建立了一个与之对比的临床预测模型。

为了对影像组学诺模图的预测效能进行多方面评价，该研究首先在各数据集及各临床指标亚组上进行 ROC 分析和 AUC 计算，并使用 Delong 检验进行检验，计算敏感性和特异性以评估各模型的诊断性能；接着使用校准曲线及 Hosmer-Lemeshow 检验评估模型预测值与实际腹膜转移概率间的一致性；之后使用决策曲线评估在不同容忍阈值下使用影像组学诺模图进行诊断时的临床获益情况；最后使用重分类指标量化影像组学模型相比临床预测模型的优势。

单因素分析显示，与胃癌腹膜转移显著相关（$P < 0.05$）的临床指标包括 CT 诊断腹水（实际难以从影像上判断）、肿瘤位置、Lauren 分型和 Borrmann 分型。在影像组学特征选择过程中，提取的原发灶和腹膜特征中，分别有 93 个和 98 个特征表现出高可重复性。影像组学热图揭示了其与腹膜转移状态具有显著的潜在关联。基于 mRMR 算法选择的前 20 个特征，研究者使用 LASSO-Logistic 回归模型、SVM 模型和人工神经网络模型分别建立标签，多重交叉验证的结果表明 LASSO-Logistic 回归模型对原发灶和腹膜两个区域建立的标签均有最优的诊断效能，因而被用于建立影像组学标签。两个标签各包含两个影像组学特征，分别为 XO_H_mass、XH_GLRLM_entropy 以及 XL_H_energy、XL_GLCM_entropy。

上述分别基于原发灶 CT 图像和病灶邻近腹膜 CT 图像建立的原发灶组学标签及腹膜组学标签在各数据集中腹膜转移阳性组与腹膜转移阴性组之间均具有显著的差异（独

立 t 检验 $P<0.0001$)。此外,在该研究中,为评估 CT 层面选择对标签输出结果的影响,研究者随机抽取了 30 例患者,计算相邻层面组学标签之间的 ICC。实验结果显示原发灶组学标签及腹膜组学标签均具有较高的稳定性,其 ICC 分别为 0.91 和 0.92。

联合临床指标和影像组学标签进行多因素分析,结果表明 Lauren 分型,原发灶影像组学标签及腹膜影像组学标签为独立的预测因子。因此,研究者将这三个指标组合为最终的影像组学诺模图。该模型在各数据集上的输出同样表现出与腹膜转移状态具有显著关联,且其诊断效能优于其他各个预测模型。特别地,影像组学诺模图的预测效能显著优于基于现有临床指标建立的临床模型(重分类指标 $=0.460, P<0.0001$)。此外,Delong检验结果表明影像组学诺模图的诊断效能在训练集与各验证集及各临床指标亚组之间的差异没有统计学意义($P>0.05$)。此外,在各集合上的校准曲线也反映出它稳定的预测能力(Hosmer-Lemeshow 检验 $P>0.05$)。

该研究进一步发现,中心 1 在 2015 年 11 月至 2016 年 12 月间收集的 226 例 CT 诊断腹膜转移阴性患者,按照目前常规的诊断流程,这些患者后续均需要做腹腔镜检查,而其中只有 20 例患者在腹腔镜检查中被证实存在隐匿型腹膜转移,这意味着其余 206 例患者接受了过度的有创诊断。如果让这 226 例患者直接接受手术治疗,存在隐匿型腹膜转移的患者将遭受无治疗意义的手术。然而,如果在临床中加入基于该研究提出的影像组学诺模图的辅助诊断流程,则将成功判断出 17 例腹膜转移真阳性患者,179 例真阴性患者,这些患者均将直接按最合理的方案进行治疗,即腹腔镜检查或开腹手术。同时,仅有 27 例假阳性患者和 3 例假阴性患者遭受不必要的手术创伤。

该研究作为影像组学新方法临床应用的典型,2019—2021 年连续三年被写入《中国临床肿瘤学会胃癌诊疗指南》,指南中评价该研究"通过 CT 图像纹理分析技术辅助医生的主观评判,有潜力提高分期水平"。但该研究也有一些局限性,所有 ROI 均为单个断层图片(二维)中勾画的,可能无法代表整个肿瘤或腹膜。同时,从二维和三维图像中提取某些影像组学特征可能会存在差异,尤其是纹理特征。因此,应进一步研究整个肿瘤或腹膜的三维影像。此外,研究的 Lauren 类型是由内镜活检标本确定的,但活检和手术标本之间的 Lauren 分型可能存在微小差异。最后,研究使用回顾性数据集开发模型,其中缺少一些临床因素,例如 CA125 和 HER-2 等。

(三)胃癌总生存期预测

Zhang 等[10]提出了一个金字塔网络结构的深度学习模型来预测患者的总生存期。

该研究收集了三家医院的胃癌数据对模型进行性能评估，入组标准如下：①患者进行了胃癌根治术，且手术切缘无肿瘤残留；②患者需经过病理证实为胃癌；③患者术中清扫淋巴结数目超过 15 个；④患者手术前 15 天内进行过腹部 CT 增强扫描。数据排除标准如下：①患者出现非肿瘤相关的死亡；②患者在术前接受过治疗，或在术后进行了放疗；③患者有远处转移或腹腔播散；④患有其他恶性肿瘤；⑤患者的医疗记录不完整；⑥患者 CT 影像不清晰。基于以上入组排除标准，该研究回顾性地纳入了三家医院 640 例胃癌患者，每位患者包含符合要求的影像数据和随访及临床资料，并将患者按照三家医院分为了训练集（337 人）、验证集（181 人）、测试集（122 人）进行分析。

考虑到胃癌患者的三维病灶勾画工作量巨大，而仅使用单层肿瘤图片进行勾画可能不能反映肿瘤的完整信息，该研究选择折中的方式进行病变 ROI 的勾画。对于每一位患者的影像数据，由经验丰富的放射科医生首先选择出肿瘤区域最大层面及其上、下两层的 ROI 进行病灶分割。在分析肿瘤 ROI 的过程中，该研究采用数据增强策略扩增样本量，即对训练样本进行一系列变换来生成更多的训练数据，从而增加数据的多样性。在该研究的数据集中，对每个患者使用了经典的增强技术，包括翻转、变形、旋转、缩放和裁剪等。

该研究基于患者的 ROI 区域，构建了一个金字塔网络结构的深度学习模型，来提取胃癌不同层次的特征进行胃癌总生存期的预测，该模型的网络结构由四部分组成：①自定义的金字塔框架；②侧重于较低层次的、自下而上的子网络；③由粗到细分辨率的加强高层语义特征子网络；④特征拼接。不同子网络通过融合关键特征实现胃癌患者的生存期预测。

此外，该研究还构建了临床模型、基于预定义特征的影像组学模型、其他主流深度学习模型进行对比，该研究提出的模型在三个集合（训练集：C-index：0.77，95% CI：0.74～0.81；验证集：0.74，95% CI：0.69～0.79；测试集：0.76，95% CI：0.70～0.82）上都表现出最优的性能。除了参数量较大的残差网络外，该研究与上述其他方法的 C-index 相比均显著（$P<0.05$）。该研究通过风险比（HR）指标对比发现，模型可以准确地将患者划分为高低风险组（训练集 HR：5.57，95% CI：3.89～7.99；验证集 HR：3.50，95% CI：2.27～5.37；测试集 HR：9.46，95% CI：2.30～38.91）。

综上所述，该研究提出的基于深度学习的影像组学模型可有效地预测胃癌患者的总生存期，为患者的个性化治疗提供了辅助手段。

三、肝脏疾病

肝脏疾病是中国的常见病、多发病，早期诊断、预后判断及个体化诊疗是临床研究的重点[11]。

（一）肝脏病变超声诊断

超声可直观观察肝脏病变，了解病灶所处部位、形态、大小、数量、边界、回声强度、有无钙化或液化、与周围组织脏器关系及内部血供等情况。随着医疗技术及信息技术的逐渐发展，人工智能在肝脏疾病的超声诊疗及临床应用中日渐发挥重要作用。

目前，人工智能辅助肝脏病变超声诊断主要包括局灶性/弥漫性肝脏病变的诊断及鉴别诊断、超声造影联合人工智能技术应用于肝脏疾病的诊断及鉴别诊断、多模态融合成像技术应用于肝癌的诊断及治疗。

1. 局灶性肝脏病变辅助诊断

临床常见的局灶性肝脏病变中，良性病变主要包括肝囊肿、肝脓肿、肝血管瘤及肝腺瘤等，恶性病变包括原发性肝癌、肝转移瘤等。然而，受超声伪像、患者体位、呼吸运动及组织天然对比度低等因素影响，超声医生对肝脏局灶性病变的诊断具有一定的经验依赖性，此外，尽管大部分局灶性肝脏病变声像图典型，易于诊断，但对于部分非典型局灶性肝脏病变的诊断仍然存在困难。为此，研究者们利用传统机器学习方法和深度学习方法结合超声图像，辅助超声医生对局灶性肝脏病变的精准定位、诊断及良恶性鉴别。

（1）基于特征的疾病分类

传统机器学习方法辅助局灶性肝脏病变定位及诊断，是通过预先定义图像特征，并应用计算机对图像信息进行量化及可视化，从而达到分类诊断的目的，其特点为特征越关键，分类效能越强。例如，Hwang 等[12]从 99 例肝脏超声图像（29 例肝囊肿、37 例血管瘤、33 例恶性肿瘤）中提取了 42 个纹理特征，并选取主成分分析降维后的 19 个关键纹理特征作为人工神经网络（ANN）模型的输入特征，实现肝囊肿、肝血管瘤及恶性肝肿瘤的识别及分类，其诊断准确率超过 96%。

此外，针对一些难以区分的病灶（如典型/非典型囊肿、血管瘤/转移癌等），有研究从 108 张灰度超声图像中提取 104 个纹理特征及 104 个纹理比率特征，经过主成分分析降维，采用概率神经网络及反向传播神经网络构建辅助分类系统，该系统对典型、非典型、小肝癌和大肝癌的诊断敏感性分别为 85.9%、88.1%、100% 和 87%，有助于提高非典型肝脏局灶性病变的诊断效能[13]。在后续研究中,该团队进一步采用两级分类器(第一级分类器用于初步分类,第二级分类器在初步分类基础上对相似病灶进行精细化分类)进行优化,优化后的总体分类精度(OCA)及个体分类精度(ICA)均得到有效提升(提升至95%)[14]。由于超声成像模式和信噪比的差异,传统机器学习方法下的诊断准确性往往受到限制。

(2)基于深度学习的疾病诊断

应用深度学习自动鉴别图像中病灶的性质,是人工智能在局灶性肝脏病变超声诊断中的前沿应用。按照模型训练方式不同,可分有监督学习与无监督学习。2019年,Schmauch等[15]应用367张二维肝脏超声图像开展有监督深度学习,以实现局灶性肝脏病变的自动分类,其特点在于结合图像预注释的方法(将一幅超声图像分成尺寸相等的多幅单个图像,每幅图像包含2048个特征向量)以提高分类效能。同样,无监督学习也可用于局灶性病变的分类,如2017年一项研究应用110幅肝脏超声图像进行无监督深度学习[16]:研究者对图像进行预处理后,再从分割图像的像素中提取抽象的高层次特征输入分类器,结果表明该无监督学习方法也可实现较好的自动检测(准确率达97.2%)。深度学习方法与传统机器学习的不同之处在于前者无须人为选择病灶特征,可减少主观因素导致的诊断结果偏差,但所需数据量要求更高。

目前,肝脏局灶性病变的鉴别诊断仍然是临床关注的重要问题,基于人工智能技术的肝脏局灶性病变分类算法还在不断更新及完善,未来有望进一步开展更深入的研究。

(3)肝脏病变超声造影诊断

在鉴别良恶性病灶方面,除二维超声外,肝脏超声造影也具有高特异性和高敏感性,可对局灶性病变血供的丰富程度、灌注时相性进行分析,从而获得有效的辅助诊断信息。而超声造影检查因具备实时动态的特性,对观察者的操作水平要求较高,且存在"同像异病"的情况,肉眼观察病灶的造影显像模式容易产生较大的诊断主观性及差异性(尤其是显像受限的病灶,如病灶位置较深、伪像干扰等);此外,在造影图像后处理时,往往需要多次回看图像,诊断耗时较长。基于此,Guo等[17]采用深度典型相关分析方法及多核学习分类器区分良恶性病灶。该研究从动脉期、门脉期及延迟期中各选取典型的对比增强超声(CEUS)图像,首先利用不同时相的典型肝脏CEUS图像之间的相关关系来反映两个时相的整体相关性,进而对不同时相特征组合及参数进行权重分析,选出最佳核函数组合来进行分类。实验结果表明,充分利用这两种方法可以有效融合三个时相的CEUS图像,对肝良性肿瘤和恶性肝癌区分具有较高的分类精度(可达90.41%),大大减少诊断所耗费的时间。

此外,人工智能技术结合超声造影不仅是对造影图像本身的分析,还可同步结合二维模式病灶特征及超声造影定量分析技术—时间—强度曲线(TIC)的特征进行分析,由于纳入了时相性变化特征,这种“兼容”的方式可一定程度上提高对具有相似造影图像表现的肝脏占位的鉴别能力,具有较高的诊断准确性,尤其对经验欠缺的医生而言,可提高临床诊断准确性。

随着研究的不断深入,不同算法在局灶性肝脏病变人工智能辅助诊断中的应用逐渐被研究者所发掘,但现有大多数研究样本量有限,且缺少对临床因素的综合分析,尚未能独立应用于临床,仅可作为一种辅助手段。

2. 弥漫性肝脏病变辅助诊断

弥漫性肝脏病变是指病变在肝内呈弥漫性分布,主要包括脂肪肝、肝炎、肝纤维化、血吸虫肝病及肝硬化等,不同类型病变的不同进展时期对人体造成的影响不一,病情严重时可导致患者死亡,因此,早发现、早诊断肝脏弥漫性病变是临床诊疗的关键。弥漫性肝脏病变的超声特征与其病理改变密切相关,当病理改变相似时,鉴别诊断相对困难。对于肝脏弥漫性病变,人工智能技术可辅助超声医生区别肉眼难以区分的声像差异,或分析病变早期声像图改变,并对其病变的严重程度进行分级,从而为临床诊断提供可靠信息。

人工智能技术应用于弥漫性肝病的诊断和检测常用特征包括纹理特征、声谱特征和生物标志物等。目前大多数研究主要通过纹理特征的提取和分析,实现弥漫性肝病的早期分类诊断。

(1)脂肪肝

脂肪肝是指由脂质代谢紊乱导致肝脏组织和肝细胞内脂肪、脂质含量显著增加的病变。临床上常通过肝脏的回声强度对脂肪肝进行轻度、中度、重度分级,但此类分级方法存在主观性强的局限性。既往有研究对已取活检、不同脂肪含量的肝脏组织的超声图像进行纹理分析,在提取纹理特征后,应用支持向量机分类器对含有脂肪肝的图像进行分类,以曲线下面积(AUC)为分析指标,将支持向量机(SVM)的分类结果(AUC 为 0.970)分别与肝肾指数法(AUC 为 0.959)和灰度共生矩阵法(AUC 为 0.893)进行比较,结果表明该方法可实现肝脏脂肪含量自动定量分析。此外,有研究者应用灰度的分段线性变换法及局部对比度增强处理的方法分别对正常肝和轻度、中度及重度脂肪肝超声图像进行增强处理并对比原图像,结果表明,该方法增强了图像细节,使得不同程度脂肪肝图像之间的差异更明显。该方法可有效提高医生依据超声图像对脂肪肝进行分级诊断的能力。

(2)肝纤维化

该疾病的病理改变为肝内纤维结缔组织的异常沉积。它是许多弥漫性肝脏疾病的共同病理基础,其终末阶段可发展为肝硬化。肝纤维化是慢性乙肝的一种进行性病症,准确评估肝纤维化分期对患者的预后、监测和管理至关重要。肝活检被认为是肝纤维化分期的金标准,活检病理可将肝纤维化程度分为五期:F0(正常肝组织)、F1(轻度肝纤维化)、F2(中度肝纤维化)、F3(重度肝纤维化)、F4(肝硬化)。然而,由于存在各种潜在并发症,使得肝活检具有一定的局限化,但其在乙肝感染患者中的诊断价值仍然存在争议。二维剪切波弹性成像(2D -SWE)是一种新型肝硬度测量技术,并且具有许多优点。与瞬时弹性成像(TE)相比,其应用不受腹水的限制。这种技术实时地集成了 B 型超声成像和颜色编码的组织硬度图,可用于检测肝脏病变或评估肝脏形态和血流变化。因此,2D -SWE 在中国已被广泛应用于 400 多家医院对乙肝感染患者的监测。最近几项研究表明,在诊断肝纤维化方面,2D -SWE 与瞬时弹性成像和点剪切波弹性成像的诊断性能相当,甚至更好。然而,尽管有这些优势,2D -SWE 的肝硬度测量仍然受到许多因素的影响。定义肝硬度测量的 ROI,区分可靠和不可靠测量以及控制整体图像质量的重要标准仍然不明确。在以往研究中,用于鉴别乙肝感染患者肝硬化的 2D -SWE 的阈值在10.1 ~ 11.7kPa 范围内变化很大。因此,单独使用 2D -SWE 测值的常规策略不足以准确评估肝纤维化分期。相比之下,影像组学这一新兴技术可以从医学图像中提取大量图像特征,这些特征能揭示肉眼无法辨识的疾病特征,为基于弹性超声图像的影像组学应用奠定了基础。

早期发现肝脏纤维化改变是改善疾病预后的关键。然而,尽管肉眼可区分正常肝脏组织与显著异常肝脏组织的超声图像,但对于早期及非典型肝纤维化改变的识别仍然困难。基于此,Gao 等[18]运用灰度共生矩阵提取超声图像纹理特征,所提取的纹理特征作为反向传播神经网络模型的输入特征,结果表明该模型对 SO ~ S4 期肝硬化的分期准确率分别为 100%、90%、70%、90% 和 100%。此外,Chen 等[19]比较了多元回归分析、支持向量机、朴素贝叶斯算法、随机森林和 k 近邻算法结合弹性成像诊断肝纤维化的能力,结果显示机器算法诊断准确性均高于统计方法,其中随机森林算法的准确率最高。

除常规二维超声外,弹性超声也有助于肝脏弥漫性病变的分级。2016 年有研究收集了 102 例不同病因的慢性肝病患者,应用多普勒超声测量门静脉主干、肝动脉及超声瞬时弹性成像,同时结合血清纤维化生物标志物对每名患者进行评估。然后将这些参数输入多层感知器人工神经网络,并创建预测严重纤维化的模型,其敏感性和特异性为75.0%和60.0%,性能较低[20]。该研究又通过结合多普勒参数、非侵入性标记物(APRI、ASPRI、FIB-4)和瞬时弹性成像,获得预测显著纤维化的最佳模型,其敏感性和特异性为88.9%和100%,结果表明多普勒参数与非侵入性标记物和瞬时弹性成像的肝脏硬度相结合,可以获得更好的预测结果。此外,2017年有研究对肝纤维化弹性成像图像进行智能化分析,为肝纤维化临床评估提供了新的量化方法[21]。2019年,一项多中心临床研究收集了来自12家医院的肝脏超声弹性图像,应用深度学习方法分析了600余例患者的弹性成像图,并应用图像数据建立卷积神经网络模型[22]。该研究结果显示与二维剪切波弹性成像和生物标志物相比,深度学习的弹性成像技术能够显示出更好的肝纤维化预测效能,肝纤维化分期的无创性诊断具有重要作用。

Wang等[22]利用超声影像组学开展了肝纤维化分期预测的前瞻性研究。该研究构建了基于深度学习的影像组学模型来进行弹性成像的定量分析。为了体现模型的优越性,该研究将构建的模型与2D-SWE、门冬氨酸转氨酶/血小板比率指数和纤维化指数进行比较,该研究收集的慢性乙肝患者来自中国不同地区的12家医院。

该研究按照临床标准对所有就诊患者进行2D-SWE的超声图像采集。从每位患者获得5个独立的2D-SWE测值和相应的5个2D-SWE图像,并将5个测值的中值用于后续的统计分析。参与这项研究的医生在研究前均进行了超过300次腹部超声扫描,并且都经过严格的2D-SWE测量培训。在2D-SWE的感兴趣区域很少或没有信号时,该次测量被认为是无效的。纳入研究的所有患者均进行了穿刺活检,获得了病理证实的分期状态。与此同时,患者会进行血清学检查,以计算纤维化指数和门冬氨酸转氨酶/血小板比率指数,用于后续的结果对比。

当采用超声影像组学方法时,入选的患者被随机分为训练集和验证集,一个队列用于训练影像组学模型以优化其参数,另一个队列用于验证生成的模型的性能。在训练集中,为了减少二分类由于不平衡数据造成的潜在偏差,在训练之前应用了数据扩增的策略,该策略会随机对图像进行反转、旋转、平移等操作,通过这种方法可以有效地扩增样本量,从一定程度上减少模型过拟合的风险。

弹性成像深度影像组学采用了CNN方法,在运用弹性成像深度影像组学的过程中,首先获取边长为250像素的矩形感兴趣区域。然后将图像送进输入层,紧接着的是隐藏层(包括卷积层和池化层),这些隐藏层对图像进行特征提取和学习,最终在输出层预测该图像的类别(肝纤维化分期)。

整个研究围绕四个实验来展开，分别为基本效能对比实验、图像数量实验、鲁棒性实验和炎症分组实验。分别用于探讨基于深度学习的影像组学模型与临床方法的诊断效能、最合适的图像数量问题、模型鲁棒性的问题和肝炎对结果的影响问题。

在基本效能对比实验中，可以看出弹性成像深度影像组学的诊断效能优于临床弹性测值和血清学的方法，说明了超声影像组学在肝纤维化上的应用是有效果的。

图像数量实验研究结果表明采用三张图像时的效果最优，并且随着图像数量的进一步增大，提升效果更加明显。说明弹性成像深度影像组学方法依赖于图像的数据量，当图像数据量增多时，效果会明显提升，这一实验结果对于指导临床数据整理有一定的参考价值。

在鲁棒性测试中，可以看出在采用不同医院的数据作为训练集，剩余部分医院数据作为测试集的时候，各种不同组合的实验结果没有明显差异。这说明基于深度学习的影像组学模型具有很好的稳定性，对于日后的临床应用具有较大价值。

对于炎症分组实验可以看出，炎症不会对实验的结果产生较大的影响。说明基于深度学习的影像组学模型能够一定程度上克服炎症对肝纤维化分期带来的影响，从而增加了其在临床上应用的可靠性。

综上所述，基于深度学习的影像组学模型在弹性成像的分析上体现出较好的结果，也证实了影像组学方法对肝纤维化分期诊断的有效性。上述研究为弹性成像的研究提供了新思路。同时，该研究构建的基于深度学习的影像组学模型有望在临床实践中成为一种可靠的辅助诊断工具来提高纤维化分期的准确性。

尽管人工智能技术应用于肝脏弥漫性病变的诊断具有相应优势，但仍局限于试验研究，未能真正走进临床应用。最新研究显示，联合肝脏图像信息与生物标志物等多种指标进行融合分析，有望进一步提高肝脏超声诊断水平。

3. 多模态融合成像技术应用于肝癌诊疗

肝癌是中国常见恶性肿瘤之一，死亡率高。超声引导下肝癌的消融治疗是近年来发展起来的微创治疗技术。在肝癌的消融治疗中，为减缓局部肿瘤的发展进程，往往采用一定程度上扩大消融边界的方法。如何掌握好边界消融范围与安全性间的平衡，对指导临床治疗有重要的意义，而基于图像配准的多模态融合成像将有助于解决上述问题。

融合成像技术可以分为单模态、双模态及多模态，此类技术需要对不同信息图像进行预处理，将两种或两种以上影像图像配准、融合形成新的图像，并利用计算机图像处理软件系统进行分析，从而实现“优势互补”。其中的关键在于图像配准，包括刚性匹配和非刚性匹配——前者包括图像的转化和旋转,后者还包括拉伸和压缩局部图像,通过以上操作整合多种模态图像的优势,获得更加丰富的病灶定位及诊断信息。通过融合成像技术,将肝脏 CT/MRI 图像的客观性与肝脏超声的实时性有机结合,一方面可有效提高病灶(尤其是特殊位置病灶,如膈顶处因声衰减超声探查不清的病灶)的检出率,另一方面也可改善超声引导穿刺介入或消融治疗的效果。例如,Favazza 等[23]开发了一种结合自动分割算法的基准标记装置,可自动融合 MRI 和超声图像,实现融合图像的自动分割;Li[24]通过超声造影图像与 CT/MRI 图像融合评估肝细胞癌消融边缘,有效提高了对肿瘤消融边界识别的准确性,以指导二次补充消融。此外,Toshikuni 等[25]提出了一种新方法—超声单模态自动融合技术,将肿瘤消融术前与消融术后的三维超声图像进行融合,观察治疗前后病灶边界情况,结果表明该方法的有效性可媲美增强 CT/MRI。

综上所述,在肝脏病灶定位及肿瘤消融边界的评估方法中,相比单一影像技术及单一造影剂对比的评估方法,图像融合技术克服了传统方法无法检测消融术后病灶的边界、造影剂汽化遮挡及缺乏实时指导等缺点,但其固有的局限性依然存在,如体位及呼吸对图像对位的影响、操作者的实践经验依赖性较高、存在造影剂过敏反应等。随着研究的不断深入,多模态融合成像技术有望通过大量数据研究来实现更加有效的临床指导。

(二)肝细胞癌微血管侵犯预测

肝细胞癌是全球常见的恶性肿瘤,其致死率较高。手术切除和肝移植是肝癌的两种治疗方法,但肝切除术后 70% 的病例会发生肿瘤复发,肝移植后 25% 的病例会发生肿瘤复发,且 5 年总生存率仅为 10%~20%。微血管侵犯与肝细胞癌的生物学侵袭性特征相关,已被确定为早期复发和不良预后的危险因素。为改善伴有微血管侵犯的肝细胞癌患者的预后,有研究建议采用解剖下节段切除或部分宽边界切除的肝切除术。此外,考虑到肝移植的稀缺性和肿瘤复发的可能性,一些研究指出伴有微血管侵犯的患者不适合进行肝移植。因此,术前对微血管侵犯的评估有助于对高危人群的术后复发情况进行分层,从而辅助临床的治疗决策。但术前 CT 和 MRI 都难以有效评估肝癌微血管侵犯,因此,开发有效的微血管侵犯术前诊断方法具有重要临床价值。

Yang 等[26]利用 MRI 开展了肝癌微血管侵犯预测的研究。该研究数据来源于复旦大学中山医院。研究人员从医院数据库中搜索了所有从 2012 年 3 月至 2017 年 9 月接受了术前普美显增强 MRI 扫描的肝细胞癌患者,最终纳入了 208 例[183 名男性和 25 名女性:

平均年龄(55.5±11.2)岁]。患者纳入标准如下:①经组织学证实的肝细胞癌患者,无严重血管侵犯或肝外转移;②没有事先接受介入治疗或部分肝切除的病史;③无胆管肿瘤血栓形成;④术前1个月内接受普美显增强MRI检查;⑤在组织病理学报告中有对肝癌的完整描述;⑥图像质量良好。将所有患者按照7:3的比例分为一组训练集[$n=146$;127名男性和19名女性;平均年龄(55.5±10.9)岁;2012年3月~2016年11月]和一组独立验证集[$n=62$;56名男性和6名女性;平均年龄(55.5±11.9)岁;2016年12月~2017年9月]。

人口统计学、术前肝功能检查和甲胎蛋白水平等指标均从病历报告中收集。根治性肝切除术的标本在肿瘤和邻近肝脏组织的交界处以1:1的比例在12、3、6和9点的参考位置进行采样。由经验丰富的两名病理学专家共同评估肿瘤细胞数目、Edmondson-Steiner病理分化程度、微血管侵犯状态和非癌性肝实质肝硬化等病理特征。微血管侵犯被定义为仅在显微镜下可见的门静脉、肝静脉或周围有内皮的肝组织大包膜血管中存在肿瘤细胞。所有纳入研究的患者均使用1.5T扫描仪进行了普美显增强MRI成像,成像序列包括具有脂肪抑制的轴向T2WI、DWI,同相和反相TIWI,以及造影前和造影后的动态三维T1加权体积内插式屏气检查,注射0.025mmol/kg的钆塞酸二钠造影剂后,在动脉期(20~30s)、门静脉期(60~70s)、延迟期(180s)和肝胆期(20min)采集图像。

MRI图像的定性分析由两名分别具有20年和10年经验的腹部放射科医生独立进行,如有任何异议,经过讨论后达成共识。两位放射科医生都知晓病变是肝细胞癌,但对其他临床、实验室和组织病理学信息不了解。当患者患有多个肿瘤时,分析最大的肿瘤。

在该研究中,定量影像组学分析的工作流程包括肿瘤分割、特征提取、特征选择以及模型构建和评估。

(1)肿瘤分割

由放射科医生使用ITK-SNAP软件进行肝细胞癌肿瘤的三维分割。首先,在MRI图像所有序列上手动绘制感兴趣区域,覆盖整个肿瘤,然后对分割结果进行验证。同时,随机选择20个肿瘤患者进行重复性实验,根据重复分割所提取特征间的重复性,排除了类内相关系数低于0.80的特征。

(2)特征提取

使用小波滤波器,将原始图像分解为8个不同频域的分量。从原始图像和滤波图像的病灶中提取647个影像组学特征,用于量化肿瘤的大小(例如体积)、形状(例如紧密度、球形度)、强度(例如直方图得出的均值、标准差、均方根、中位数等统计数据)以及纹理(包括灰度共生矩阵、灰度游程矩阵、灰度区域大小矩阵和灰度差异矩阵特征等)。

(3)特征选择、模型构建和评估

对于每个序列,采用 z 值方法将提取的影像组学特征标准化为正态分布,以消除数据的量纲差异。排除类内相关系数低于 0.80 的鲁棒性较差的特征,并使用 LASSO 用于选择特征。接着使用逻辑回归分析并集成所选的特征,选择赤池信息量的模型作为该 MRI 序列的影像组学标签。然后,结合了在训练集和验证集中 AUC 均大于 0.7 的 MRI 序列的特征,构成融合的影像组学标签。最终,通过多变量逻辑回归模型将临床影像学风险因子和融合的影像组学标签结合,建立预测模型。

对于临床及影像组学标签,采用单变量分析方法分析各个变量在微血管侵犯阳性和微血管侵犯阴性组间的差异,并使用 t 检验、Mann Whitney U 检验或 Fisher 精确检验。随后将单变量分析中的显著变量输入多元逻辑回归分析中,以确定与微血管侵犯相关的风险因子。

该研究通过绘制 ROC,利用 AUC 量化模型对微血管侵犯的预测效果,并通过 Delong 检验和 Bonferroni 检验的 P 值对曲线进行多次比较,计算 95% CI、敏感性、特异性和准确度等评价指标。除此之外,基于预测模型建立了影像组学诺模图,绘制了校准曲线以分析训练和验证集中诺模图的诊断性能。Hosmer-Lemeshow 检验用于评估诺模图预测的微血管侵犯与实际微血管侵犯之间的一致性。通过量化总体数据集下不同阈值概率下的患者获益,进行决策曲线分析,以确定诺模图的临床实用性。

对于单序列的微血管侵犯预测,肝胆期 T1WI 图像的影像组学标签比值为 2.537(95% CI:1.720 ~ 4.650;$P<0.001$),肝胆期 T1 影像组学标签的比值为 2.467(95% CI:1.469 ~ 4.752;$P<0.001$)。两者对微血管侵犯的预测性能也令人满意,训练集中 AUC 分别为 0.754(95% CI:0.668 ~ 0.840)和 0.858(95% CI:0.788 ~ 0.929),在验证集中 AUC 分别为 0.705(95% CI:0.570 ~ 0.840)和 0.721(95% CI:0.583 ~ 0.859)。因此,该研究进一步分析了肝胆期 T1WI 图像和肝胆期 T1 图像的融合。在训练集(AUC 0.895 vs. 0.754;$P=0.002$)和验证集(AUC 0.837 vs. 0.705;$P=0.040$)中,融合肝胆期两个序列的影像组学模型对微血管侵犯的预测效果优于肝胆期 T1WI 图像。在验证集中融合影像组学模型的预测性能显著优于肝胆期 T1 图像(AUC 0.837 vs. 0.721;$P=0.037$),然而,在训练集中未发现统计学差异(AUC 0.895 vs. 0.858;$P=0.236$)。

最终,将临床影像学风险因子与融合的影像组学标签结合在一起构建了微血管侵犯预测模型。该模型在训练集中的 AUC 为 0.943(95% CI:0.905 ~ 0.980),敏感性、特异性和准确度分别为 88.2%、87.5% 和 87.7%，在验证集中的 AUC 为 0.861(95% CI:0.750 ~ 0.970)，敏感性、特异性和准确度分别为 89.5%、81.4% 和 83.9%。此外，在训练集中，该预测模型分别优于临床影像学因素(AUC 0.943 vs. 0.850；P = 0.002)和融合的影像组学标签(AUC 0.943 vs. 0.895；P = 0.031)。

校准曲线表明，在训练集(P = 0.983)和验证集(P = 0.329)中，诺模图的预测概率与实际微血管侵犯估计值具有较高的一致性。诺模图的决策曲线，当阈值概率大于 2% 时，决策曲线的净收益高于假设所有患者均患有微血管侵犯的净收益，这表明基于诺模图的治疗策略将有助于改善临床结果。

该研究的实验及结果表明，普美显增强的肝胆期 MRI 图像的影像组学标签是预测肝细胞癌患者微血管侵犯的潜在生物标志物。融合临床影像学风险因子和肝胆期 MRI 图像影像组学标签的诺模图可以对微血管侵犯患者的个体化风险评估实现令人满意的术前预测。

(三)肝癌术后早期复发预测

早期肝细胞癌(HCC)患者通常采用肝移植、部分肝切除和射频消融等手段进行治疗，其中部分肝切除仍然是非肝硬化患者和肝功能良好的肝硬化患者的首选治疗方案。即使对于中晚期的 HCC 患者，肝切除后也有着长期的生存益处。然而，术后复发仍是导致 HCC 患者治疗后死亡的主要因素之一，目前肝癌的五年术后复发率达到 60%~80%。

从手术切除到复发的时间间隔是影响患者生存的独立预后因素，早期复发(≤1 年)的 HCC 患者预后比晚期复发者(>1 年)差。即使在小病灶(≤3cm)的肝癌患者中，手术切除后仍旧会有早期复发的情况。因此，HCC 患者需要被更好地分层。对早期复发的高危患者应考虑采用替代治疗和术前辅助治疗的策略。之前的研究已经证实了与切除后 HCC 的早期复发相关的几个危险因素，其中病理学特征(例如微血管侵犯)十分重要。然而，与早期复发相关的病理特征只能通过有创活检或手术后病理来确定。因此，改善患者治疗策略的主要障碍之一是缺乏有效无创的复发预测工具。前期研究发现，28 个增强 CT 的影像特征可以重建 78% 的 HCC 基因表达谱，影像组学为 HCC 术后的复发提供了潜在的预测方法。

Zhou 等[27]探索了基于 CT 的影像组学术前预测 HCC 早期复发的能力，实现了对 HCC 患者更好的风险分层，以进行相应的外科治疗和辅助治疗。该研究纳入 215 例接受过部分肝切除的 HCC 患者，所有患者都有至少一年的随访信息，随访的终点事件是复发。与早期复发相关的临床风险因素包括年龄、性别、乙型肝炎表面抗原或丙型肝炎抗体状态、CEA、Child-Pugh 分级、BCLC 分期等。除此之外，还纳入医生判读的定性影像学特征，包括肿瘤直径、数量、坏死、静脉血栓形成、肝硬化等指标。该研究首先对所有的临床类别因子采用卡方检验和 Fisher 精确检验比较早期复发和非早期复发组中的差异性，选择单因素分析中 $P<0.1$ 的变量，然后采用前向 Logistic 回归方法进行多变量分析，最终将多变量分析中 $P<0.05$ 的变量纳入到临床模型。

该研究的影像组学特征提取过程如下：首先，对原始图像利用拉普拉斯带通滤波器进行滤波，形成一系列由粗到细的不同尺度的肿瘤 ROI；然后，在这些区域上分别提取纹理特征，充分挖掘图像不同尺度信息。从每个患者的动脉期和静脉期图像上提取共 300 个影像组学特征，包括灰度直方图和灰度共生矩阵特征。研究使用 LASSO 回归模型来确定用于预测早期复发的最佳影像组学特征子集。这种方法不仅适用于高维数据回归分析，而且还可以将所选特征融合成一个影像组学标签，最终算法选择了 21 个特征。通过将所选特征与它们各自的系数相乘构建每个患者的影像组学标签，Mann-Whitney U 检验显示，早期复发组和非早期复发组中的影像组学标签的差异性显著，对应 $P<0.001$。最后将影像组学标签和临床多变量分析选出来的有意义的临床变量结合起来构成融合模型。

最终，使用 ROC 曲线评价影像组学标签、临床模型和融合模型的性能，并用 Delong 检验比较影像组学标签、临床模型、融合模型的差异。结果显示融合模型的 AUC 值(0.836)最高，且与影像组学标签 AUC 值(0.817)没有显著性差异，但是比临床模型的 AUC 值(0.781)高，且有显著性差异($P=0.01$)。

该研究中，影像组学标签作为独立的预测指标，在预测 HCC 早期复发的性能表现优于临床模型，除此之外，在传统的临床变量中加入影像组学标签可以显著提高术前预测早期复发的准确性，这也表明了影像组学标签可能提供了关于肿瘤生物学的额外信息，其预测性能优于人口统计学特征、实验室生化指标和 HCC 定性征象。

(四)肝癌肝移植后复发预测

对于没有门脉高压症的早期 HCC 患者，肝切除术仍然是治疗的首选方案。然而，大多数 HCC 患者发现症状时已处于中期或晚期，手术切除率小于 30%，并且 5 年复发率高达 70%。肝移植是晚期肝病最有效的治疗方法之一，其被推荐用于临床证实的门脉高压症和符合米兰标准的早期 HCC 患者，5 年无进展生存率可达 60%~80%。米兰标准根据肿瘤的大小和数量来制订其使用策略，存在一定的局限性，在外植体和术前图像上看到的肿瘤真实大小和实际数量之间存在不一致性。在进行肝移植的患者中，20% 的患者被发现有微血管侵犯从而导致早期肿瘤复发，将肝移植后的 5 年生存率从 80% 降低至 40%。复发是影响肝移植术后肝癌疗效的主要因素。因此，前瞻性预测 HCC 患者的复发，对患者器官分配、手术治疗发展、预后价值等方面都有重要的意义。

Guo 等[28]开发了预测肝癌患者肝移植后复发的影像组学模型，可更好地对患者进行风险分层并指导器官分配。通过搜索电子病历，初始收集了 450 例组织病理学证实为 HCC 的肝移植患者。根据入组排除标准得到最终纳入的 133 例患者[114 例男性和 19 例女性；平均年龄(53 ±8)岁]，其中包括 51 例符合米兰标准的患者和 82 例超出米兰标准的患者。在所有患者中，有 42 例患者术后 1 年内复发，91 例未复发。实验将所有患者按照 7∶3 的比例随机分成训练集和验证集，纳入可能与肝癌复发相关的临床指标（包括年龄、白蛋白、总胆红素、终末期肝病评分、腹水、乙型肝炎表面抗原、丙型肝炎抗体状态、甲胎蛋白、丙氨酸氨基转移酶、γ－谷氨酰转肽酶、天冬氨酸氨基转移酶、Child-Pugh 分级和 BCLC 分期），入组的患者中部分患者为单发性 HCC，其他患者为多发性 HCC。在单个病变患者中勾画单个肿瘤，在多个病变患者中勾画最大的肿瘤。

研究的终点是无复发生存期（RFS），定义为从肝移植日期到复发日期（指肝内复发或肝外转移）或直到最后一次得知患者无复发的日期。所有患者均在肝移植后连续随访至少 1 年，直至复发；未复发的患者随访至 2018 年 1 月 1 日。截至上次随访，有 42 例患者(31.6%)疾病复发（平均 RFS 为 969 天，中位数 RFS 为 852 天；最长的 RFS 为 2251 天，最短的 RFS 为 14 天）。术后第一个月及之后每三个月通过甲胎蛋白和超声或增强 CT/MRI 监测术后复发，具有非典型或阴性影像学表现且甲胎蛋白水平升高的患者每月接受一次随访或通过活检检查。

在该研究中，通过勾画患者的 ROI，提取并分析薄层 CT 图像中整个肿瘤的影像组学特征，从 CT 图像的四个期相（平扫期、动脉期、门静脉期、延迟期）获得了 HCC 的高通量定量特征。使用 Mann-Whitney U 检验和 t 检验来确定训练集和验证集之间临床病理特征的值是否存在显著性差异，$P<0.05$ 被认为有显著差异。将单变量 Cox 比例风险回归分析中 $P<0.05$ 的临床特征纳入多变量 Cox 比例风险模型中。在多变量分析中，$P<0.05$的变量被认为是与复发有关的潜在临床特征，并用于构建临床预测模型。

该研究以 0.8 作为组内及组间相关系数的阈值来筛选稳定的影像组学特征并用于后续分析。LASSO-Cox 方法被用来选择使模型预测性能最优的特征集合，并建立比例风险预后模型。对于每位患者，使用影像组学评分评估模型的输出，该评分由所选特征集与其各自系数的线性组合计算得出。最后，根据影像组学评分模型，将患者分为高风险组和低风险组，比较不同风险组间存在的预后差异。研究使用 C-index 评估模型预后性能。此外，进一步为该模型构建了临床诺模图，以直观地预测 1 年、2 年和 3 年 RFS。绘制校准曲线以分析诺模图在训练和验证数据集上的预后表现。

对影像组学特征进行稳定性分析后，动脉期保留了 84 个特征。所有选定的特征均被用于 LASSO-Cox 模型的构建。在训练集数据上根据留一交叉验证，将 84 个稳定特征减少到了 9 个。该研究的结果发现，基于动脉期的预测模型性能优于基于门静脉期特征或融合了动脉和门静脉期的模型性能。因此，根据动脉期影像组学特征建立最终的融合模型。根据融合模型的影像分数将患者分为高危组或低危组。对数秩检验表明，在训练集（$P<0.001$）和验证集（$P=0.011$）中，高危和低危组的 RFS 差异显著。同时，基于动脉期的影像特征和临床特征的融合模型在训练数据集中与 RFS 显著相关（C-index：0.785；95% CI：0.643～0.864）。同样，该研究在验证集中也发现构建的模型可以实现 RFS 预测（C-index：0.789；95% CI：0.620～0.957）。除此之外，融合模型在符合和超出米兰标准的亚组中都表现良好，在米兰标准内，其 C-index 为 0.773（95% CI：0.532～1.000），而在超过米兰标准的亚组中，其 C-index 为 0.726（95% CI：0.623～0.829）。建立的融合模型的预后诺模图，预测 1 年、2 年和 3 年 RFS 概率的校准曲线。该研究的结果发现，诺模图的预测值与实际观测值之间存在一致性，Hosmer-Lemeshow 检验得出训练和验证集中的 P 值分别为 0.121 和 0.164。

该研究表明，影像组学标记物有可能成为预测肝移植后 HCC 患者复发的生物标志物，进而在临床实践中指导肝器官的分配和手术治疗。

（五）肝癌消融治疗后复发预测

HCC 患者消融手术后的复发预测对制订患者随访策略和干预措施有重要价值。Yuan 等[29]研发了预测 HCC 患者消融手术后复发的 CT 影像组学模型，该回顾性研究收集了 2007 年 8 月至 2014 年 8 月住院的 184 例经过消融治疗的 HCC 患者。该研究将患者随机分为训练集（$n=129$）和验证集（$n=55$），所有患者均通过穿刺活检诊断为 HCC。CT 图像采集自 64 排螺旋 CT。病理数据全部从医院病理中心获得。对于所有入组的患者，在消融后每 3 个月进行一次增强 CT/MRI 扫描、肝功能和肿瘤标志物（例如甲胎蛋白）检测，随访时间最短为 3 年。肿瘤复发患者经增强 CT/MRI 检查发现在门静脉期有动脉高增强和洗脱现象。

该研究使用 Mann-Whitney *U* 检验和 *t* 检验来确定训练集和验证集之间临床变量是否有显著差异。该研究由 15 年以上经验的放射科医生对肿瘤进行三维分割。在每个患者的动脉、门静脉和实质期的图像上逐层勾画病灶 ROI。最终的分割结果由拥有 20 年以上经验的放射科医生进行验证，以确保勾画的准确性。该项研究重复分割了 20 例患者的图像，以测试特征的稳定性。从每期 ROI 中提取一组(647 个)影像组学特征。除此之外，对每个图像进行小波处理，该过程将原始图像分解为 8 个分量。特征分别从原始图像和变换后的图像中提取，其可以分为两种类型：非纹理特征和纹理特征。非纹理特征包括形状、大小和强度特征。纹理特征根据以下四个纹理矩阵提取：灰度共生矩阵、灰度游程矩阵、灰度大小区域矩阵和邻域灰度色调差矩阵。将单变量 Cox 比例风险回归分析中 $P<0.1$ 的临床病理因素纳入到多变量 Cox 模型中。在多变量分析中 $P<0.05$ 的变量被确定为与 RFS 相关的潜在临床预测因素，并将该因素纳入到临床模型构建中。计算组内相关系数 ICC 以确定特征的稳定性，ICC <0.75 的特征从最终特征集中排除。为了减少冗余计算以及建模复杂性，使用 mRMR 方法进行排序，选择前 20 个重要的特征来构建模型。然后，利用 LASSO—Cox 方法选择变量，从而建立复发预测模型。每个患者的影像组学得分通过将所选特征与其各自的系数相乘而获得。该研究通过生存曲线展示影像组学特征的预后价值，并用影像组学评分的中位数将患者分为高危组和低危组，采用对数秩检验来比较不同风险组间的预后差异。

在三个期相图像中分别提取稳定性特征 420、350 和 455 个。mRMR 方法筛选的前 20 个特征被用作 LASSO—Cox 模型的输入。根据留一法交叉验证，在动脉期、门静脉期和肝实质期的影像组学模型构建中，最终包含的特征数分别为 5、5 和 10。动脉、门静脉和肝实质期图像影像组学分数对应的 HR 分别为 11.46($P<0.0001$，95% CI：4.14 ~ 31.68)、20.00($P=0.0002$，95% CI：4.14 ~ 96.61)和 6.16($P<0.0001$，95% CI：3.35 ~ 11.34)。对每个期相图像单独绘制训练和验证数据集上的曲线。Log-rank 检验表明，所有期相中的高风险和低风险亚组之间在 RFS 上都存在显著差异($P<0.001$)。

研究中临床模型在训练集中的 C-index 为 0.649(95% CI：0.592 ~ 0.706)，验证集中的 C-index 为 0.556(95% CI：0.471 ~ 0.641)。将临床因素与不同期相影像组学特征进行组合，发现由门静脉期影像组学特征与临床指标构建的组合模型在验证集上表现出最佳的预测能力(C-index = 0.755)，较临床模型有明显改善($P<0.0001$)。研究者基于此组合模型建立了诺模图，并取得了良好的校准效果，Hosmer-Lemeshow 检验显示训练和验证

集中的 P 值分别为 0.791 和 0.471。

总之,该研究建立了肝细胞癌消融后复发预测的模型,模型结合了门静脉期的影像组学标签与临床病理特征,有良好的预后风险预测性能。构建的临床诺模图可以有效预测患者复发风险,辅助医生对患者进行风险分组,进而采用最合适的治疗方式来改善预后。

四、胰腺疾病

超声在胰腺的诊断评估中主要起到识别胰腺正常组织、辅助诊断胰腺炎及胰腺占位的作用。胰腺的解剖位置位于腹膜后较深处,前方有胃、横结肠和大网膜等组织器官覆盖,故常规经腹部超声检查胰腺容易受邻近组织或胃肠气体遮挡显示不清,且在胰腺病变早期时,腹壁体征往往不明显,从而增加了诊断的困难性。随着内镜技术的发展,超声内镜(EUS)为胰腺病变的探查提供了更为直观、清晰的手段。EUS 的探头可紧贴胃壁或十二指肠壁对胰腺进行观察,避开肠气的遮挡,清晰显示全程胰腺组织。

尽管如此,胰腺癌和慢性假瘤性胰腺炎两者的早期病变鉴别仍然不易:发病部位相同,且在超声成像上均可表现为边界轮廓模糊、内部回声不均匀、血供丰富程度相似的胰腺病灶。针对上述问题,有研究采用 CAD 技术,从胰腺 EUS 图像中提取 9 个类别共 105 个纹理特征,并使用不同算法将这些特征进行整合,建立辅助胰腺癌诊断的模型,结果显示该模型可有效提高胰腺疾病鉴别的准确性,平均准确率达 94%[30]。此外,在提高胰腺病灶鉴别诊断方面,还需结合组织本身图像特征及临床特征,如有研究在利用 CAD 方法构建胰腺癌超声图像早期识别模型时,对年龄因素进行分组对照研究,发现该系统在不同年龄人群中的诊断效能存在差异,这可能与胰腺的外形和内部结构随年龄变化而改变有关[31]。此外,人工智能技术可结合弹性超声及疾病临床特点辅助超声鉴别胰腺良恶性病灶[32]。超声弹性成像的原理与组织硬度及病变组织的病理组成密切相关。该技术可对接收到的组织硬度及组织特征信息进行编码,以不同的颜色投放在显示屏上,实现组织硬度信息的可视化。图像分析技术也可应用于编码后的弹性成像图像,通过对大量灰度级超声弹性成像纹理参数的分析,证实所构建的模型具有较好的鉴别诊断效能及良好的泛化能力。既往已有多个研究将人工智能应用于胰腺疾病诊断、治疗效果评估,但目前相关研究仍较少,未来的发展趋势主要是在 EUS 图像引导下通过人工智能精确引导进行介入治疗。可以说,人工智能技术在消化系统的应用,将为患者的病情和转归提供更系统全面、更准确的判断,有利于推动精准医疗在消化系统疾病中的应用。

五、结直肠癌

(一)结直肠癌淋巴结转移预测

结直肠癌是最常见的恶性消化道肿瘤,术前精准预测结直肠癌患者是否出现淋巴结转移对于患者的预后评估及治疗策略的制订至关重要。

Huang 等[33]利用 CT 影像组学开展了结直肠癌淋巴转移预测的研究。该研究收集了 2007 年 1 月至 2010 年 4 月期间经组织学确诊并已接受根治性手术切除的结直肠癌患者数据,经过筛选最终共纳入 326 例患者构成训练集。收集 2010 年 5 月至 2011 年 12 月期间的 200 例患者作为独立验证集,并收集患者的临床和病理信息,包括年龄、性别、术前组织学分级、癌胚抗原水平和 CT 检查日期,其中癌胚抗原水平数据通过患者术前 1 周内的常规血液检查获得。

该研究收集了所有患者的静脉期 CT 图像,由放射科医生完成病灶最大层面 ROI 的勾画。使用阈值分割算法去除 ROI 内低于 50HU 和高于 300HU 的像素以排除空气及钙化区域。然后从 ROI 中提取了基于灰度直方图和基于 GLCM 的两类纹理特征。

该研究选用独立样本 t 检验或 Mann-Whitney U 检验评估训练集与验证集间的年龄差异,采用秩和检验比较训练集和验证集间分类变量的差异。分类变量包括性别、原发部位、癌胚抗原水平、CT 报告的淋巴结状态、组织学分级及淋巴结转移状态。

采用 LASSO 回归方法在训练集上选择最有效的预测特征,基于所选特征的线性组合构建影像组学标签,进而在训练集中基于影像组学标签建立淋巴结转移预测模型。采用以赤池信息准则为停止标准的后向逐步选择法,在训练集上使用多变量 Logistic 回归方法建立影像组学诺模图。

淋巴结转移率在训练集和验证集之间没有显著性差异($P=0.925$)。其他临床指标在两个集合之间也没有显著性差异。

从不同放射科医生勾画的 ROI 和从同一放射科医生不同时间多次勾画的 ROI 中提取的特征均具有较好的一致性。在整个数据集中,103 例患者的 CT 主观报告为淋巴结阴性但被确诊为淋巴结阳性,102 例患者的 CT 主观报告为淋巴结阳性但被确诊为淋巴结阴性。因此,CT 主观报告预测淋巴结转移的准确度是 0.61。

在训练集上使用 LASSO 回归模型从 150 个特征中筛选出 24 个显著特征,基于显著特征在训练集构建影像组学标签。

在训练集中淋巴结转移阳性患者与淋巴结转移阴性患者的影像组学得分有显著性差异($P<0.001$),这一结果也在验证集中得到证实($P<0.001$)。影像组学标签在训练集上的C-index为0.718(95% CI:0.712~0.724),在验证集上的C-index为0.773(95% CI:0.764~0.782)。

Logistic回归分析结果显示,影像组学标签、癌胚抗原水平和CT报告的淋巴结状态是淋巴结转移状态的独立预测因子。纳入上述独立预测因子构建模型并通过诺模图的形式呈现。

诺模图在训练集上预测淋巴结转移的校准曲线表明预测值和观察结果具有很好的一致性,Hosmer-Lemeshow检验的$P=0.916$。诺模图在训练集上的C-index为0.736(95% CI:0.730~0.742)。

内部验证集的60个患者影像由两位放射科医生勾画ROI区域。基于第一个放射科医生勾画的ROI区域,诺模图的C-index为0.759(95% CI:0.727~0.791),基于第二个放射科医生勾画的ROI区域,诺模图的预测性能C-index为0.766(95% CI:0.735~0.797)。在独立验证集上诺模图的C-index为0.778(95% CI:0.769~0.787),校准曲线也表现出很好的一致性,Hosmer-Lemeshow检验的$P=0.196$。进一步将组织学分级纳入模型,模型的C-index(0.788;95% CI:0.779~0.797)得到一定提升,但改善程度并不显著。

决策曲线显示当阈值概率大于10%时,使用诺模图预测淋巴结转移能使患者有更大的获益。该研究基于临床特征和影像组学标签构建并验证了一个诺模图,可在术前对结直肠癌患者实现淋巴结转移的个体化预测。诺模图包含三个预测因子,分别为影像组学标签、癌胚抗原水平和CT报告的淋巴结状态。

该研究针对结直肠癌术前淋巴结转移预测问题基于CT影像数据提取影像特征,首次将影像组学方法应用到该临床问题中,为该领域的研究者提供了很好的范例。该研究使用LASSO回归方法筛选显著特征并建立预测模型,模型在验证集上具有很好的预测性能,这表明该模型具有很高的鲁棒性。

(二)结直肠癌基因突变的预测

在过去几十年,结直肠癌患者的治疗方式已经取得了重大进展,特别是靶向治疗的出现改善了结直肠癌患者的生存期。临床诊疗指南推荐疑似或确诊转移性结直肠癌患者检测KRAS/NRAS/BRAF基因突变,这几种基因突变的状态与EGFR单克隆抗体、西妥昔单抗和帕尼单抗等靶向药物的疗效相关。病理检测是临床实践中检测结直肠癌基因突变的金标准。然而,活检标本不能完整反映肿瘤发生的基因型变化,尤其是在多次治疗后,活检标本的取样可能受到瘤内异质性的限制。因此,开发一种无创、可重复、可反映瘤内异质性、有助于识别基因突变状态的方法对于实时提供组织学辅助评估具有重要意义。循环DNA分析是结直肠癌基因型分析的一种无创方法,然而,在血液循环中无法获得足够的肿瘤DNA以进行基因检测。相反,影像学检查具有全局显示整个肿瘤的优势,因而有潜力作为基因型分析的补充方法。CT是NCCN指南推荐的临床上用于结直肠癌的首选影像学检查,但是人工判读CT影像难以直接诊断结直肠癌基因突变。

针对这一问题,Yang等[34]人利用CT影像组学进行了结直肠癌KRAS/NRAS/BRAF基因突变预测的研究。该研究提取了四类影像组学特征:形状特征、直方图特征、GLCM特征和GLRLM特征。评估可重复性后,保留了ICC值大于0.8的296个鲁棒性较强的纹理特征。同时,在296个特征中有56个特征在最初的单因素分析结果中显示出潜在的预测能力。该研究使用RELIEFF算法在每个特征集中选取了排名前三的特征作为SVM模型的输入变量。在使用SVM建模时,使用了1000次的10折交叉验证来避免模型过拟合并选择性能最好的模型。

选取具有最佳预测性能的特征构建SVM模型,最终得到影像组学标签。选取的三个影像组学特征,每个特征为一个维度,选出的三个特征组成了一个三维特征空间。将提取的特征以点投影到特征空间,描述SVM模型超平面,得到最优分类阈值。

影像组学标签在训练集上的准确度为0.787(95% CI:0.669~0.871;敏感性,0.757;特异性,0.833),在测试集上的准确度为0.750(95% CI:0.623~0.845:敏感性,0.686;特异性,0.857)。研究结果表明提取的影像组学特征与基因突变高度相关(训练集:$P<0.001$;测试集:$P<0.001$)。在ROC分析中,影像组学标签在训练集中的AUC为0.869(95% CI:0.780~0.958),在测试集中的AUC为0.829(95% CI:0.718~0.939)。

综上所述,该研究提出的CT的影像组学标签与KRAS/NRAS/BRAF基因突变有关。在预测KRAS/NRAS/BRAF基因突变方面表现出较好的AUC和特异性,同时表现出较低的敏感性,特别是在测试集中。另外,该研究结果显示肿瘤分期和组织学分化与KRAS/NRAS/BRAF基因突变没有相关性。总之,基于CT的影像组学有望用于预测结直肠癌患者KRAS/NRAS/BRAF基因的突变状态,从而辅助临床制订治疗策略。

参考文献

[1]程玉峰,王建波.人工智能与肿瘤[M].济南:山东大学出版社,2022.

[2]田捷,李纯名,董迪等.医学影像组学基础[M].北京:科学出版社,2022.

[3]Shen C, Liu Z, Wang Z, et al. Building CT Radiomics Based Nomogram for Preoperative Esophageal Cancer Patients Lymph Node Metastasis Prediction[J]. Transl Oncol, 2018, 11(3): 815-824.

[4]Qu J, Shen C, Qin J, et al. The MR radiomic signature can predict preoperative lymph node metastasis in patients with esophageal cancer[J]. Eur Radiol, 2019, 29 (2) : 906-914.

[5]Dong D, Fang M J, Tang L, et al. Deep learning radiomic nomogram can predict the number of lymph node metastasis in locally advanced gastric cancer: an international multicenter study[J]. Ann Oncol, 2020, 31(7): 912-920.

[6]Li J, Fang M, Wang R, et al. Diagnostic accuracy of dual-energy CT-based nomograms to predict lymph node metastasis in gastric cancer[J]. Eur Radiol, 2018, 28 (12) : 5241-5249.

[7]Li J, Dong D, Fang M, et al. Dual-energy CT-based deep learning radiomics can improve lymph node metastasis risk prediction for gastric cancer[J]. Eur Radiol, 2020, 30 (4): 2324-2433.

[8]Chen W, Wang S, Dong D, et al. Evaluation of Lymph Node Metastasis in Advanced Gastric Cancer Using Magnetic Resonance Imaging-Based Radiomics[J]. Front Oncol, 2019, 9: 1265.

[9]Dong D, Tang L, Li Z Y, et al. Development and validation of an individualized nomogram to identify occult peritoneal metastasis in patients with advanced gastric cancer[J]. Ann Onc, 2019, 30 (3) : 431-438.

[10]Zhang L, Zhou H, Gu D, et al. Radiomic Nomogram: Pretreatment Evaluation of Local Recurrence in Nasopharyngeal Carcinoma based on MR Imaging[J]. J Cancer, 2019, 10 (18) : 4217-4225.

[11]陈智毅.超声医学与人工智能[M].北京:科学出版社,2020.

[12]Hwang YN, Lee JH, Kim GY, et al. Classification of focal liver lesions on ultrasound images by extracting hybrid textural features and using an artificial neural network[J]. Biomed Mater Eng,2015,Suppl1: S1599-1611.

[13]Vimani J, Kumar V,Kalna N,et al. A comparative study of computer-aided classification systems for focal hepatic lesions from B-mode ultrasound[J]. J Med Eng Technol,2013,37(4):292-306.

[14] Virmani J, Kumar V, Kalna N, et al. Neural network ensemble based CAD system for focal liver lesions from B-mode ultrasound[J]. J Digit Imaging,2014,27(4):520-537.

[15]Schmauch B, Herent P, Jehanno P,et al. Diagnosis of focal liver lesions from ultrasound using deep learning[J]. Diagn Interv Imaging, 2019,100(4):227-233.

[16]Hassan T, Elmogy M, Sallam E, et al. Diagnosis of focal liver diseases based on deep learning technique for ultrasound images[J]. Arab J Sci Eng,2017,42(8):3127-3140.

[17]Guo LH, Wang D, Qian YY, et al. A two-stage multi-view learning framework based computer-aided diagnosis of liver tumors with contrast enhanced ultrasound images[J]. Clin Hemorheol Microcirc, 2018,69 (3) : 343-354.

[18]Gao S, Peng Y, Guo H, et al. Texture analysis and classification of ultrasound liver images[J]. Biomed Mater Eng, 2014,24(1):1209-1216.

[19] Chen Y, Luo Y, Huang W, et al. Machine-learning-based classification of real-time tissue elastography for hepatic fibrosis in patients with chronic hepatitis B[J]. Comput Biol Med,2017,89:18 – 23.

[20] Alempijevic T, Zec S, Nikolic V, et al. Doppler ultrasonography combined with transient elastography improves the non-invasive assessment of fibrosis in patients with chronic liver diseases[J]. Med Ultrason, 2016. 19(1):7 – 15.

[21] Gatos I, Tsantis S, Spiliopoulos S, et al. A Machine-Learning Algorithm Toward Color Analysis for Chronic Liver Disease Classification, Employing Ultrasound Shear Wave Elastography[J]. Ultrasound Med Biol,2017,43(9):1797 – 1810.

[22] Wang K, Lu X, Zhou H, et al. Deep learning Radiomics of shear wave elastography significantly improved diagnostic performance for assessing liver fibrosis in chronic hepatitis B: a prospective multicentre study[J]. Gut, 2019. 68(4):729 – 741.

[23] Favazza CP, Gorny KR, Callstrom MR, et al. Development of a robust MRI fiducial system for automated fusion of MR-US abdominal images[J]. J Appl Clin Med Phys, 2018,19(4):261 – 270.

[24] Li K, Su ZZ, Xu EJ, et al. Improvement of ablative margins by the intraoperative use of CEUS-CT/MR image fusion in hepatocellular carcinoma[J]. BMC Cancer ,2016,16(1):277.

[25] Toshikuni N, Shiroeda H, Ozaki K, et al. Advanced ultrasonography technologies to assess the effects of radiofrequency ablation on hepatocellular carcinoma. Radiol Oncol,2013. 47(3):224 – 229.

[26] Yang L, Gu D, Wei J, et al. A Radiomics Nomogram for Preoperative Prediction of Microvascular Invasion in Hepatocellular Carcinoma[J]. Liver Cancer, 2019, 8 (5) : 373 – 386.

[27] Zhou Y, He L, Huang Y, et al. CT-based radiomics signature: a potential biomarker for preoperative prediction of early recurrence in hepatocellular carcinoma[J]. Abdom Radiol (NY), 2017, 42 (6) : 1695 – 1704.

[28] Guo D, Gu D, Wang H, et al. Radiomics analysis enables recurrence prediction for hepatocellular carcinoma after liver transplantation[J]. Eur J Radiol, 2019, 117: 33 – 40.

[29] Yuan C, Wang Z, Gu D, et al. Prediction early recurrence of hepatocellular carcinoma eligible for curative ablation using a Radiomics nomogram[J]. Cancer Imaging, 2019, 19(1) : 21.

[30] Zhu M, Xu C, Yu J, et al. Differentiation of pancreatic cancer and chronic pancreatitis using computer-aided diagnosis of endoscopic ultrasound (EUS) images: a diagnostic test[J]. PLoS One, 2013, 8(5): e63820.

[31] Ozkan M, Cakiroglu M, Kocaman O, et al. Age-based computer-aided diagnosis approach for pancreatic cancer on endoscopic ultrasound images[J]. Endosc Ultrasound, 2016,5(2):101 – 107.

[32] Săftoiu A, Vilmann P, Gorunescu F, et al. Efficacy of an artificial neural network-based approach to endoscopic ultrasound elastography in diagnosis of focal pancreatic masses[J]. Clin Gastroenterol Hepatol, 2012, 10(1):84 – 90.

[33] Huang YQ, Liang CH, He L, et al. Development and Validation of a Radiomics Nomogram for Preoperative Prediction of Lymph Node Metastasis in Colorectal Cancer[J]. J Clin Oncol, 2016, 34 (18) : 2157 – 2164.

[34] Yang L, Dong D, Fang M, et al. Can CT-based radiomics signature predict KRAS/NRAS/BRAF mutations in colorectal cancer? [J]. Eur Radiol, 2018, 28(5): 2058 – 2067.

第6章　人工智能在泌尿系统疾病诊断中的应用

一、前列腺疾病

（一）前列腺超声

前列腺是男性生殖系统中最大的实性附属性腺，位于膀胱与尿生殖膈之间，包绕尿道根部。常见的前列腺疾病主要包括前列腺增生及前列腺癌，前者在无症状表现时可不做处理，后者通过前列腺特异性抗原（PSA）检测及穿刺活检等方式明确诊断后，需尽早进行手术治疗。

人工智能技术在前列腺超声检查中可实现多样化应用，如针对常规超声检查对前列腺病灶诊断的低敏感性，通过影像组学特征提取及分析，实现疾病的早期诊断及预测；针对超声单模态检查对前列腺癌的诊断效能不佳，可采用US/MRI等多模态图像配准融合的方法实现术前规划及术中精准引导；通过对前列腺超声图像的深层次分析，为肿瘤鉴别诊断提供更丰富的信息，以避免不必要的活检[1]。

1. 前列腺超声图像分割

在前列腺疾病诊疗中，往往首先需要确定前列腺病变的位置及边界，图像分割算法的应用对前列腺体积测量、肿瘤边缘预测及实时目标图像引导的穿刺有重要的临床意义，且一定程度上降低了肉眼观察所造成的主观性。目前，前列腺图像分割主要包括手动分割、半自动分割及全自动分割。早期研究多采用手动分割或半自动边缘分割方法（如主动轮廓模型），但此类算法存在初始轮廓依赖标注水平、操作复杂、主观性较强的局限性。随着技术的发展，前列腺自动分割方法已逐渐为人们所了解。尽管传统观点认为超声图像严重的斑点噪声和低信噪比不利于自动分割，但Wu等[2]基于斑点的大小和方向的观察，按照统计先验规则变化的散斑方向提取旋转不变的纹理特征，实现了经直肠超声检查图像的前列腺分割。对于如何精确前列腺图像分割技术这一开放性问题，未来需要更加完善和系统的研究策略，实现更精准的分割效果，以更好地满足临床工作需求。

2. 前列腺疾病检测及预测

前列腺癌是最常见的男性泌尿系统恶性肿瘤，早期发现和准确分期可以降低疾病死亡率。前列腺癌筛查常规方法为检测血清学 PSA，当发现 PSA 水平升高时，临床将建议患者进行穿刺活检以明确诊断。尽管联合 PSA 检测和前列腺癌活检的方法可实现前列腺癌的早期筛查，但 PSA 的特异性较低，且前列腺穿刺活检属于侵入性检查，该联合诊断方法容易导致不必要的活检及过度诊疗。因此，为前列腺癌早期检测及预测提供无创的辅助支持信息是人工智能与前列腺超声的重要结合点之一。

研究者们持续探索机器学习方法在前列腺癌辅助诊断中的应用，尤其是在前列腺良恶性病变的鉴别诊断方面。构建多因素预测模型是最常用的方法，可采用不同因素构建的机器学习模型，对可能与良恶性病灶鉴别诊断相关的多种因素进行综合分析，以期实现肿瘤的预测及诊断。除了良恶性鉴别外，机器学习模型还可以对已确诊的前列腺癌实现病理分期及风险评估（根据肿瘤大小、原发肿瘤范围，可分为原位癌、T1 ~ T4 期），尤其是对 T2、T3 期肿瘤的分期。不同级别的肿瘤，其治疗方法有所不同，通过人工智能方法实现肿瘤的精准分期，有助于指导临床选择合适的治疗方法。

超声图像的呈现是由原始信号经过转换及处理得来的，并非完全原始的数据信息。近年来，为追求超声信号数据的原始完整性，越来越多关于前列腺癌诊断的研究聚焦在超声射频（RF）时间序列上。RF 信号是指从目标组织接收到的一系列回声，其信号变化与组织类型具有显著的相关性。基于捕获 RF 时间序列的超声模式称为时间增强超声（TeUS）。有研究证实提取 RF 信号中所包含的特征，有助于提高前列腺癌的检测准确率、敏感性及特异性（可达 90% 以上）[3-4]。基于 RF 信号的分析方法为人工智能在超声领域的应用提供了一个新的思路。

3. 前列腺疾病介入治疗

应用多模态融合成像技术实现前列腺病变的临床治疗精准化，亦是近年来的研究热点。适用于前列腺介入评估及治疗的常见影像模态为经直肠二维/三维超声、MRI 及 CT 等。在精准分割的基础上，多模态融合成像的关键是图像配准精度高，从而真正实现“优势互补”—CT/MRI 图像可以作为实时经直肠超声图像分割的先验知识，提高分割的准确性。而从应用角度来看，前列腺超声多模态成像主要应用于前列腺穿刺活检及前列腺放射性粒子植入——前者为明确诊断，后者为近距离放疗，均对靶点定位的准确性有较高的要求。有研究运用基于 MRI-TRUS 可变形图像配准算法指导前列腺放射性粒子植入，结果表明此类算法可有效识别需进行放射治疗的前列腺病变区域，有效提高放射治疗准确性，降低额外的放射剂量[5-6]。

高精度多模态图像配准中，关键在于如何确定定位标签，即多模态图像应该以哪种标记为基础进行配准，得到更高精度的融合图像，常见的解剖标签包括脏器、血管、导管及结构边界。然而，评估前列腺图像配准的准确性是非常困难的，因为前列腺几乎没有可识别的标志。经直肠超声图像和 MRI 图像配准的平均误差约为 3.86mm，该结果使用了深度神经网络学习进行相似性度量，并实现了完全自动化配准[7]。此外，已有多个品牌的超声仪器推出了融合成像技术及相关软件(如百胜 Mylab Twice 仪器上配置的 Navigation 内定标法融合成像技术)。可以预见，多模态融合成像技术将持续为前列腺疾病的临床诊疗提供更加高效、准确的诊疗策略。

(二)前列腺癌磁共振

磁共振成像具有无电离辐射、无创伤性、软组织分辨率高等优点，被广泛应用于前列腺病变检测中。通常由医生调取多重序列，结合临床信息，对磁共振图像进行阅读和解释并撰写报告，以为后续的诊断和治疗提供依据。由于医生之间存在较大的观察者间异质性，基于人工智能的算法已经被纳入放射学研究，可通过提供稳定、可重复的结果提高观察者间一致性，在前列腺癌磁共振图像评估中，基于人工智能的算法在病灶识别和分类、前列腺癌预后预测等方面近年来都有了较多的进展，尤其是在前列腺癌病灶识别和分类上，相关文献的增长速度较快。

1. 前列腺肿瘤良恶性鉴别

前列腺癌是男性最常见的恶性肿瘤之一。在过去的几十年中，多参数磁共振成像已广泛应用于前列腺癌的检测和分期评估。近期，一个新的前列腺影像报告和数据系统(PI-RADS v2)被用于前列腺磁共振成像解读和结果评估，已有文献证实了该系统具有相对之前系统更高的前列腺癌良恶性诊断性能。尽管如此，PI-RADS v2 仍然需要经验丰富的放射科医生对图像进行解读，因此观察者间的差异是不可避免的。基于以上现实情况，定量分析大量医学图像特征的影像组学，有望替代传统的前列腺病变检测和分类方法，实现个体化的精确诊断。

Wang 等[8]根据影像学与组织学特性相关性，对 54 个前列腺癌肿瘤、47 个正常外周带和 48 个正常移行带，使用 PI-RADS v2 对其多参数磁共振图像进行评分。另一方面，该研究还通过提取影像组学特征,对前述的感兴趣区域进行了量化分析。该研究期望通过对两个模型(PI-RADS v2 和影像组学模型)的融合和对比,得出前列腺癌精准诊断的最佳模型。

PI-RADS v2 的评估由两位在前列腺 MRI 诊断方面拥有超过 10 年经验的放射科医生来进行。根据欧洲泌尿生殖放射学会的指导原则,两位放射科医生对 MRI 影像学征象进行独立评估,并使用 PI-RADS v2 对所有 T2WI、DWI 以及 DCE 序列的 MRI 图像进行评分。两位放射科医生在读片期间若有分歧,则进行讨论直至达成一致。该研究中两位放射科医生的评分结果为中等一致(Kappa = 0.557;95% CI:0.471 ~ 0.587;P < 0.001);在影像组学特征的提取方面,该研究对每个 ROI 提取了 8 个一阶统计特征和 40 个纹理特征。

经过 PI-RADS v2 评分和提取影像组学特征,该研究中所有的入组患者均具备三个特征集:①影像组学特征;②单独的 PI-RADS 评分;③影像组学特征和 PI-RADS 评分的并集。所有的特征均进行了标准化,为了优化特征集的大小,使用递归特征消除来执行特征选择,以防止过拟合,提升模型泛化能力。最后,建立 SVM 分类器对每个特征集合的预测性能进行评估和对比。

由于该研究中的样本量相对较少,因此在模型构建中结合了留一交叉验证法来进行训练和验证,该方法在降低计算成本的同时,也在一定程度上保证了模型验证的可靠性。在模型训练完成后,使用 Sigmoid 函数将模型的输出值转换为概率,以便进行进一步的模型性能分析。

如上所述,该研究最终构建了三个 SVM 分类器,即影像组学模型、PI-RADS v2 评分模型、影像组学和 PI-RADS v2 评分的融合模型,使用 ROC 曲线分析对每个分类器的性能进行量化评估。另外,该研究还使用决策曲线分析比较了三种模型进行前列腺癌评估的临床增益情况。

在前列腺癌与正常的前列腺移行带的区分实验中,单独使用影像组学特征训练的影像组学模型其 AUC 达到了 0.955[95% CI:0.923 ~ (−0.976)],显著高于 PI-RADS v2 评分模型[AUC:0.878(95% CI:0.834 ~ 0.914),P < 0.001]。在前列腺癌与正常的前列腺外周带的区分实验中,两个模型的 AUC 并没有统计学差异[0.972(95% CI:0.945 ~ 0.988)]与 0.940[(95% CI:0.905 ~ 0.965),P = 0.097]。将影像组学特征与 PI-RADS v2 评分融合后,再进行训练所得的融合模型,其对前列腺癌与正常前列腺外周带的分类性能[AUC:0.983(95% CI:0.960 ~ 0.995)]和对前列腺癌与正常前列腺移行带的分类性能

[AUC:0.968(95% CI:0.940~0.985)],相比 PI-RADS v2 模型均有统计学上的显著提升。这表明,通过将影像组学特征与 PI-RADS v2 评分进行融合,可以显著改善目前PI-RADS v2 评分的前列腺癌诊断性能。

该影像组学研究通过与现有前列腺癌诊断方法的融合,提升了目前前列腺癌的诊断性能。这说明影像组学与临床先验知识的相互补充,有望推动目前临床诊断水平的进一步提升。通过结合现有临床诊断方法或临床先验知识,影像组学在肿瘤良恶性辅助诊断方面具有广阔的应用前景。

2. 病灶检测和分类

对疑似前列腺癌患者进行活检是必要程序,但其具有一定的创伤性,且常带给患者不可避免的痛苦。随着近几年多参数磁共振技术逐渐被国际学术界认可,欧洲泌尿外科指南开始建议患者在进行穿刺活检前进行多参数磁共振检查,后者则在过往的研究中显示可以提高临床显著性前列腺癌的诊断率及降低过度诊断的概率。

人工智能方法和磁共振图像的结合是改进前列腺癌识别的有前途的工具。人工智能在前列腺癌磁共振图像病灶的检查上,一方面可以对磁共振图像进行筛查以减小临床工作的负担,另一方面则可以辅助医生进行诊断以减少漏诊率。

人工智能对病灶检测和分类的应用也是目前的热点之一,相关研究开展得也比较广泛。在一项研究中,Yang 等[9]开了一个基于卷积神经网络的前列腺癌自动检测系统,结合 T2 加权和表观弥散系数信息,该研究对超过 100 名患者的大型数据集进行了自动前列腺癌检测,具有高检测率(每出现一个假阳性时,敏感性为92%)、低假阳性率和良好的鲁棒性。

为进一步检测人工智能的临床性能,Schelb 等[10]使用 T2 加权和扩散加权对深度学习系统 U-Net 进行训练后与临床前列腺癌成像报告和数据系统(PI-RADS)的性能对比,以检测深度学习算法是否具有与 PI-RADS 相似的评估临床显著性前列腺癌的能力,结果显示两者表现出了相似的效果。在另一项研究中,研究人员将 DL 系统的分类性能与不同级别放射科医生进行比较,结果显示,DL 的分类性能优于初级放射科医生,低于高级放射科医生,同时在临床实践中可以提高初级和高级放射科医生对前列腺癌的诊断确定性[11]。

3. Gleason 评分

Gleason 评分(GS)是病理学家通过显微镜观察肿瘤细胞的形态学特征,从而对前列腺癌确诊及分级的一种重要方法,也是制订临床治疗方案的重要参考指标。

不同 GS 的患者预后不同,对 GS 进行判断有助于对患者进行管理。不过目前基于活检的 Gleason 评分不仅存在一定的误差,同时活检会让患者承受痛苦并可能导致并发症。因此,结合使用 MRI 对 GS 进行分类可以减少对患者进行不必要的干预。

Fehr 等[12]利用 MRI 影像组学开展了前列腺癌 GS 预测的研究。该研究结合 ADC 图和 T2WI 序列的纹理特征,提出了基于机器学习的前列腺癌分级的自动分类方法。该研究共纳入了 217 名男性患者,入组标准为:①穿刺结果证实为前列腺癌的患者;②2011 年 1 ~ 12 月进行了根治性前列腺切除术;③在前列腺切除手术前 6 个月内进行了前列腺 MRI 检查;④有完整的逐层病理切片图像。其中,有前列腺癌治疗史($n=7$)、癌灶直径 <0.5cm($n=51$)、MRI 图像质量差而难以分割($n=8$)以及用纹理特征来鉴别前列腺癌 GS = 6(3 + 3)和 GS = 7 时,鉴别同时起源于外周带和移行带的癌灶和仅发生在外周带的癌灶的准确度分别为 93% 和 92% 。为了扩充样本,该研究采用了 Gibbs 采样和合成少数采样算法,将各类样本数增加到 200 例,并分析了两种采样方式对分类准确度的影响。

该研究基于 18 个不同的纹理特征来进行建模分析,使用纹理特征分类(t 检验 SVM、递归特征消除 SVM 和 AdaBoost)后,对比单独基于 ADC 均值的 SVM 分类结果与融合 ADC 均值和 T2 均值的 SVM 分类结果,未发现明显差异。同时,该研究也对比了样本在重采样前后的结果,约登指数表明采样对分类效果几乎没有影响。在对 GS = 6(3 + 3)与 GS≥7 的癌灶进行分类时,使用不同采样方法以及未采样的方法建立的模型对比分析。ROC 曲线分析结果显示,对癌灶发生在外周带和移行带的患者,采用合成少数采样算法,递归特征消除 SVM 的分类性能最好,AdaBoost 的表现最差;而对于癌灶仅发生在外周带的患者,各模型表现相似。

在区分前列腺癌 GS = 7(3 + 4)和 GS = 7(4 + 3)的实验中,研究方法和此前类似,对于发生在外周带和移行带的前列腺癌区分准确度为 92% ,对于仅发生在外周带的前列腺癌区分准确度为 93% 。相比之下,当仅使用 ADC 鉴别 GS = 6(3 + 3)与 GS≥7 的癌灶时,对同时发生在外周带和移行带的前列腺癌的分类准确度最高达到 58% ,对仅发生在外周带的前列腺癌分类准确度为 63% 。同样的分类器,在鉴别 GS = 7(3 + 4)和 GS = 7(4 + 3)的癌灶时,对同时发生在外周带和移行带的前列腺癌分类准确度为 59% ,对仅发生在外周带的前列腺癌分类准确度为 60% 。最终,该研究表明,ADC 图和 T2WI 序列所提取的纹理特征有助于准确进行 Gleason 评分,并且扩充训练样本可以提高模型的稳定性。该研究还指出，从不同肿瘤类型计算出的ADC能量和熵值有显著差异。因此，采用ADC图进行纹理分析有助于区分前列腺癌癌症类型。

综上所述，该研究使用了两种样本扩充方法提取特征，并进行特征选择和分类。尽管样本分布存在高度不平衡性，该方法对GS=6、GS≥7和GS=7(3+4)、GS=7(4+3)的癌灶分类仍获得了相当准确的结果。结果表明，与使用ADC均值或T2均值相比，通过提取常规MRI中的潜在数据信息，可提高对前列腺癌侵袭性的分类能力，降低漏诊率和过度诊断率，对制订临床决策、选择治疗方案和预测患者预后具有重大意义，同时能够避免活检和相应的并发症，提高患者的生活质量。但该研究仅限于两类别间的判别，未能实现直接对GS≥7的多类别预测，不利于其在临床上的直接转化应用。另外，该研究有待于基于更大的数据量提高模型的分类性能。

4. 包膜外侵犯的预测

前列腺包膜外侵犯(ECE)被定义为肿瘤突破前列腺包膜进入前列腺周围脂肪组织。它的预测对于术前计划至关重要，不过ECE的诊断在不同专家之间具有较大的观察者间差异。在接下来这项研究中，研究人员开发和验证了一种基于AI的工具，用于使用mpMRI术前评估局部前列腺癌的ECE等级，该研究纳入了来自两个三级医疗中心的根治性前列腺癌患者，为了评估模型的性能和临床适用性，所有的数据评估基于人工智能、人类专家和专家—人工智能交互独立进行。该研究显示，AI能够以定量和客观的方式进行ECE分期：该工具在内部和外部验证中的表现都优于专家评分，并显示可以提高专家的诊断性能；同时它不仅能够直接诊断ECE，还提供了高度可疑的ECE预测区域[13]。

5. 骨转移的预测

骨骼是前列腺癌患者最早发生的远处转移部位，发生骨转移的患者往往预后较差。在早期对其进行预测，有助于避免对隐匿性骨转移患者进行不适当的外科操作，预防或延缓高风险患者的骨转移发生。利用AI对MRI中的数据进行定量计算可以提供有助于临床决策的线索，2020年的一项研究中，研究者构建并测试了基于放射组学特征和t-PSA的列线图预测前列腺癌患者的骨转移风险，将T2WI、DWI、DCE T1WI提取的特征用于评估新诊断的前列腺癌患者的骨转移情况。模型在训练队列和验证队列中都显示了可靠的预测能力，AUC分别为0.86和0.84，并且比传统的临床特征更能反映骨转移风险，此外，研究还证明了使用该放射组学里列线图对骨转移进行预测可以改进临床收益[14]。

6. 生化复发率的预测

生化复发(BCR)是前列腺癌复发的早期表现[15]，指的是前列腺癌根治手术或雄激素剥夺治疗达到效果后,血清 PSA 下降至某一值以下,又持续上升至 0.2ng/mL。BCR 是临床医生必须要考虑到的一种情况,明确 BCR 的状况有助于临床医生选择下一步治疗方案,改善患者的预后。尽管目前已经存在一些公认的预测工具,但存在准确率较高的模型数量并不多。

将影像学结果纳入考量可以有效预测临床结果。Zhang 等利用支持向量机(SVM)基于 MRI 预测 3 年 BCR。他们收集了 205 例前列腺癌根治性前列腺切除术后患者的 MRI 数据集,采用单变量和多变量分析来评估 MRI 结果与 3 年 BCR 之间的关联,进行建模后使用 SVM 分析预测 3 年前列腺癌 BCR。结果发现,相对于传统的 Logistic 回归,SVM 具有更高的 AUC(0.959 对 0.886),并提示增加 MR 变量可以提高性能。

近年来,人工智能在前列腺癌磁共振方面的研究呈现急速上升的趋势,尤其是在病灶的识别和分类上,这可能是由于其在降低观察者间差异性、减轻临床医生工作负担及降低工作成本方面的巨大优势;在其他方面已发表的研究较少。目前的研究仍然存在数据集较小等不足,未来亟待更多的数据纳入研究。

(三)前列腺癌核医学

随着 PSMA 特异性探针的应用推广,以^{68}Ga-PSMA PET-CT 为主的前列腺癌核医学检查继 CT、MRI 等常规检查之后,逐渐走向舞台中央。近年来,基于深度学习的影像组学研究蓬勃发展。人工智能和影像组学为核医学在前列腺癌的诊断和治疗中开辟了新的视角。

1.筛查

^{68}Ga-PSMA PET-CT 对诊断前列腺癌原发灶和转移灶具有高度的特异性和敏感性,但约 10% 的原发癌灶在^{68}Ga-PSMA PET-CT 图像上呈隐匿表现,基于机器学习的图像组学可能对隐匿癌灶的诊断有所帮助,进一步提高对隐匿癌灶筛查的准确度。

Yi 等[16]对^{68}Ga-PSMA PET-CT 阴性的隐匿癌灶进行了回顾性研究,接受^{68}Ga-PSMA PET-CT 检查并在两个不同机构的 PSMA-PET 图像呈阴性的前列腺癌患者,其中包括:机构 1(2017—2020 年,包括 39 名前列腺癌患者和 25 名非癌患者)数据纳入训练集,机构 2(2019—2020 年,包括 21 名前列腺癌患者和 15 名非癌患者)数据纳入测试集。从早期 PET-CT 图像、延迟 PET-CT 图像以提取组学特征,建立三个随机森林(RF)模型,进行 10 倍交叉验证。比较测试集 RF 模型和 PSA 密度(PSAD,截值为 0.15ng/mL^2)的 ROC 的曲线下面积(AUC)。结果发现,3 个 RF 模型的 AUC 分别为 0.903、0.856 和 0.925,均显著高于 PSAD 的 0.662（$P=0.007$、0.045和 0.005）。

Zamboglou 等[17]将纳入的 72 名患者分为前瞻训练集（$n=20$）和外部验证集（$n=52$），根治术前均接受^{68}Ga-PSMA－11 PET-CT 检查，以术后取病理为金标准，探索基于^{68}Ga-PSMA－11 PET-CT 的放射组学特征在视觉诊断前列腺癌遗漏病灶中的诊断价值。结果发现，在训练集 60%（12/20）的患者中，视觉诊断共遗漏了 134 个癌灶，其中 75%具有临床意义（ISUP＞1），漏诊癌灶的中位直径为 2.2mm。154 种放射组学特征中的 2 种表现出色，ROC 的 AUC 高达 0.93。在验证集 50%（26/52）的患者中，77%的遗漏病灶具有临床意义，验证集中 2 种放射组学特征的敏感性均高于 80%。

2. 病灶性质鉴别和解剖定位

Capobianco 等[18]将 173 名受试者分为训练集（$n=121$）和测试集（$n=52$），分别训练和测试卷积神经网络对^{68}Ga-PSMA－11 PET-CT 图像中疑似癌灶性质和解剖位置的诊断能力。根据 PROMISE-miTNM 框架，评价卷积神经网络和专家对 N 分期及 M 分期诊断的一致性。结果发现，通过四重交叉验证，与专家评估相比，测试集定性诊断疑似癌灶的平均准确率为 80.4%（95% CI，71.1%～87.8%），对疑似癌灶解剖部位分类定位的准确率为 77.0%（95% CI，70.0%～83.4%），对 N 分期诊断的一致率为 81.0%，对 M 分期诊断的一致率为 77.0%。这表明，在全身^{68}Ga-PSMA－11 PET-CT 影像诊断中，经过训练的卷积神经网络与专家评估在病灶定性和定位方面表现出良好的一致性。

3. 前列腺癌 Gleason 评分预测

Solari 等[19]回顾性分析 101 例前列腺癌患者的根治术前^{68}Ga-PSMA－11 PET/MRI 影像资料，根据术后 ISUP 将患者分为三类：1～3 级、4 级和 5 级，提取 9 种模型组合的组学特征：4 种单模态模型（PET、T1W、T2W、ADC）、3 种双模态模型（PET＋T1W、PET＋T2W、PET＋ADC）、2 种基线模型（临床数据模型、图像数据模型）进行六层交叉验证并比较各模型间差异，探索最佳模型预测 GS 的一致率。结果显示，所有单模态模型一致率间虽无显著差异，但均优于 2 种基线模型。最佳模型为 PET＋ADC（82%±5%），它显著优于其他双模态模型（PET＋T1W 74%±5%，$P=0.026$；PET＋T2W 71%±4%，$P=0.003$）和单通道模型（PET 75%±5%，$P=0.042$；T1W 73%±2%，$P=0.002$；T1W 76%±6%，P＝0.003），仅 ADC 模型除外（$P=0.138$）。此外，PET＋ADC 模型在预测术后 GS 方面较穿刺 GS 更优（82.5% vs. 72.4%）。这表明，在预测 GS 方面，PSMA PET 组学联合 ADC 组学可互为补充。

4. 骨及淋巴结转移灶诊断

骨骼和淋巴结为前列腺癌转移最常见的靶组织。Zhao 等[20]收集 3 个医疗中心共 193 例转移性前列腺癌患者的^{68}Ga-PSMA－11 PET-CT 图像，利用深度神经网络模型检测盆骨和淋巴结转移灶。结果显示，该模型检测骨转移灶的阳性预测值达 99%，敏感性达 99%，检测淋巴结转移灶的准确率为 94%，F1 得分为 89%。但在需要手动勾画和测量的复杂可疑病灶诊断方面，该模型的诊断力尚显不足，还需人工解读和诊断的大量训练数据以建立更加稳定的数据库。

Acar 等[21]的研究回顾了 75 例前列腺癌骨转移患者治疗后的^{68}Ga-PSMA PET-CT 图像，对尚存 PSMA 阳性转移灶及无 PSMA 表达的硬化灶进行纹理分析，比较两类病灶的^{68}Ga-PSMA PET-CT 纹理特征的差异。进一步探索决策树、判别分析、支持向量机、K－最近邻(kNN)、集成分类器(EC)等机器学习常用参数的效能。结果发现在 35 个纹理分析参数中的 28 个对两类病灶鉴别价值，其中加权 kNN 的曲线下面积为 0.76，GLZLM 和基于直方图的峰度曲线在鉴别两类病灶中也表现出优异的效能。这说明，深度机器学习的^{68}Ga-PSMA PET-CT 图像纹理分析，在前列腺癌骨转移灶中具有良好的鉴别能力。

5. 风险分级

对前列腺癌患者进行风险分级是临床治疗前的必要工作，风险分级直接影响临床决策。Cysouw 等[22]的一项前瞻性队列研究纳入了 76 例中高危前列腺癌患者，在根治术前对每例患者进行^{18}F-DCFPyL PET-CT 检查，并提取 480 个标准化放射组学参数及常规 PET-CT 参数(SUV、PSMA-TV、TL-PSMA 等摄取体积参数)，评估这些参数在预测淋巴结或远处转移、高 Gleason 评分方面的价值。通过深度机器学习，建立和训练随机森林模型，以预测是否发生淋巴结受累(LNI)、淋巴结或远处转移、Gleason 评分≥8 分、包膜外侵犯(ECE)等病理事件。经 50 次 5 倍交叉验证，结果发现，该模型预测 LNI 的 ROC 曲线的 AUC 为 0.86 ± 0.15($P<0.01$)，淋巴结或远处转移的 AUC 为 0.86 ± 0.14($P<0.01$)，Gleason 评分≥8 的 AUC 为 0.81 ± 0.16($P<0.01$)，ECE 的 AUC 为 0.76 ± 0.12($P<0.01$)，且常规 PET-CT 最优参数的 AUC 低于基于放射组学参数的 AUC。同时发现，预测 LNI 和淋巴结或远处转移时，部分容积效应和容积勾画高阈值可提高模型的稳定性。

Papp 等[23]的单中心前瞻性研究(NCT02659527)纳入了 2014—2015 年行^{18}F-FMC 和^{68}Ga-PSMA－11 双探针 PET-MRI 检查，再进行根治性前列腺切除术的 52 例患者。他

们收集了^{68}Ga-PSMA－11 PET、ADC 和 T2WI 等常规参数和放射组学参数，通过机器学习，建立前列腺癌风险预测模型（MLH）。此外，通过 MLH、PSA、临床分期，建立生化复发（MBCR）及患者总体风险（MOPR）预测模型。使用 1000 倍蒙特卡洛交叉验证对所建立模型进行效能评估。结果显示 MLH 模型 ROC 的 AUC 为 0.86，显著高于^{68}Ga-PSMA－11 PET-MRI SUV_{max}的 0.80。交叉验证结果显示，MBCR 和 MOPR 模型 ROC 的 AUC 分别为 0.90 和 0.94；两者的准确率显著高于 PSA、活检 Gleason 评分和 TNM 分期等临床参数联合预测 BCR 和 OPR 的准确率（分别为 89% 对 69%，91% 对 70%）。

这表明，基于 PET-MRI 放射组学的机器学习对提高前列腺癌患者的风险分类或有革命性意义，有望成为辅助临床的“影像活检”。

6. 前列腺癌放射性核素治疗

Roll 等[24]的研究纳入了 21 例转移性去势抵抗性前列腺癌（mCRPC）患者，这些患者在^{177}Lu-PSMA 治疗之前均接受了^{68}Ga-PSMA－11 PET-MRI 检查，且提取了 PET-MRI 放射组学特征。结果显示，21 例患者中的 8 例对^{177}Lu-PSMA 治疗显效（PSA 下降 >50%），10 个放射组学特征在鉴别治疗显效与非显效患者价值较高，且治疗显效者总生存时间较无效者更长（$P=0.003$）。这项研究证明了基于人工智能的^{68}Ga-PSMA－11 PET-MRI 影像组学在^{177}Lu-PSMA 治疗前筛选潜在的适应人群有较好的应用价值。

7. 人工智能技术在前列腺癌核医学中的优势

基于人工智能的核医学影像组学从图像中提取客观特征，降低了数据的冗余程度，客观性、可重复性高。排除组织器官的生理性摄取对病灶的掩盖，降低漏诊率，提高了诊断的准确性。提高了前列腺疾病的分类效率，尤其是良恶性病灶的鉴别等临床关切。

把核医学医生从繁复的工作中解放出来，优化诊断流程，提高工作效率。赋予核医学医生更高的诊断信心，降低了不同诊断水平医生或医疗中心间诊断的不一致率。与实验室检查、形态学、基因检测等参数联合诊断可能会进一步提高准确性。数据的积累和算法的迭代，让诊断经验有所继承，便于迅速推广铺开。有助于多中心统一标准、细化分工、协同科研和临床工作。

（四）前列腺癌病理诊断

目前对于人工智能关于病理切片的研究步骤大致相同，首先将病理切片通过扫描的方法形成数字切片，这些数字切片要有足够多的像素，以满足细胞水平乃至亚细胞水平的诊断要求，故而每张数字切片的数据量可以达到 1 ~ 10GB，之后将这些整张的数字病理切片切割成更小的图片，用于建立训练数据集和验证数据集，部分训练数据集中的图片会经由病理医生手动标注癌细胞区域，用于辅助人工智能的训练，经过多个训练数据集训练后的人工智能模型会在外部验证数据集（之前训练时未使用过的图像）下进行验证，最终得出该人工智能模型区分肿瘤和正常组织的准确率。各个不同研究收集训练集或验证集的算法可能存在差异，使用的训练方法也可能不同，但大致的方法步骤大同小异。

1. 病理活检

使用人工智能分析前列腺穿刺活检病理切片并评估 Gleason 评分的研究很早就有团队在进行。在 2012—2014 年进行的一项瑞典团队的前瞻性诊断研究中，Strom 等[25]使用深度神经网络的方法训练人工智能模型，并将人工智能的 Gleason 评分结果和病理医生的评分结果比较，结果显示人工智能检出肿瘤的准确率较高，其曲线下面积（AUC）达到了 0.997，与专业的泌尿外科病理科医生给出的 Gleason 评分相比，人工智能也表现出了较高的诊断一致性（人工智能系统的平均成对 kappa 为 0.62，普通病理医生的值在 0.60 ~ 0.73，泌尿科病理医生的 kappa 值为 0.73）。另一项 2018—2019 年进行的研究中，Kunal Nagpal 等[26]使用深度学习的方法训练人工智能模型并将人工智能所得 Gleason 评分结果与普通病理科医生、泌尿科病理医生所得评分结果进行比较，结果显示该系统所得结果与泌尿科亚专业病理医生所得结果符合率（71.7%，95% CI 67.9% ~ 75.3%）高于普通病理学医生的符合率（58.0%，95% CI 54.5% ~ 61.4%）。

在一项临床验证中，Liron Pantanowitz 等[27]开发了一种扫描前列腺癌穿刺活检 HE 染色切片进行评估的人工智能算法，结果显示该人工智能模型检出肿瘤的准确性较高，其内部测试集的肿瘤检测 AUC 为 0.997（95% CI 99.5% ~ 99.8%），外部验证集的 AUC 为 0.991（95% CI 97.9% ~ 100%），并且在临床实践中成功检出一例被错误诊断的恶性肿瘤患者。

下面将简要介绍此项研究的方法。

（1）数据收集

用于作为训练和内部测试数据集的前列腺穿刺活检标本来自以色列 MegaLab 医疗服务中心实验室病理研究所。HE 染色病理切片是使用 Philips IntelliSite 扫描仪在 40 倍放大率下扫描得出的。此算法的核心技术是专门为图像分类任务设计的多层卷积神经网络（CNN），该算法分三个连续步骤分析整个病理切片图像（WSI）：组织检测、分类和病理切片分析。首先使用梯度增强分类器,使用数千个图像块进行训练,以区分病理切片中的组织和背景区域。之后,在所有组织区域运行三个基于 CNN 的分析方法。

模型在 1357480 个经标记的图像上进行训练,这些图像是从 549 张人工标记过的病理切片上提取的,这些病理切片是从档案中的 65000 多张病理切片中选择。标记由三位资深病理医生完成,每一位都有 20 ~ 40 年的工作经验。

多位病理医生之间 Gleason 评分的低一致性影响了诊断结果的准确性。因此,该研究将重点放在具有临床意义的分组上,而不是整个 Glesaon 评分范围,决定选择以下五个终点进行评估:①肿瘤的存在;②Gleason 评分 7 ~ 10 分(包括评分 3 + 4、4 + 3、4 + 4、3 + 5、5 + 3、4 + 5、5 + 4 和 5 + 5)、Gleason 评分 6 分(3 + 3)、非典型小腺泡增生;③Gleason 模式 5(包括评分 3 + 5、5 + 3、4 + 5、5 + 4 和 5 + 5);④神经周围浸润;⑤计算穿刺活检标本中肿瘤体积百分比。Glesaon 终点代表疾病管理(Glesaon 评分 7 ~ 10 分)和侵袭性成分(Glesaon 模式 5)的临床相关终点。

(2)训练与内部测试数据集

内部测试数据集包括 2016 年 3 月 1 日至 6 月 30 日在 MegaLab 收到的 213 个前列腺穿刺活检标本(2576 张 HE 染色玻片)。这些病例的相关免疫组织化学切片用于回顾病例并确定诊断结果。51 张(总体的 2.0%)HE 染色的病理切片由于受玻片物理条件限制(如玻璃破碎或缺失玻片)而未进行扫描,之前随机选择用于算法训练部分穿刺活检标本的 24 张(总体的 0.9%)HE 染色的病理切片被过滤掉。对 210 例患者的 2501 张玻片进行了内部测试,为确定病理医生的诊断,两位资深病理医生在病理切片层面从原始病理报告(良性病例)和对报告中诊断为癌症的病例进行审查后再进行确诊。

(3)外部验证数据集

外部验证数据集由匹兹堡大学医学中心(UPMC)不同预成像和扫描参数的病理切片图像组成,这些切片是用 Aperio AT2 扫描仪以 40 倍放大率扫描形成。在 2014 年 8 月至 2018 年 1 月的病例中选择 32 例前列腺穿刺活检的病例,一共 159 个部分,来校准 UPMC 特定的整张病理切片图像属性的算法(如扫描仪和染色),并验证整张病理切片图像的技术有效性(如文件格式和分辨率)。这个集里包括各种 Gleason 评分的肿瘤成分、高级别前列腺上皮内瘤变、炎症和萎缩。将该集分为校准集和内部测试集。校准集包括 44 个部分,由病理医生手动注释。其余 115 个未注释的部分用于内部验证。再取一个单独的整张病理切片图像数据集,包括之前由 UPMC 正式诊断和报告的 100 个连续前列腺穿刺活检病例,作为一个独立的外部盲法验证集。每个病例包括所有相关的病理切片,共

1627 张 HE 染色的整张病理切片图像。

(4)临床应用

研究在以色列的一家大型医疗服务中心 Maccabi Healthcare Services 进行,这里的病理中心每年约有 12 万例外科病理活检病例,其中前列腺核心穿刺活检(CNB)病例约 700 例,这些病理由 3 名泌尿生殖科病理医生进行审查。约有 40% 的 CNB 会被诊断为前列腺癌。研究使用一款基于前列腺算法的软件 Galen Prostation,使用飞利浦 IntelliSite 扫描仪扫描病理切片,并通过带有 4 个图形处理单元的服务器进行处理。该系统自 2018 年 3 月起在 Megalab 病理研究所投入使用,作为二次读片系统用于审查所有前列腺 CNB 的整张病理切片图像。研究团队将该算法应用到病理医生的常规工作中,当病理医生的诊断与算法输出的诊断出现不一致时发出警告提醒病理医生。该系统会在病理医生诊断为良性而算法评估病理切片为恶性,或病理医生将病理切片诊断为 Gleason 评分 6 分而算法诊断为 7 ~ 10 分时发出警告。之后病理医生可以查看带有警告的病例列表,并查看二次读片系统在病理切片上标注出的警告区域,进行第二次审查。

这项研究是基于人工智能的算法在常规病理学实践中临床应用的首批实例之一,其结果显示人工智能算法在病理切片检测和分级的性能超越了普通病理医生,在研究中,参与的两位病理医生在 9% 的活检部位的癌症检测和 37% 的活检部位的 Gleason 分级分组上存在分歧。该研究也在 UPMC 数据集中确定了 17 个误诊部位和 6 个误诊病例,包括癌症检测和分级方面的误诊,以及神经周围浸润的检测。

2. 免疫组化

当无法根据穿刺活检组织的形态确定诊断时,使用免疫组化的方法进行辅助诊断就显得十分重要。免疫组织化学是一种根据抗原抗体反应,通过使用抗体标志物与细胞内组织抗原特异性结合对其进行定性、定位和相对定量的研究方法,在前列腺癌诊断过程中使用该方法可以帮助识别组织中肿瘤性成分的存在,故而辅助前列腺癌的诊断。

在临床实践中,病理医生需要对患者的所有组织切片进行初检后选择可以的切片进行免疫组化检查,因此存在效率较低的缺点。Andrea Chatrian 等[28]设计了一个人工智能工具用于帮助筛选出病理诊断模糊的切片并自动申请免疫组化检查,辅助病理医生进行诊断,提高工作效率。该研究共使用了 299 张图像(219 张请求免疫组化的图像和 80 张注释的对照图像)进行训练,通过三重交叉验证进行测试,结果显示该工具测试精度达到 99%,曲线下面积为 0.99,在验证中,人工智能与病理医生的平均一致性为 0.81,平均曲线下面积为 0.80。该工具通过消除重复工作,使每个病例的诊断平均节约 11 分钟。这表明人工智能可以实现自动筛选需要免疫组化染色的切片，显著简化工作流程，提高临床工作的效率。

总的来说，大量的研究表明人工智能在前列腺穿刺活检的 Gleason 分级诊断上已经和普通病理医生的表现不相上下，关于这些人工智能工具在临床实际应用方面的研究近年来也逐渐出现，但目前的研究也存在着不足之处：基于不同训练集开发的人工智能系统暂时难以达到一致标准，其检出肿瘤和评估 Gleason 分级方法也不尽相同，难以形成一个通用且优秀的标准。完善人工智能算法、加快读取速度是未来研究的重要方向。

3. 术后病理

（1）机器学习系统评估术后病理

关于使用人工智能分析根治术后病理切片的研究从很早就开始了，较早的研究为了训练人工智能算法使用了机器学习的方法，早在 2015 年，Gertych 等[29]使用了一种机器学习的方法识别前列腺根治术后病理切片的各组织成分，该研究使用了包括支持向量机和随机森林分类器的机器学习方法，使用两步来区分前列腺各组织，第一步从上皮组织中区分出基质，第二步再区分前列腺癌和正常腺体组织。先由两位病理医生手动标注组织区域，再以 210 张图像作为训练集训练模型，结果显示该模型区分前列腺各组织成分性能良好，误差率为 1.62%。

在 2020 年，为了通过人工智能算法评估前列腺癌根治术后的 Gleason 评分，Han 等[30]使用了三种机器学习方法自动识别前列腺切除术后切片，选择 71 个患者的根治术后病理标本获得 299 张整张切片图像，经两名泌尿科病理医生标注后分别以以下三种传统的机器学习方法训练模型：①Fisher 线性判别分类器（FisherC）；②Logistic 线性分类器（LoglC）；③支持向量机分类器。三种方法区分肿瘤与正常组织的 AUC 结果分别为 0.927、0.926 和 0.928。

传统的机器学习方法训练人工智能的效果似乎是有限的，以上两组关于机器学习识别前列腺癌根治术后病理切片所得模型性能在区分肿瘤良恶性方面结果较为优秀，而对于进行 Gleason 评分所得结果尚不理想，所以研究人员转而将目光投向了算法的升级。

（2）深度学习系统评估术后病理

在 2021 年的一项研究中，Melo 等[31]使用了一个深度学习的卷积神经网络来识别前列腺癌根治术后病理切片，选取 12 张前列腺根治术后病理切片分为 1525 张图像，由两位病理学专家标注肿瘤区域后进行训练并使用外部验证集进行验证，结果该模型准确率达到 91.2%，外部验证集准确率达到 89%，并能对其进行准确 Gleason 分级。

先前的研究中也已经体现了深度学习对于人工智能算法训练的优异表现，在 2019 年，Kunal Nagpal 等[32]开发了一个深度学习系统（DLS）用以评估前列腺切除术后的 Gleason 评分，使用 1226 张切片进行训练并在数目为 331 张切片的外部数据集上进行验证，再和 29 名病理科医生对切片的评估结果进行比较，结果显示 DLS 在验证集上的平均准确率（AUC 0.70）比普通病理科医生的准确性高（AUC 0.61），表明人工智能可以更清楚地评估肿瘤形态。

该研究所使用的 HE 染色福尔马林固定石蜡包埋（FFPE）前列腺切除术标本的数字化全玻片图像有 3 个来源：公共存储库（美国国家癌症基因组图谱，TCGA，397 名患者）、美国一家大型三级教学医院（圣地亚哥海军医学中心，361 名患者）和一个独立的医学实验室（马林医学实验室，11 名患者）。

这些病例被随机分配到开发（培训/调整）或独立验证数据集。对于分配给验证数据集的 380 个病例，病理医生确定每个病例有一个代表性的肿瘤玻片。其中又因为不同原因而排除了部分切片：有 27 张切片因为不能进行分级被排除，有 2 张切片因为存在伪影和染色不良而排除，有 20 张切片因为病理医生无法明确诊断而排除，最终验证数据集由剩余的 331 张病理切片组成（183 张来自 TCGA，144 张来自医院，4 张来自实验室）。

共有 35 名病理医生对此研究中的数据集图像进行标注，确定肿瘤组织的区域并且提供相应的 Gleason 评分，每张切片由一位泌尿科资深病理医师的评估作为标准，该医生还可以从至少 3 位普通病理医生之前的审查中获得初始 GS 百分比估计值。然后，专家又在此基础上确定其 GS 和 Gleason 分级用作参考标准。

DLS 包括两个阶段，分别对应于区域级注释和病理切片级审查：首先是区域分类，然后是整张数字切片的 Gleason 分级分组分类。当应用于整个病理切片图像时，此系统输出一个“热点图”，指示病理切片中每个组织的分类。第一阶段将每个切片的图像分割成小块，并用卷积神经网络分类，该网络将每个小块分为四类：正常组织、GP3、GP4 和 GP5，在区域级别收集病理医生对整体图像的注释（注释掩码），然后生成“组织掩码”，指示每张切片的四个类别（正常组织、GP3、GP4 和 GP5）中每个类别的位置，在数百万次训练迭代过程中，收集的区域图像和相关注释结果用于在集成的第一阶段 CNN 模型中训练形成 CNN。第二阶段由“最近邻分类器”组成，该分类器使用第一阶段输出的热点图对每张病理切片的分级分组进行分类。第一阶段的卷积神经网络通过使用以区域为中心的

911μm×911μm 的输入图像块对大约 32μm×32μm 的每个组织区域进行分类。每个区域的标注来自病理医生提供的区域级注释。

在 DLS 的第二阶段，首先通过选取具有最高校准可能性的类别来获得每个区域的分类预测，其中校准权重是使用调整集根据人工智能训练结果决定的。接下来，对于每张病理切片，收集每个经过预测后的区域数量，并用于评估 Gleason 模式（GP3、GP4 和 GP5）。GP3 和肿瘤受累情况被用作特征，类似于病理医生进行 Gleason 评分。最后，还对另外几个预测任务训练“最近邻分类器”：①预测 Gleason 分级分组（GG）1、2、3 或 4～5 级；②预测 GG≥2 级；③预测 GG≥3 级；④预测 GG≥4 级。

该研究显示人工智能系统可以提高 Gleason 评分和后续治疗决策的准确性，尤其是在缺乏专业知识的情况下。DLS 还超越了当前的 Gleason 分级，更精细地描述和定量肿瘤形态，为完善 GS 系统提供了机会。

以上研究表明，人工智能在前列腺癌根治术后病理分级中不仅能对肿瘤进行精准的分级与评分，更能在临床实践中作为辅助工具提示泌尿科医生进行治疗方案的选择。完善算法通过临床验证将人工智能训练成为可以信赖的工具，人工智能将是一个很好的减轻病理医生工作负担、提高临床诊断效率的助手。

3. 预后预测

（1）基于形态学识别内容预测前列腺预后的方法

前列腺活检中肿瘤的神经浸润（PNI）与预后不良有关，Kartasalo 等[33]开发了一个基于深度神经网络的人工智能算法来评估前列腺癌的神经浸润，随机选择 1427 名参与者，从中提取 8803 个活检样本，使用约 80000 张经标注的切片（其中 80% 训练算法，另外 20% 进行验证），结果显示检测前列腺活检标本中神经浸润时，人工智能的 AUC 估计为 0.98（95% CI 97%～99%），其检测结果（kappa 0.74）与普通病理医生有较高一致性（kappa 0.68～0.75），该研究证明人工智能可以较高水平的检出前列腺癌的神经浸润水平。

（2）基于临床特征预测前列腺预后的方法

淋巴结转移通常与较高的癌症相关死亡风险有关，Wessels 等[34]使用深度学习的方法，开发了一种基于 CNN 的分析模型用以预测前列腺癌淋巴结转移，并以 218 例患者的 HE 染色切片与 Gleason 评分、肿瘤大小、血管浸润、神经浸润和年龄相匹配来训练该模型，结果该算法 AUC 为 0.68（95% CI 67.8%～68.2%），准确率为 61.37%（95% CI 60.05%～62.69%），该研究证明人工智能算法在一定程度上可以预测原发性前列腺癌患者的淋巴结转移。

利用人工智能模型识别病理切片根据临床特征直接预测预后的研究最近才有开展，在一项 2022 年的研究中，Huang 等[35]开发了一种人工智能工具用于预测前列腺癌根治术后复发情况，将形态学评分与已知的临床特征（如 GS、TNM 分期和肿瘤边缘形态）相结合，得出一个算法用于预测患者预后。使用深度卷积神经网络用 243 张切片进行训练，用 173 张切片组成的外部验证集进行验证，结果患者 3 年复发的生化预后指标 AUC = 0.78，优于用 Gleason 分级做出的预测（AUC = 0.62），在中低风险前列腺癌复发预测也显示出较高准确性，GS1 分、2 分、3 分预测准确性分别为 0.76、0.84 和 0.81，这一研究还发现了一个潜在的新的与 STING 通路相关的前列腺癌分子标志物 TMEM173。

研究使用美国国家卫生研究所癌症基因组图谱前列腺癌（TCGA-PRAD）数据集的 HE 染色的根治性前列腺切除术（RP）病理切片的数据作为训练数据集对模型进行训练。该数据集包含 500 名患者的 HE 染色 WSI（数字切片）及相关临床和结果数据，建立的训练数据集包括 243 名患者，92 名在 3 年内发生过生化复发（BCR），151 名至少 3 年没有发生过 BCR。

验证数据集由在威斯康星大学麦迪逊病理档案和临床数据库中选择的 173 名 RP 患者组成，其中 3 年内存在复发的有 78 名、至少 3 年没有复发的患者有 95 名。每名患者的每张切片在 40 倍的放大倍数下选择了最有代表性的一张形成图像。

该研究使用 GeoMx RNA 和 Protein Assay 对 RNA 和蛋白质表达进行分析，选择了影响肿瘤微环境的：细胞毒性 T 淋巴细胞相关抗原 4（CTLA4）、CD74 和跨膜蛋白 173（TMEM173），前列腺癌生物标志物：雄激素受体（AR）、程序性死亡配体 1（PD – L1）、前列腺特异性膜抗原（PSMA）和 PSA，以及六种免疫细胞标志物（CD4、CD8、CD20、CD68、CD163 和 CD57），用于该研究 ROI 的分析。

①输入：模型以 HEWSI 和已知临床结果作为输入。

②图像准备：将整张切片切分为大小为 256 × 256 像素的多个小图像，其数量从 10000 到 100000 不等。

③特征提取：多尺度 CNN 特征提取程序使用随机抽样的图像进行训练，图像分辨率为 64 × 64（40 倍）、256 × 256（40 倍）和 1024 × 1024（5 倍），以观察细胞核细节和腺体情况。

④特征排序模块：根据每个图像块与患者结果的相关性为其分配分数。高分（1 分左右）代表的是主要出现在预后不良患者的组织，而低分（0 分左右）代表的是良好结果。这些分数是使用从回顾性获得的已知患者结果中学习到的一组权重生成的。

⑤ROI 分析:模型最终会输出每张病理切片的热点图及预后级别分数选择前列腺癌区域的高等级 ROI 和相对低等级 ROI 进行生物标志物分析。

⑥结果预测:将形态学评分与已知的临床特征(如 Gleason 分级、TNM 分期和边缘状态)相结合,得出一个用于预测患者结果的组合分类器。

这项研究提出了一种基于人工智能用于识别前列腺癌特征区域,用于前列腺癌风险分层、结果预测和新型生物标志物/目标检测,这能对临床试验设计和个性化患者管理产生重大影响。

以上研究表明,人工智能可以直接从病理组织切片中提取相关的预后信息预测前列腺癌患者的术后情况,为临床医生的治疗方案提供参考。而最近的研究也表明,人工智能可以预测其他恶性肿瘤的预后改变[36,37],证明人工智能在作为预后检测的工具上具有很大的潜力,如何开发更完善的算法并将其运用到临床实践中将是未来研究的重要方向。

(3)基于结构化数据的前列腺癌预后预测

目前,手术病理特征,尤其是 Gleason 分级和分期,是识别前列腺癌特异性死亡率最高的方式。然而,尽管有能力对临床显著风险进行分级,但对于每一名前列腺癌患者而言,预测的结果仍有相当大的可变性。

针对这个问题,Donovan 等[38]通过应用新的人工智能图像分析特征选择工具,如机器视觉和机器学习,并结合以增殖和雄性激素信号为中心的定量生物标志物分析,加强了传统的以 Gleason 分级为中心的前列腺癌预后模型,从而提供无偏见的、广泛的,且独立于组织学的风险与预后评估。

图像处理包括解混、分割、遮蔽、特征提取和建模等步骤,研究人员将每个病例中最多 3 个 ROI 的多光谱中频图像堆栈作为输入,使用珀金埃尔默的 Inform 软件对图像进行解混,提取 6 种生物标志物信息:细胞角蛋白 18(CK18)、醛糖还原酶/α - 甲酰基 - CoA 消旋酶(AR/AMACR)、细胞角蛋白 56(CK56)、Ki67 和 DAPI。接下来,使用基于 C + + 应用程序(ITK)对细胞核(DAPI)和腺体(CK18)区域进行分割,将腺体核聚类成环,并对 AR 和 Ki67 图像进行预处理以去除噪声。在由病理学家进行遮蔽以去除非肿瘤和伪影区域后,软件计算出 7 个预后特征集,将环和 AR 特征与 Ki67 分层。研究人员使用数学特征来定义肿瘤侵袭性,使用数学软件进行特征分析,并根据支持向量回归(SVR)进行建模,预测患者生存时间(针对临床失败和疾病复发终点),在 0 ~ 100 分范围内创建患者风险评分。

这个研究纳入了 892 名行前列腺癌根治术的患者,平均随访年限为 8 年,在这个研究中,由机器学习指导的“精确术后测试”利用新颖的图像特征与 Gleason 评分竞争,这些特征将形态学与生物属性相结合,似乎能更准确地反映疾病的潜力。该模型对显著的临床失败有较好的预测效果,其中 C 指数为 0.82,HR = 6.7。

二、肾脏疾病

超声成像已被广泛用于辅助急慢性肾脏疾病的诊断和预后评估,尤其是超声所显示的肾脏结构与肾脏疾病及肾功能密切相关。2018 年,一项研究明确了人工智能技术在肾脏超声中的应用价值——可应用于肾脏大小和体积、形态和功能的评估,肾脏病变定位及诊断、辅助肾脏介入治疗方案制订及术后疗效随访分析,在肾脏相关疾病评估中具有重要意义。人工智能在辅助肾脏病变超声诊断中主要分为肾脏超声图像分割和肾脏功能评估两部分。

(一)肾脏超声图像分割

由于肾功能的改变与肾脏结构的变化密切相关,精准解剖结构测量是提高肾功能评估准确性的重要前提。由于人工分割肾脏图像费时费力,且极易出现操作者间显著的差异性,因此 Torres[39] 和 Ardon[40] 等采用半自动方式对肾脏进行分割,通过人机交互操作减少医生人工分割的勾画负担,同时提高机器学习的分割准确性。在提高诊断分割效能方面,可通过联合多种方法实现对肾脏超声图像的分割。如 Yang[41] 提出一种优化肾脏超声图像分割的方法,该研究结合图像去噪、距离正则化水平集演化(DRLSE)和形状先验的方法对肾脏超声图像进行分割,与单一方法分割相比,其结果更接近人工分割的效果。此外,由于三维超声所具备的高准确性及低角度依赖性,后续对于肾脏分割的研究焦点主要集中在三维图像(尽管三维图像采集所花费的时间更多),如 2017 年一项研究将一种基于三维超声图像的自动分割方法应用于肾脏分割,该模型包含了脏器纹理信息和形态信息,有助于准确识别 ROT[42]。

既往大多数研究将肾脏分割问题作为边界检测问题来解决,但近期研究多将分割问题归结为像素或体素模式分类问题,故深度学习模型逐渐成为图像分割的主流方法,如 Yin 等[43] 应用 289 张肾脏超声图像,在既往研究提出的肾脏边界检测网络的基础上,提出一种新的数据增强方法来提高分割结果,该研究表明,预先进行肾脏边界的像素细化,可显著提高图像分割效能。

目前肾占位性病变常见为肾结石、肾脏囊性疾病及良恶性实性病变等。超声易诊断单纯性肾囊肿，但继发性改变（如囊内出血继发感染等，多为良性）出现时易与伴随囊性病变的肾脏肿瘤（多为恶性）相混淆。基于此，有研究提出一种基于超声图像检测肾脏病变的新方法，在病灶识别的基础上，侧重于病变与健康组织或器官的区别，利用局部特征信息实现肾囊肿及肾脏肿瘤区域的精准分割[44]。这种"利用全局信息进行检测、局部信息进行分割"的方法，一方面可有效保证自动分割的准确性和高效性，另一方面也具有普适性（利用组织和病灶间的差异实现分割），同时可应用于其他病变/其他模式的图像分割。

尽管人工智能技术在肾脏分割中的应用已较为成熟，但因常规超声对肾脏疾病的筛查已具有一定的敏感性及特异性，且肾脏疾病往往需要结合临床信息进行综合评估（如肌酐、尿常规等），因此，单纯超声图像识别及分割技术的临床应用价值仍有待进一步明确。

（二）肾功能评估

对于肾功能的评估，可通过常规超声检测肾脏的长度、体积、皮质厚度和回声等直接评估，也可结合肾小球滤过率等生化指标来间接评估，而肾脏穿刺活检是评价的"金标准"。人工智能技术应用于肾功能的评价研究相对较少，有研究将肾脏超声图像与人工智能技术相结合，实现了肾功能的自动化预测及分类—该研究应用血清肌酐浓度及肾小球滤过率对肾脏超声图像进行分类，并对分类后的超声图像进行预处理，随后应用卷积神经网络训练处理后的数据得到预测模型，实现慢性肾脏疾病的早期预测[45]。经验证，该模型的分类精度可达85.6%，且高于医生的准确率（60.3%~80.1%）。结合人工智能技术的超声图像分类为肾脏功能的预测提供了一种简便、高效的策略，但需要清楚认识到，人工智能图像分类模型仅能作为一种临床辅助手段，并不能取代传统检测方法在临床诊疗的作用。

参考文献

[1]陈智毅. 超声医学与人工智能[M]. 北京：科学出版社，2020.

[2]Wu P, Liu Y, Li Y, et al. Robust Prostate Segmentation Using Intrinsic Properties of TRUS Images[J]. IEEE Trans Med Imaging, 2015, 34 (6): 1321 – 1335.

[3]Azizi S, Mousavi P, Yan P, et al. Transfer learning from RF to B-mode temporal enhanced ultrasound fea-

tures for prostate cancer detection[J]. Int J Comput Assist Radiol Surg, 2017,12(7):1111 – 1121.

[4]Azizi S, Imani F, Ghavidel S, et al. Detection of prostate cancer using temporal sequences of ultrasound data: a large clinical feasibility study[J]. Int J Comput Assist Radiol Surg, 2016,11(6):947 – 956.

[5]Zhang S, Jiang S, Yang Z, et al. An ultrasound image navigation robotic prostate brachytherapy system based on US to MRI deformable image registration method[J]. Hell J Nucl Med,2016,19(3):223 – 230.

[6]Shaaer A, Davidson M, Semple M, et al. Clinical evaluation of an MRI-to-ultrasound deformable image registration algorithm for prostate brachytherapy[J]. Brachytherapy,2019,18(1):95 – 102.

[7]Haskins G, Kruecker J, Kruger U, et al. Learning deep similarity metric for 3D MR-TRUS image registration[J]. Int J Comput Assist Radiol Surg, 2019,14(3):417 – 425.

[8]Wang J, Wu C J, Bao M L, et al. Machine learning-based analysis of MR radiomics can help to improve the diagnostic performance of PI-RADS v2 in clinically relevant prostate cancer[J]. Eur Radiol, 2017, 27 (10) : 4082 – 4090.

[9]Yang X, Liu C, Wang Z, et al. Co-trained convolutional neural networks for automated detection of prostate cancer in multi-parametric MRI[J]. Med Image Anal,2017,42:212 – 227.

[10]Schelb P, Kohl S, Radtke JP, et al. Classification of Cancer at Prostate MRI: Deep Learning versus Clinical PI-RADS Assessment[J]. Radiology, 2019,293(3):607 – 617.

[11]Li D, Han X, Gao J, et al. Deep Learning in Prostate Cancer Diagnosis Using Multiparametric Magnetic Resonance Imaging With Whole-Mount Histopathology Referenced Delineations[J]. Front Med (Lausanne), 2021,8:810995.

[12]Fehr D, Veeraraghavan H, Wibmer A, et al. Automatic classification of prostate cancer Gleason scores from multiparametric magnetic resonance images[J]. Proc Natl Acad Sci U S A, 2015, 112 (46): E6265 – E6273.

[13]Hou Y, Zhang YH, Bao J, et al. Artificial intelligence is a promising prospect for the detection of prostate cancer extracapsular extension with mpMRI: a two-center comparative study[J]. Eur J Nucl Med Mol Imaging,2021,48(12):3805 – 3816.

[14]Wang Y, Yu B, Zhong F, et al. MRI-based texture analysis of the primary tumor for pre-treatment prediction of bone metastases in prostate cancer[J]. Magn Reson Imaging, 2019,60:76 – 84.

[15]孙颖浩. 前列腺癌根治术后的几个主要问题[J]. 临床泌尿外科杂志,2005(02):65 – 67.

[16]Yi Z, Hu S, Lin X, et al. Machine learning-based prediction of invisible intraprostatic prostate cancer lesions on 68Ga-PSMA – 11 PET/CT in patients with primary prostate cancer[J]. Eur J Nucl Med Mol Imaging,2022,49(5):1523 – 1534.

[17]Zamboglou C, Bettermann AS, Gratzke C, et al. Uncovering the invisible-prevalence, characteristics, and radiomics feature-based detection of visually undetectable intraprostatic tumor lesions in 68GaPSMA – 11 PET images of patients with primary prostate cancer[J]. Eur J Nucl Med Mol Imaging,2021,48(6): 1987 – 1997.

[18]Capobianco N, Sibille L, Chantadisai M, et al. Whole-body uptake classification and prostate cancer staging in 68Ga-PSMA – 11 PET/CT using dual-tracer learning[J]. Eur J Nucl Med Mol Imaging, 2022, 49(2): 517 – 526.

[19]Solari EL, Gafita A, Schachoff S, et al. The added value of PSMA PET/MR radiomics for prostate cancer staging[J]. Eur J Nucl Med Mol Imaging,2022, 49(2):527 – 538.

[20]Zhao Y, Gafita A, Vollnberg B, et al. Deep neural network for automatic characterization of lesions on ^{68}Ga-PSMA – 11 PET/CT[J]. Eur J Nucl Med Mol Imaging,2020,47(3):603 – 613.

[21]Acar E, Leblebici A, Ellidokuz BE, et al. Machine learning for differentiating metastatic and completely responded sclerotic bone lesion in prostate cancer: a retrospective radiomics study[J]. Br J Radiol, 2019, 92(1101):20190286.

[22]Cysouw MCF, Jansen BHE, van de Brug T, et al. Machine learning-based analysis of [^{18}F]DCFPyL PET radiomics for risk stratification in primary prostate cancer[J]. Eur J Nucl Med Mol Imaging, 2021, 48(2):340 – 349.

[23]Papp L, Spielvogel CP, Grubmüller B, et al. Supervised machine learning enables non-invasive lesion characterization in primary prostate cancer with [^{68}Ga]Ga-PSMA – 11 PET/MRI[J]. Eur J Nucl Med Mol Imaging, 2021,48(6):1795 – 1805.

[24]Roll W, Schindler P, Masthoff M, et al. Evaluation of ^{68}Ga-PSMA – 11 PET-MRI in Patients with Advanced Prostate Cancer Receiving ^{177}Lu-PSMA – 617 Therapy: A Radiomics Analysis[J]. Cancers (Basel), 2021, 13(15):3849.

[25]Ström P, Kartasalo K, Olsson H, et al. Artificial intelligence for diagnosis and grading of prostate cancer in biopsies: a population-based, diagnostic study[J]. Lancet Oncol, 2020,21(2):222 – 232.

[26]Nagpal K, Foote D, Tan F, et al. Development and Validation of a Deep Learning Algorithm for Gleason Grading of Prostate Cancer From Biopsy Specimens[J]. JAMA Oncol,2020,6(9):1372 – 1380.

[27]Pantanowitz L, Quiroga-Garza GM, Bien L, et al. An artificial intelligence algorithm for prostate cancer diagnosis in whole slide images of core needle biopsies: a blinded clinical validation and deployment study [J]. Lancet Digit Health,2020,2(8):e407 – e416.

[28]Chatrian A, Colling RT, Browning L, et al. Artificial intelligence for advance requesting of immunohistochemistry in diagnostically uncertain prostate biopsies[J]. Mod Pathol,2021, 34(9):1780 – 1794.

[29]Gertych A, Ing N, Ma Z, et al. Machine learning approaches to analyze histological images of tissues from radical prostatectomies[J]. Comput Med Imaging Graph,2015,46(2):197 – 208.

[30]Han W, Johnson C, Gaed M, et al. Histologic tissue components provide major cues for machine learning-based prostate cancer detection and grading on prostatectomy specimens[J]. Sci Rep,2020,10(1):9911.

[31]Melo PAS, Estivallet CLN, Srougi M,et al. Detecting and grading prostate cancer in radical prostatectomy specimens through deep learning techniques[J]. Clinics (Sao Paulo),2021, 76:e3198.

[32]Nagpal K, Foote D, Liu Y, et al. Development and validation of a deep learning algorithm for improving Gleason scoring of prostate cancer[J]. NPJ Digit Med,2019,2:48.

[33]Kartasalo K, Ström P, Ruusuvuori P, et al. Detection of perineural invasion in prostate needle biopsies with deep neural networks[J]. Virchows Arch,2022, 481(1):73 – 82.

[34]Wessels F, Schmitt M, Krieghoff-Henning E, et al. Deep learning approach to predict lymph node metastasis directly from primary tumour histology in prostate cancer[J]. BJU Int,2021, 128(3):352 – 360.

[35]Huang W, Randhawa R, Jain P, et al. A Novel Artificial Intelligence-Powered Method for Prediction of Early Recurrence of Prostate Cancer After Prostatectomy and Cancer Drivers[J]. JCO Clin Cancer Inform,2022,6:e2100131.

[36]Kapil A, Meier A, Zuraw A, et al. Deep Semi Supervised Generative Learning for Automated Tumor Proportion Scoring on NSCLC Tissue Needle Biopsies[J]. Sci Rep,2018,8(1):17343.

[37] Kather JN, Heij LR, Grabsch HI, et al. Pan-cancer image-based detection of clinically actionable genetic alterations[J]. Nat Cancer, 2020,1(8):789 - 799.

[38] Donovan MJ, Fernandez G, Scott R, et al. Development and validation of a novel automated gleason grade and molecular profile that define a highly predictive prostate cancer progression algorithm-based test[J]. Prostate Cancer and Prostatic Diseases, 2018, 21(4):594 - 603.

[39] Torres HR, Queirós S, Morais P, et al. Kidney segmentation in ultrasound, magnetic resonance and computed tomography images: A systematic review[J]. Comput Methods Programs Biomed, 2018, 157: 49 - 67.

[40] Ardon R, Cuingnet R, Bacchuwar K, et al. Fast kidney detection and segmentation with learned kernel convolution and model deformation in 3D ultrasound images[J]. IEEE, 2015: 268 - 271.

[41] Yang F, Qin W, Xie Y, et al. A shape-optimized framework for kidney segmentation in ultrasound images using NLTV denoising and DRLSE[J]. Biomed Eng Online, 2012, 11:82.

[42] Marsousi M, Plataniotis KN, Stergiopoulos S. An automated approach for kidney segmentation in three-dimensional ultrasound images[J]. IEEE J Biomed Health Inform, 2017, 21(4):1079 - 1094.

[43] Yin S, Peng Q, Li H, et al. Automatic kidney segmentation in ultrasound images using subsequent boundary distance regression and pixelwise classification networks[J]. Med Image Ana, 2019, 60:101602.

[44] Gui L, Yang X. Automatic renal lesion segmentation in ultrasound images based on saliency features, improved LBP, and an edge indicator under level set framework[J]. Med Phys, 2017, 45(1):223 - 235.

[45] Kuo CC, Chang CM, Liu KT, et al. Automation of the kidney function prediction and classification through ultrasound-based kidney imaging using deep learning[J]. NPJ Digit Med, 2019, 2(1):29.

第 7 章　人工智能在眼科疾病诊断中的应用

一、眼科智能诊断技术概况

（一）眼底病人工智能发展历程

世界卫生组织 2019 年 10 月发布的统计数据显示，全世界有超过 4.18 亿人患有青光眼、糖尿病视网膜病变、年龄相关性黄斑变性或其他可导致失明的眼病。眼底彩照是由单目照相机在 2D 平面上捕获的眼底投影。与光学相干断层扫描图像和血管造影图像等其他扫描成像方式不同，眼底彩照可以通过非侵入性的和经济有效的方式获得，更适合大规模筛查。在眼底彩照中可以直观地观察到许多重要的生物标志物，如视盘、视杯、黄斑、黄斑中心凹、眼底血管以及其他一些与糖尿病视网膜病变相关的病灶（如微动脉瘤、出血和渗出等）。因此眼底彩照可以用于诊断多种眼部疾病，眼部的定期筛查也有助于眼部疾病的早期诊断和及时干预治疗。由于具有专业眼图像分析能力的眼科医生数量相对较少，而需要阅读的眼图像的数量较多，因而对有限的临床资源造成了极大的压力。并且考虑到人工阅读大量眼图像会受到疲劳和主观因素的影响，不同医生的诊断结果可能不一致，从而导致眼疾病的误诊率升高。因此，为了在提升眼疾病诊断准确性的同时减轻医生的诊断负担，眼底彩照的计算机辅助诊断技术越发受到人们的关注[1]。

对眼底彩照的分析研究可以追溯到 1973 年 Matsui 等[2]发表的《眼底照片的自动定量诊断研究：在彩色眼底照片上检测视网膜血管图像的轮廓线》，这是世界上首个将数学形态学方法应用于视网膜眼底图像的分析研究。对医学图像计算机辅助诊断技术的大规模系统性研究和开发最早开始于 20 世纪 80 年代早期，1984 年 Baudoin 等[3]在发表的《自动检测糖尿病荧光血管造影中的微血管瘤》一文中提出了检测糖尿病视网膜病变损伤的图像分析方法。眼图像处理技术的提升大大推动了眼疾病自动诊断系统的发展，计算机辅助诊断系统使大规模的疾病筛查成为可能，在有效节约资源的同时，大大减轻了医生的诊断负担。21 世纪初，随着成像技术和信息技术的不断发展，机器学习领域涌现的各类经典算法被应用于眼底彩照的智能诊断。传统基于机器学习的眼底彩照智能诊断算法通常分为数据获取、数据预处理、图像的特征选择和提取、决策规则和分类器设计等主要步骤。如 Ege 等在 2000 年提出了一个基于贝叶斯、马哈拉诺比斯和 K 邻近分类算法开发的眼底彩照自动分析软件[1]。Cheng 等提出了基于超像素分割的视杯和视盘分割方法用于青光眼的筛查,提取直方图和中心周边统计学特征并用于视盘分割,在视杯分割时在特征空间加入位置信息以提升分割效果[1]。目前传统的计算机辅助诊断方法大多通过人工选取特征,这个过程很大程度上依赖于人工经验,而且在不同的病理条件下,眼疾病在图像上的特征表现多种多样,人工选取的特征并不能适用于所有图像,这极大地限制了计算机辅助诊断方法的使用范围,因此,越来越多的研究者尝试用深度学习的方法自动提取适用于疾病诊断的图像特征以提升眼图像处理和分析的性能。

计算机视觉是深度学习的主要研究领域之一,经过训练后,计算机可以对一幅图像形形色色的特征进行提取和检测,从而准确地分辨图形。数字眼底图像可以用来观察和诊断许多种眼底疾病,常见的有糖尿病视网膜病变、青光眼和高度近视等。通过计算机自动获取和检测眼底图像中视盘的大小与形状、黄斑区域、血管形态、渗出物状况等病灶特征,可以快速有效地帮助医生分析和诊断各种疾病。计算机视觉与图像处理技术被广泛应用于医疗诊断领域,其中针对各类眼底疾病的自动诊断系统在过去 20 年中取得了很大的进展,已经开发针对糖尿病视网膜病变、青光眼、白内障等眼底病变的自动诊断系统,大多数的工作集中在使用简单的 CNN 进行彩色眼底图像的分析,主要应用在眼底结构的分割、视网膜损伤的分割和检测、眼疾病的诊断和图像质量评价。在 2015 年 Kaggle 组织的糖尿病视网膜病变检测竞赛中,661 支参赛队伍中大多数使用了深度学习的方法,其中取得超出人类水平性能的 4 支队伍都采用了端到端的 CNN。Gulshan 等对 Google Inception - V3 网络在糖尿病视网膜病变检测方面的性能做了全面的分析评估,结果显示该网络的性能与 7 名专业眼科医生的水平相当[1]。此外,谷歌公司正在开发一款深度学习算法,这种人工智能技术可以查看视网膜图像,像专家一样识别眼疾病的共同特征,并帮助发现糖尿病患者视网膜病变的迹象。由此可见,深度学习的方法在眼底彩照智能诊断领域具有广阔的应用前景。

(二)眼底病智能诊断技术的主要步骤和流程

传统机器学习算法用于眼底疾病的诊断主要依赖于先验知识和特征提取算子,其主要步骤包括数据获取、数据预处理、图像的特征选择和提取、决策规则和分类器设计。常用的眼底彩照预处理方法有直方图均衡化、阴影矫正、高斯掩模卷积、中值滤波和血管去除等。其中直方图均衡化用来增强对比度，阴影矫正用来归一化图像亮度，高斯掩模卷积和中值滤波用来削减图像噪声，而血管去除用来减少对某些疾病检测的干扰。预处理方法的具体使用极大地依赖于不同的应用场景和目的。图像的特征选择和提取是传统机器学习算法的核心步骤，常根据医学知识提取图像病变区域的大小、密度、形态等特征，作为后续诊断算法的输入，并且根据某种先验知识手工设计算子作为特征，常用的有LBP、SIFT、GIST算子等，最后根据图像特征构建疾病诊断的算法模型，设计合适的决策规则和分类器，输出最终的诊断结果，常用的分类器有支持向量机、随机森林、梯度提升机等。

不同于传统机器学习算法，深度学习算法不需要人工选取图像的特征，深度学习模型可以自动从图像中学习解决问题的最优特征表达。深度学习算法的主要步骤包括数据获取、数据预处理、网络和损失函数设计、参数学习与优化。其中数据获取和数据预处理的方法与传统机器学习类似，网络和损失函数设计则包括了卷积神经网络的各种超参数（如网络的深度、宽度、卷积核大小、卷积步长等）设置和网络训练的目标函数选择。参数学习与优化指的是网络训练阶段的学习率、优化方法、迭代次数等训练超参数的设置。

由此可以看出，传统机器学习算法与深度学习算法的步骤与流程在前期数据预处理的阶段基本相同，不同之处为传统机器学习算法的关键是图像的特征选择和提取，充分利用了长期积累的先验知识。而深度学习算法则侧重于让神经网络从数据中学习，通过函数不断迭代更新网络权重，直到学习到最佳权重以达到更好的性能。一般来说，利用先验知识的传统机器学习算法可以高效地利用有限的标注样本，在小样本数据集上取得优异的性能；深度学习算法具有较强的基于数据的自主学习能力，需要大规模的训练数据集作为保障，并且随着越来越多深度网络的结构和优化算法被提出，深度学习算法的泛化性能也不断提升，在医学图像领域不断取得优异的成果。

（三）眼底病智能诊断技术的主要挑战和前景

目前，眼底病智能诊断研究面临的挑战主要有以下几个方面：第一，大规模训练数据的获取困难。深度学习的算法模型若要达到较高的准确率，通常采用有监督学习的方式，而有监督学习的训练往往需要大量带有标签的数据。但在医学领域，临床采集的眼底彩照不仅成本高昂，而且由于数据分散、患者隐私保护等因素，需要经过数据整合、个人信息脱敏等处理后才能用于训练算法模型，并且每张图片的标签都需要拥有医生资格证的眼科专业人士进行手工标注,耗时费力。因此,大规模训练数据集的匮乏是制约当前眼底彩照智能诊断研究的主要因素。第二,近年来迅速发展的深度学习算法虽然在许多领域都取得了与人类相媲美的准确率,但是深度学习中卷积神经网络为非线性模型,难以解释其内部的工作机制,是一种“黑箱”模型,然而医学诊断需要高可靠性,人工智能的诊断依据需要与长久以来积累的医学知识相一致,缺乏可解释性的深度学习算法显然是不符合这一要求的,这就限制了深度学习系统在数据驱动相关分析中的应用。第三,在商业上使用医学采集的临床数据,不仅要求对临床数据进行脱敏处理以保护患者的个人信息,同时还需要得到患者的知情同意,以及伦理审查委员会的批准。对临床数据的隐私保护、防止泄露隐私用来商业化谋利和其他可能出现的社会伦理问题,都是眼底彩照智能诊断研究面临的种种挑战。

近年来随着硬件和软件技术的快速进步,基于眼底彩照的眼底疾病智能诊断系统迅速发展,其中大多数系统都处于评估或临床验证阶段。除此之外,一些半自动和手动的计算机辅助诊断系统已被广泛应用,许多临床出版物已经刊登了它们的用法。人工智能算法和计算机辅助诊断技术是追求高效率和高准确率的现代医疗必不可少的一部分。

二、眼底图像人工智能算法系统

(一)眼底图像人工智能算法系统总体框架

基于眼底彩照的人工智能算法系统总体框架见图7－1,主要包括质量分析、疾病诊断以及病灶分割三个部分[1]。质量分析模块用于把关输入的眼底图像质量,避免将过于模糊、曝光不足等眼底图像或非眼底图像输入算法系统,生成无效的结果。若图像质量不符合要求,将直接生成报告,提示重新提交眼底图像;若质量符合要求,则将该图像输入疾病诊断模块,对该眼底图像进行诊断分类。疾病诊断模块可诊断出以下7种情况:正常眼底、高度近视、静脉阻塞、黄斑病变、糖尿病视网膜病变、青光眼以及其他病种。根据不同的分类情况,病灶分割模块会相应地对病灶进行分割,比如若诊断为糖尿病视网膜病变,将会分割软性渗出、硬性渗出、微动脉瘤以及出血四种主要的病理特征;若诊断为高度近视,将分割近视弧;若诊断为静脉阻塞,将分割出血块等。除此之外,对于所有的眼底图像,均可在病灶分割模块分割出精确度高的视网膜血管,有助于医生诊断。经过以上各模块得出一系列结果后,将生成完整的诊断报告,提供给使用者。

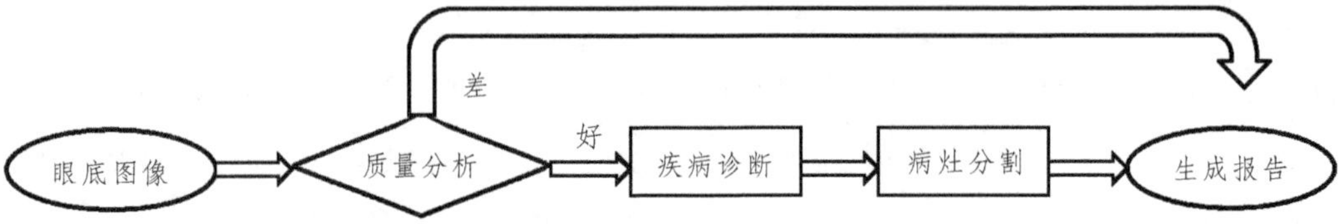

图7-1 基于眼底彩照的人工智能算法系统总体框架

(二)眼底图像质量分析的系统框架

眼底图像质量分析的人工智能算法系统框架见图7-2,包括数据集、图像预处理、模型构建、质量分析。输入的数据集包含眼底图像及对应的质量分类标签[1]。原始眼底图像来自不同型号的眼底照相机,图像尺寸不一、分辨率过高,且包含大量背景像素。图像越大导致网络的训练速度越慢,为了在保证不损失原始眼底图像信息的同时提高网络的训练速度,需要对图像进行归一化处理。首先在原始图像中剪裁出包含眼底图像的最小正方形,再缩放至统一尺寸便于CNN进行处理。为了避免训练过程中因为数据不足而出现过拟合现象,需要对训练数据进行扩增,常用的扩增方法有水平翻转、垂直翻转、旋转、缩放等。模型构建的第一步是通过下采样提取图像特征,下采样包含卷积层、池化层、批归一化(BN)层。卷积层负责获取图像局域特征。池化层降低特征图的尺寸并将尺度不变特征传递到下一层。BN层对训练过程进行归一化处理,使数据的分布总是在变化敏感的区域。训练网络时使用预先设置好的参数,如训练轮数、学习率等。训练结束后保存模型,完成模型构建。使用保存的模型就可以对眼底图像进行质量分类并对其进行测试、评估。

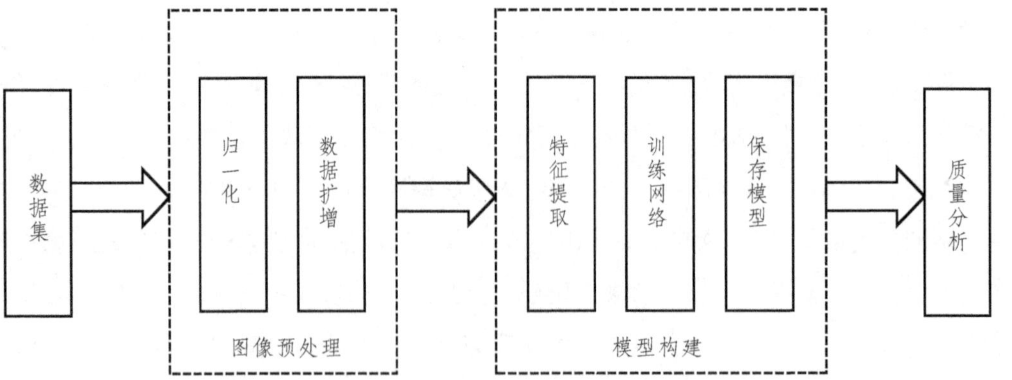

图7-2 眼底图像质量分析的人工智能算法系统框架

(三)眼底疾病诊断的系统框架

下面将介绍目前常见的几种框架的基本情况。

(1)TensorFlow

TensorFlow 是谷歌公司基于 DistBelief 研发的人工智能学习系统,它可以应用在图形分类、音频处理、推荐系统和自然语言处理等场景中,可以将复杂的数据结构传输至人工智能神经网络中进行分析和处理。TensorFlow 是一个使用数据流图表进行数值计算的开源软件,这个框架允许在任何 CPU 或 GPU 上进行计算,无论是台式机、服务器还是移动设备,这个框架的编程语言是易于学习的 Python 语言。

(2)Keras

Keras 是一个用 Python 编写的开源的神经网络库,与 TensorFlow、CNTK 和 Theano 不同,Keras 不是一个端到端的机器学习框架,相反,它作为一个接口,提供了一个高层次的抽象化。这使得它无论坐落在哪个框架上,神经网络的配置都会变得容易。

(3)Torch

Torch 是一个用于科学和数字操作的开源机器学习库,这是一个基于 Lua 编程语言而非 Python 语言的库。Torch 的封装少,简单直接,前期学习和开发时的思维难度都比较低,具有比较好的灵活性和速度。Torch 通过提供大量的算法,使得深度学习研究更容易,并且提高了效率和速度。它有一个强大的 N 维数组,这有助于切片和索引等操作。此外,它还提供了线性代数程序和神经网络模型。由于封装少和 Lua 本身的限制,工程性不好,导致 Torch 更加适合于探索性研究开发,而不适合做大项目的开发。另外,由于 Torch 采用的是并不十分流行的 Lua 语言来操作,不熟悉的用户要进行新语言的学习。

(4)PyTorch

PyTorch 是在 2017 年 1 月由 Facebook 人工智能研究院在 Torch 基础上提出的。PyTorch 和 Torch 都是用 C 语言进行底层编写的。Torch 的调用需要使用 Lua 语言,相较于 Lua 语言而言,Python 语言的使用更为广泛。PyTorch 是一个基于 Python 的可续计算包,除了具有强大的 GPU 加速的张量计算。如 Numpy,它还包含自动求导系统的深度神经网络。这两个高级功能使得 PyTorch 在处理深度学习的问题上更加方便。

基于以上的框架,可以搭建满足不同需求的人工智能算法模型。疾病诊断系统即是使用 PyTorch 作为框架搭建的图像多分类算法模型。与质量分析模型相似,疾病诊断模型在训练与测试前同样需要对图像进行归一化处理,并且在训练时也需要用到数据扩增的手段。输入的图像通过多层卷积、池化等操作，提取出数量巨大的特征图。使用最大池化将这些特征图压缩为特征点，并将这些特征使用全连接层连接在一起，输出七个数值。这七个值即为模型判断输入的图像为正常眼底、高度近视、静脉阻塞、黄斑病变、糖尿病视网膜病变、青光眼以及其他病种的概率，并选取概率最大的结果作为诊断结果[1]。

(四)眼底图像分割的系统框架

基于眼底图像分割的人工智能算法系统框架见图7-3[1]。首先，将获得的眼底图像分为训练集和测试集。测试集中分出一部分为验证集，用于训练过程中的交叉验证，防止网络的过拟合。再将训练集中的眼底图像进行预处理。由于医学图像的复杂性，前景和背景之间往往难以划分边界，因此最后一步用于增强前景与背景的对比度。由于医学上的标注图像往往难以获取，因此从眼科医院获得的带标注的眼底图像十分稀少，为了避免网络的过拟合、保证训练过程中的稳定性、增强网络的分割性能，对训练数据进行扩增是必要的。最后将经过预处理和数据扩增的训练数据集输入分割网络训练，在训练迭代过程中，采用预定的指标和相应的损失函数达到学习目的，使用真实标签监督损失变化和保存网络参数模型。预测过程中使用预定指标评估的最优模型对测试集图像进行预测，以评估模型分割性能。

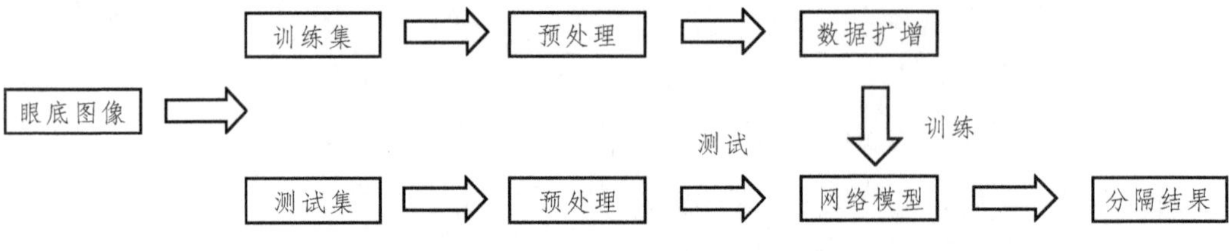

图7-3 基于眼底图像分割的人工智能算法系统框架

三、人工智能在眼科图像的应用方法

(一)图像分类

图像分类主要是区别患者是否患病，是哪种眼科疾病。可根据前房角的角度不同分为开角型，闭角型和粘连型[4]。

针对青光眼检测问题，自动分类算法框架首先自动定位临床中常用于青光眼检测的前房角区域。然后将经过剪切的三个不同尺度的前房角图像送入多尺度卷积神经网络，并通过三个并行卷积神经网络提取图像表达特征。最后,将提取的表达特征输入全连接层进行青光眼类型分类。

(二)图像分割

1. 彩色眼底图视杯和视盘分割

青光眼是一种会导致不可逆视觉损伤的眼部疾病,常使用彩色视网膜眼底图中的视杯和视盘的直径比来进行疾病的检测和诊断,先定位视盘大概位置并切割主要敏感区域,然后基于检测到的视盘中心将切割后的图像变换到极坐标系中,接着使用 M-Net 网络产生视杯和视盘区域的预测图,最后使用反极坐标变换将分割结果恢复至笛卡尔坐标系中[6]。

先分割出重点区域,对其进行极坐标变换生成原始网络输入图像,将缩放后的原始图片进行多尺度输入,然后采用 M-Net 作为分割网络的主体结构来学习多层次的特征表达,网络输出层综合不同尺度的预测结果,借助多标签损失函数生成最终的预测结果。

2. 视网膜血管分割

有研究提出了一种新的二维/三维对称滤波器用于增强不同成像模态下的血管,该滤波器不仅通过使用局部相位特征的正交滤波器来区分线条和边缘,同时使用模糊和位移响应的加权几何平均值,使不规则外观的血管具有更大的公差[7]。

3. 角膜神经分割

角膜是人体内神经分布最密集的组织,临床研究表明角膜神经纤维与许多疾病之间存在重要联系,如圆锥角膜、干眼、角膜移植免疫排斥反应以及糖尿病角膜病变等。

根据神经纤维的形态学和功能性变化可以预测疾病所处阶段及未来发展情况。临床上越来越关注使用角膜神经形态信息,如神经密度、长度及弯曲度等,对眼科相关疾病进行筛查、诊断和评估。目前普遍采用角膜共聚焦显微镜获取角膜神经图像。

由于角膜神经共聚焦显微镜图像存在细微神经对比度低、连通性差等缺点,导致神经自动形态分析精准度不高,而基于人工标注的形态分析存在主观性强和效率低等问题。对角膜共聚焦显微镜图像库 1 与 2(CCM－1,CCM－2)图像进行角膜神经分割得到的结果,基于 CS-Net 网络获得角膜神经的分割结果与人工标记的结果相当接近,为相关疾病的进一步分析诊断提供更好的基础[8]。

(三)疾病区域检测

1. 眼前节闭角检测

眼前节光学相干断层扫描(AS-OCT)提供了一种可用于眼前节结构可视化的图像模态。基于深度学习算法的自动检测系统可以有效地辅助眼科医生理解 AS-OCT 图像,并检测闭角的存在。

2. 彩色眼底图像视盘检测

有研究通过基于多任务学习的 U-Net 网络来同时输出视盘中心点坐标以及视盘检测分割结果。同时结合深度优先搜索策略来找出分割结果中最大的连续区域,从而更加精准地定位到视盘区域。接着,基于定位出来的视盘区域,提出了基于上下文编码网络(CE-Net)来自动分割出视盘视杯的边界。与原始的 U-Net 相比,CE-Net 增加了多尺度的卷积模块以及多尺度的池化模块来提取更高阶的语义信息特征,同时保留特征的大小。CE-Net 能够分割出更加精准的视盘视杯边界。

四、糖尿病视网膜病变

(一)概述

糖尿病是一个严重影响人类健康的全球性公共卫生问题。糖尿病可引发糖尿病视网膜病变、糖尿病肾病和糖尿病神经病变等异常。其中,糖尿病视网膜病变是糖尿病最常见的并发症之一,其病因是血糖异常增高引起视网膜血管闭锁、视网膜组织缺氧,从而导致视网膜微血管瘤、出血、渗出等一系列病理性改变。糖尿病视网膜病变的患病率在近年来急剧增加,调查研究显示,在糖尿病人群中,糖尿病视网膜病变的患病率高达 27.3%,且存在糖尿病病史 10 年及 10 年以上的患者中糖尿病视网膜病变的患病率达 50%,超过 20 年的患者中患病率达 100%。该病患病率高、早期症状不明显、造成的视力损伤不可逆、目前尚无有效的治疗手段,且该病已成为工作年龄人群中最主要的致盲性疾病。

目前仅有约 60% 的糖尿病患者每年接受视网膜病变的筛查,美国眼科学会发布的临床指南建议:1 型糖尿病患者应当在诊断 5 年后开始接受视网膜病变的筛查,2 型糖尿病患者应当在诊断为糖尿病时就接受筛查,并且之后每年复查一次。对糖尿病视网膜病变的早期检测与诊断是预防该疾病恶化、防止患者失明的关键。

目前对于糖尿病视网膜病变的检测筛查，主要是医生对患者眼底图像进行分析，通过识别有无早期病理学表现来判断患者是否需要早期干预和治疗。因此，对糖尿病视网膜病变的人工智能算法进行研发是非常必要且急需的。计算机辅助诊断技术下的人工智能算法可以在实际生活中快速有效地帮助医生分析眼底病变，不仅降低了眼底筛查的成本，提高了医生的诊断效率，而且能够有效缓解紧张的医疗资源。

在临床上，糖尿病视网膜病变的严重程度可分为 5 级，即 0 级（无明显糖尿病视网膜病变）、1 级（轻度非增生性糖尿病视网膜病变）、2 级（中度非增生性糖尿病视网膜病变）、3 级（重度非增生性糖尿病视网膜病变）、4 级（增生性糖尿病视网膜病变）。2016 年 2 月，美国眼科学会发布新版的糖尿病视网膜病变临床指南（ICDR），沿用了此前的分期，并将其和国际糖尿病性视网膜病变临床分期一并列出。指南指出，糖尿病视网膜病变会从非增生性向增生性发展，其中非增生阶段以视网膜血管相关异常为特征，如微小动脉瘤、视网膜出血、静脉扩张以及棉絮斑。视网膜血管通透性增加也可发生在增生期，导致视网膜增厚（水肿）和脂质沉积（硬性渗出）。增生期则以视网膜出血及新生血管形成为标志。对糖尿病视网膜病变进行准确的分期从而实施对应的治疗是至关重要的。

针对糖尿病视网膜病变的病灶检测和自动分级已被广泛研究。基于传统特征方法的研究集中于检测糖尿病视网膜病变相关的病灶信息，如微动脉瘤、出血和渗出，这些病灶信息与糖尿病视网膜病变的诊断结果有着重要的联系，实际治疗中医生正是基于这些病灶信息来判断患者病情的。而近年来蓬勃发展的人工智能与深度学习算法能够解决传统方法手工设计特征复杂度高、泛化能力差等诸多问题，大大提高诊断结果的可靠性。这些基于深度学习的算法研究通过收集和标注大量患者的眼底影像，训练深度神经网络模型，使神经网络模型可以和眼科医生一样识别、标记和分类眼底图像，并由此评估在实际临床诊断中使用深度学习的重要性。从技术角度来看，糖尿病视网膜病变的诊断/分级是一项分类任务。人工智能算法模型所需要做的就是预测一个数字，用来指示糖尿病视网膜病变当前的分期阶段。然而，只提供一个数字可能会使临床医生感到困惑，因为临床医生还需要知道人工智能算法模型为什么做出这些决定，以及眼底图像上的哪些区域被认为是决定性的。因此，有许多工作致力于在分级的同时进行病灶区域的分割，或在眼底图像上生成注意力热图，实现病变眼底中重要区域的可视化分析。

（二）发展过程

目前临床上医生对于糖尿病视网膜病变的诊断是通过观察并分析视网膜眼底图像上的早期病理特征如微动脉瘤、硬性渗出物以及出血等进行的。实际上，由于糖尿病视网膜病变种类多、病灶多样、病患严重程度不一，眼科医生诊断困难。因此，在大规模的糖尿病视网膜病变筛查中，利用计算机辅助诊断技术可以大大减轻医生的负担，并快速、有效地辅助医生实现分类诊断，目前大部分自动诊断算法中，对于糖尿病视网膜病变的检测诊断主要基于传统的手工设计特征并提取，再进行分类器构建。基于图像处理技术的一些传统算法使用如形状、颜色、亮度等手工特征和先验知识进行糖尿病视网膜病变检测，这些方法只能在小的数据集上取得较好的结果，且人工特征提取过程繁琐，在大数据集的情况下效率低且鲁棒性差，同时，国际标准中对于糖尿病视网膜病变的筛查敏感性和特异性的要求为 80%，传统算法虽然在诊断敏感性上能够达到要求，但其诊断特异性往往不尽如人意，而且不涉及机器自我学习和自适应等技术的部分传统算法，在严格意义上并不属于人工智能的范畴。

随着人工智能算法的发展，尤其是 2012 年里程碑式的 AlexNet 横空出世后，深度学习和卷积神经网络在计算机视觉领域的许多任务上都取得了巨大的成就与突破。目前已经出现了许多直接基于深度学习思想的糖尿病视网膜病变的人工智能算法，在病灶级别的糖尿病视网膜病变的检测方面，Kaggle 于 2015 年 7 月上线的一场比赛中，首次集结全球各地的参赛者，统一采用深度学习算法与卷积神经网络模型来识别糖尿病视网膜病变的病灶特征。在图像级别的糖尿病视网膜病变的分类诊断方面，早在 2016 年 JAMA 杂志便刊登了基于 GoogLeNet 网络改良的糖尿病视网膜病变智能诊断系统的研究成果，在判断糖尿病视网膜病变患者是否需要转诊时，该成果能够取得堪比眼底病专家的效果，自此，越来越多研究者将深度学习领域最前沿的新型网络模型应用于糖尿病视网膜病变的相关研究，在不同场景下对人工智能算法的诊断效果进行验证。各类研究成果也被积极地转化为临床应用并进行商业化落地，2019 年智能手机端的糖尿病视网膜病变筛查系统问世，用户可以通过下载应用程序，实时获取糖尿病视网膜病变的智能诊断结果，这类低成本、易操作的诊断方式对于医疗资源匮乏地区的患者是十分珍贵的[1]。

（三）糖尿病视网膜病变人工智能的应用研究

糖尿病视网膜病变的人工智能算法在实际应用时可以分为糖尿病视网膜病变的诊

断/分级和病灶区域的检测/分割两个大方向。其中,糖尿病视网膜病变的诊断/分级是图像分类任务,相关病灶区域的检测/分割则是像素级别的检测任务。考虑到两个方向之间的内在相关性,在进行糖尿病视网膜病变诊断分级的同时还生成病变区域的注意力热图。

1. 糖尿病视网膜病变的筛查与自动分级

糖尿病视网膜病变的诊断一般分为两个步骤:第一步,从筛查的角度出发,选择出应该转诊的患者。轻度非增生性糖尿病视网膜病变(1级)一般不会引起视觉功能障碍,不需要转诊和进一步处理。对需要转诊的2级及2级以上的糖尿病视网膜病变进行筛查,是当前糖尿病视网膜病变人工智能算法的研究重点。第二步,对筛查出的需要转诊的糖尿病视网膜病变患者,根据病变进行进一步分级,区分出病变的严重程度,以便于指导临床。糖尿病视网膜病变的筛查和自动分级是可以循序进行的,因此一些算法或产品在报告筛查效果的同时也会进一步评价不同等级病变的分级效果。

在糖尿病视网膜病变的相关研究领域,美国EyePACS筛查项目现场采集的眼底彩照数据集EyePACS是全球最大最权威的公开数据集之一。EyePACS数据集共有88702张(包括35126张用于训练,53576张用于测试)眼底彩照,用于评价对糖尿病患者人群的筛查效果。Google公司的Gulshan等建立的糖尿病视网膜病变人工智能诊断系统,将127175张经过眼科专家标注的眼底彩照作为训练集,训练基于深度学习的卷积神经网络算法模型。该系统在EyePACS的9963张上进行验证,在采用高敏感性的截断值以尽可能发现患者(即避免漏诊)时,达到了97.5%和93.4%的敏感性和特异性。而在采用高特异性的截断值以尽可能避免误诊时,达到了90.3%和98.1%的敏感性和特异性。Gargeya等也使用卷积神经网络模型进行糖尿病视网膜病变的分类,他们使用包含5个残差模块的卷积神经网络来提取图像特征,将被提取的特征和元数据信息共同输入至决策树模型中进行分类。不同于多数研究中区分需要转诊的糖尿病视网膜病变,Gargeya等尝试对筛查后的不需要转诊的糖尿病视网膜病变进行进一步的细分,即分为无病变和轻度糖尿病视网膜病变[11]。2016年David等提出了名为IDx-DR X2.1的糖尿病视网膜病变智能检查系统,该系统为输入的每张眼底彩照都应用一组基于卷积神经网络的检测器,卷积神经网络的结构是基于AlexNet和VGGNet改进的。该系统可以自动预测4类标签,即阴性(无病变或轻度糖尿病视网膜病变)、可参考的糖尿病视网膜病变、威胁视力的糖尿病视网膜病变和低质量图像[1]。2017年Krause等使用卷积神经网络对糖尿病视网膜病变进行5级分类,他们使用Inception－V4作为主干网络,在训练期间使用更大的数据集及更高分辨率的输入图像，他们的网络结构是10个子网络集成而来的[1]。类似地，2019年Zhang等建立了一个高质量的带有标注的数据集，并采用集成策略进行有无病变的二分类和病变严重程度的四分类。从不同的卷积神经网络模型中提取的特征通过相应的SDNN模块。这些模块被定义为分量分类器。然后，这些特征被融合并馈送到全连接层以生成最终结果[1]。

2. 糖尿病视网膜病变病灶区域的检测与分割

病灶区域的检测是通过检测图像中是否存在某些病理特征，给医生提供相应的诊断依据。而病灶区域的分割是为了满足定量测量的需求（如病变的形状和体积），在指定的眼底彩照上精确定位出病变并勾勒出病变的解剖结构，主要用于对眼底彩照上的特征性生物学标志进行自动定量测量。近年来，有许多研究致力于糖尿病视网膜病变中病灶区域的自动检测与分割。按患病程度的不同，糖尿病视网膜病变患者的眼底彩照中通常可能存在微动脉瘤、出血、硬性渗出和软性渗出几种病理特征。由于微动脉瘤和出血通常是糖尿病视网膜病变的早期异常表现，对它们的检测对于糖尿病视网膜病变的早期发现和治疗至关重要。由于微动脉瘤具有相似的圆形形状和有限的尺寸范围，因此对微动脉瘤的检测方法主要包括形态学操作和图像滤波。另一些研究将微动脉瘤和出血的检测相结合，比如Esmaeili等提出一种基于曲波变换的算法，在重构的视网膜眼底图像上分离出属于微动脉瘤、出血和血管的候选像素集合，然后基于曲波变换删除所有血管像素，留下的部分即为微动脉瘤和出血的检测结果[1]。渗出物可以分为硬渗出物和软渗出物两类，是糖尿病视网膜病变的另一种关键的病理特征，对它们的准确检测同样具有重要意义。如Franklin等提出了一种利用图像处理技术的算法对糖尿病视网膜病变中的渗出物进行检测，并在公开数据集DIARETDB1上进行试验，获得了很高的精度[1]。此外，还有一些方法针对糖尿病视网膜病变中的多种病灶同时进行检测。Sinthanayothi等提出的一种算法可以同时检测四种病灶特征，然而该方法将四种病灶分为两组：红色病变（包括微动脉瘤和出血）和亮斑缺损（包括硬渗出物和软渗出物），具有一定的局限性[1]。与之相比，高玮玮等提出的算法使用免散瞳眼底图像对糖尿病视网膜病变进行自动筛查，包含视盘的提取及定位和微动脉瘤、出血、硬性渗出及软性渗出的自动检测，在已有数据集上获得了很高的准确率。

3. 糖尿病视网膜病变分析中的注意力机制与注意力热图

考虑到糖尿病视网膜病变的诊断与出血、渗出物和其他病变检测之间的内在相关性，许多工作在进行糖尿病视网膜病变诊断分级时，在网络模型中加入注意力机制模块，以强调眼底彩照中某些区域对疾病诊断的重要性，并且生成病灶区域的注意力热图。

注意力机制可以理解为让神经网络模型看向哪里，注意力机制可以将原始图片中的空间信息变换到另一个空间中并保留关键信息，在很多现有的方法中被广泛使用。在糖尿病视网膜病变的诊断和分级中，注意力机制负责找出眼底彩照中需要被关注的区域，增强信息量最大的特征，使得后期处理时充分利用这些特征并减弱无用的特征。如 2018 年 Lin 等提出了一种基于抗噪声检测和注意力的融合框架，可以进行五级糖尿病视网膜病变分级[1]。他们首先使用卷积神经网络提取特征，然后将特征输入到设计好的中心样本检测器，以生成病变图。再将病变图和原始图像输入到所提出的注意力融合网络，该网络可以学习原始图像和病变图的权重以减少不必要信息的影响。

卷积神经网络输出的特征映射其实和原图存在一定的空间对应关系。把最后一层卷积层输出的特征映射处理后绘制到原图上，就得到了注意力热图（也就是网络模型更关注的区域）。如 Yang 等于 2017 年提出了一种两阶段的深度卷积神经网络，可以同时勾勒出病变和进行糖尿病视网膜病变的严重程度分级[1]。第一阶段是局部网络，提取病变的局部特征；第二阶段是用于糖尿病视网膜病变分级的全局网络。首先从局部网络和原始的眼底彩照获得加权病变图，然后在进行糖尿病视网膜病变分级时，引入不平衡加权方案以更加关注病变区域。

（四）存在的问题及展望

1. 糖尿病视网膜病变诊断/分级和病灶检测/分割之间的权衡

在给医生提供诊断和治疗意见时，人工智能算法往往被寄希望于能对病灶部位进行自动识别，并提供明确的诊断提示。尽管根据先验知识，检测相关病灶有助于诊断/分级糖尿病视网膜病变，但病灶检测实际上是一项复杂和困难的任务，并且在病灶检测和糖尿病视网膜病变分级之间存在权衡。这主要是因为糖尿病视网膜病变诊断/分级属于图片级别的分类任务，分类任务需要的是抽象的高级语义特征，而病灶检测/分割属于像素级别的检测任务，需要的是精细的低层次局部空间信息。对于这样的多任务问题来说，达成抽象与具体、全局与局部之间的平衡是十分重要的。2019 年，Ahmad 等在公开数据集 Messidor－2 上进行了一项基准评估工作：他们比较了 8 种最前沿的深度学习分类模型，同时生成了对不同类别病灶的注意力激活热力图（CAMs）。结果表明，在糖尿病视网膜病变的诊断/分级和病灶检测/分割之间存在一个权衡。随着网络深度和参数数量的增加，模型可以取得更好的诊断/分级结果，但在病灶检测/分割方面的性能下降[1]。

2. 标准化、足够大样本的训练数据集

许多研究者使用通用的公开数据集进行算法模型的训练和评估，以便在性能上与其他先进算法进行比较。然而，目前各机构大多使用自己采集的临床数据集进行糖尿病视网膜病变的相关研究和人工智能产品研发。这些未公开的眼底彩照数据集之间存在明显的异质性，眼底彩照的采集环境各不相同，训练数据的标注标准也不够统一，这就导致了不同机构的产品之间无法相互比较性能，难以评价出孰优孰劣。此外，由于糖尿病视网膜病变的分级标准复杂、分级种类较多，为了使算法模型具有更强的鲁棒性和泛化能力，训练数据集必须有足够大的样本量和多样性。因此在国内建立统一的、标准化的、多中心数据共享的糖尿病视网膜病变公开数据集是非常有必要的。想要达到国外数个眼科数据库10万例以上的样本量规模，国内的产学研三方面亟待合作数据共享，在保护患者隐私和知识产权的前提下合作获取数据、标注数据、使用数据。

3. 研究成果在临床应用场景中的验证

2018年4月11日，在经历了长达21年的研发和审批流程后，美国FDA批准了第一台适用于基层医疗机构的、基于卷积神经网络和深度学习的自主式糖尿病视网膜病变人工智能产品iDxDR。这是人工智能产品走向眼科应用的一个里程碑。目前国内也有许多产学研结合的糖尿病视网膜病变人工智能产品，如致远慧图推出的EyeWisdom、北京上工医信推出的“慧眼糖网”、Airdoc推出的一系列筛查产品等。2020年，上海市静安区市北医院通过社区医院筛查糖尿病视网膜病变的889例试验，从临床角度验证了Airdoc人工智能筛查糖尿病视网膜病变已达到高精准水平，该研究论文被Nature系列期刊EYE收录。此类人工智能产品的工作流程主要为：①评估临床采集的眼底彩照质由阅片专家人工处理。②采用卷积神经网络或其他特征提取算子对输入的眼底彩照进行特征提取，判断其是否存在微动脉瘤、出血和渗出等临床有意义的病理特征。③通过上述病理特征的分布情况对糖尿病视网膜病变分级，做出相应的临床诊断，给出患者是否需要转诊到眼科专科诊所的建议。这些人工智能筛查系统不仅能够实现对糖尿病视网膜病变的高效筛查，减轻医生负担，还可以有效拉近患者与人工智能之间的距离，让患者实现方便的自检，对糖尿病视网膜病变做到早发现、早治疗[1]。

五、高度近视眼底病

(一)概述

近视是一种常见的眼部疾病,指光线进入眼内后,聚焦在人的视网膜之前而不是视网膜上。患者可以正常识别近处的东西,但却看不清远处的物体。部分患者伴有头痛和眼睛疲劳等症状。近视是全世界范围内发病率最高、患者年龄跨度最大和涉及面最广的视觉健康问题。近年来,近视的发生趋于低龄化且进展加速,成为儿童视觉障碍最为主要的原因。近视的分类可以从三个方面进行:根据屈光成分分类,近视可以被分为屈光性近视和轴性近视;根据病程进展和病理变化分类,近视可以被分为单纯性近视和病理性近视;而根据近视度数分类,近视可以被分为低度近视(-3.00D 或以下)、中度近视(-3.00D 到 -6.00D)和高度近视(-6.00D 或以上)。

高度近视与中低度近视的区别在于高度近视的屈光度数很高,通常是≤-6.00D 的屈光不正状态,主要表现有眼轴变长。随着近视度数的不断加深,眼轴变长,眼底可见的视网膜脉络膜病变会变得愈加严重,引起一系列严重的并发症,其中大部分会致盲。因此高度近视眼底病变是常见的致盲原因之一,在中国甚至已成为第二大致盲原因。病理性近视是高度近视中的一种严重情况,它的症状包括除视力下降外的视物遮挡、变形、重影等更加严重的视功能损害,引发的眼底病变更是永久性且不可逆的。其中,后巩膜葡萄肿是病理性近视最常见的标志体征,也是诊断病理性近视的关键因素。后巩膜葡萄肿可导致视网膜脉络膜萎缩和变性,累及黄斑区域时可引起黄斑出血和变性,可见黄斑区漆裂纹、黄斑脉络膜萎缩等病灶。不同于单纯性近视在成年后近视度数趋于稳定,病理性近视的近视度数会随着病程进展不断加深,伴随患者终生。

低度近视患者随着年龄的增长以及用眼不健康可能会发展为高度近视。近年来,高度近视甚至病理性近视的发病率持续增加。白内障、青光眼、视网膜脱离和近视性黄斑变性,这些因素可能导致不可逆性失明,由此带来的眼底损伤致盲隐患不容忽视。根据国家卫生健康委员会数据,高度近视的发病机制比较复杂,目前普遍认为环境因素和遗传因素共同参与了高度近视的发生和发展,并且遗传因素发挥着极为重要的作用。通过识别眼底图像可以发现高度近视人群并且对他们采取人工干预,以便延缓高度近视的进一步发展,同时在患者需要时采取一些保守治疗或者手术治疗,比如激光角膜屈光手术、有晶状体眼人工晶状体植入术以及后巩膜加固术。中国是人口大国,同时也是世界上近视发病率最高的国家之一,近视眼人数世界第一,因此预防高度近视的发生和减缓高度近视的发展具有重要研究意义。

(二)发展过程

高度近视的传统检测主要依靠屈光度检测、眼轴测量和眼底彩照等人工检测方法。但人工检测和分析依赖眼科专家,耗时费力。在医疗资源相对匮乏的地区,眼科医生和医疗设备的短缺可能使患者错过最佳防治窗口期。基于眼底图像开展眼疾病诊断智能研究是目前研究的重要方向。临床上,对于常见的糖尿病视网膜病变、黄斑病变、青光眼等多种眼底疾病,眼底彩照由于无接触、无损伤、成本低、图像易于获得、易于处理等优点,被广泛应用于实际的疾病诊断之中。近年来,随着人工智能技术和深度学习算法的蓬勃发展,国内外许多学者将其应用于各类图像处理问题。利用眼底图像对高度近视分析诊断的方法同样层出不穷,这些方法借助计算机辅助技术自动分析视网膜眼底图像中各个区域的病灶变化,在没有资深眼科医生和专业验光仪器的情况下,也能够自动分析和诊断与高度近视相关的病变。

基于深度学习的人工智能算法可以被用于高度近视的临床和研究,特别是因为视网膜眼底成像是一种方便、低成本和广泛可用的成像方法。临床上,深度学习算法可以广泛应用于配镜师、验光师或全科医生在初级保健环境中的筛查。在研究环境中,深度学习算法可用作基于人群的近视性黄斑变性和高度近视的自动分级工具,这些研究通常在没有屈光或近视性黄斑变性数据的情况下拍摄视网膜照片作为方案的一部分。

(三)高度近视的人工智能应用研究

一般来说,高度近视的人工智能应用研究主要可以分为分类和分割两个方面。分类指的是对指定的眼底彩照进行高度近视的自动诊断、自动筛查和分级;分割则指的是在眼底彩照中发现并勾勒出高度近视相关的病灶特征。

尽管近年来在眼底疾病的智能诊断领域已经涌现出大量研究成果,但对于近视或高度近视的相关研究还寥寥无几。最早出现的高度近视智能诊断系统是 2010 年 Liu 等提出的一种名为 PAMELA 的系统,通过伴视盘萎缩来检测病理性高度近视,并自然地评估病理性高度近视的视网膜眼底图像[1]。他们利用机器学习技术中的支持向量机提取眼底图像中的纹理特征,判断眼底图像中是否存在病理性高度近视。Lee 等[12]则进一步改进了 PAMELA 系统中基于纹理分析和灰度分析的两个模块,然后使用决策引擎融合这两个模块各自的结果,获得整体分析结果。根据新加坡眼科研究所的一批在眼底彩照上进行的样本实验结果,他们在病理性高度近视的诊断上获得了 90% 的敏感性和 94% 的特异性,总体准确率高达 92.5% 。然而,与较为简单的支持向量机相比,深度学习算法能够提取更加抽象的高维特征,从而大幅度提高准确率,更准确地区分病理性高度近视和非病理性高度近视。如今大多数图像分类方法都基于深度学习中的卷积神经网络模型。PALM 眼底彩照病理性高度近视挑战赛的第一项任务就是对病理性高度近视定性分类,来自全球各地的参赛队伍使用不同的卷积神经网络模型对患有病理性高度近视的风险进行了预测。Zhang 等开发了一种深度学习算法,除了视网膜眼底彩照,他们还考虑了遗传因素、人口统计学信息和临床信息[1]。他们提出了一种用于识别病理性高度近视的计算机辅助诊断方法,并命名为 PM-BMII。该方法基于不同模态的数据集合,即视网膜眼底彩照、临床数据和遗传相关数据,能够自动检测病理性高度近视,在多模态数据下,该方法的曲线下面积(AUC)值为 88% 。Varadarajan 等在卷积神经网络中引入注意力机制,训练了一种深度学习算法,对屈光度不正进行预测,并通过注意力热图表明黄斑中心凹区域是对预测贡献度最大的区域之一[13]。Dai 等设计了具有两个分支的 CNN 模型,一个分支用于区分正常和异常眼底图像,另一个分支用于区分单纯性高度近视和病理性高度近视图像,但该模型需要进行两步判断,在预测速度上慢于端到端的直接分类方法[1]。

高度近视患者眼底中常出现伴视盘萎缩病变。伴视盘萎缩是高度近视患者眼底的典型病变,也是高度近视诊断的重要依据。因此,类似伴视盘萎缩的病灶分割对于高度近视的诊断和治疗具有十分重要的意义。伴视盘萎缩的大小和位置不固定,若扩张到黄斑区,将会对患者的视力造成极大的损害,使患者连近处的物体也难以看清。一般根据伴视盘萎缩的边缘来判定其是否仍在扩张,清晰的边缘意味着伴视盘萎缩很可能已经停止扩张;边缘模糊不规则,则表明伴视盘萎缩还在扩张。目前有关伴视盘萎缩分割的研究不多,网上的数据集十分有限,人工标注需要耗费非常多的时间和精力,且标注精度容易受人的主观因素影响。此外,早期的伴视盘萎缩呈月牙形,在视盘附近,面积较小,与视盘的亮度差异不明显,分割时容易受到视盘的干扰。同时,高度近视患者常伴有豹纹状眼底,这是视网膜被拉伸的结果,暂时无法通过手术或者特效药治疗。可透见的血管会影响病灶区域的识别和分割,降低分割精度。伴视盘萎缩的扩张没有明显的规律,不同患者眼底伴视盘萎缩的形状、大小差异大。伴视盘萎缩内有明显的色素沉积,当其扩张到一定程度时,会改变眼底形态。当伴视盘萎缩还在扩张时,其边缘是模糊不清的,难以提取相关的轮廓信息。由此可见,多种因素制约着伴视盘萎缩分割网络的研究。

针对伴视盘萎缩的自动分割和量化研究工作在2010年左右开始出现。Lu等提出了伴视盘萎缩的计算机量化方法[1]。该方法利用RGB图像的红色和蓝色通道,最大限度地提取伴视盘萎缩的信息特征,同时降低血管等因素的干扰。采用扫描滤波、阈值分割、区域生长和带有形状约束的改进Chan-Vese模型对伴视盘萎缩进行了分割和量化分析。实验结果显示,该方法能够自动检测伴视盘萎缩区域,平均精度达到了92.5%,与真实标签的相关系数达到了0.98。由于伴视盘萎缩在视盘周围,其分割受视盘干扰较大,如何区分伴视盘萎缩和视盘也是研究的一个难题。Srivastava等提出了一种用于视盘分割的深度学习网络,它可以通过特征学习来区分伴视盘萎缩和视盘[1]。同时采用基于特征的图像增强方法,分割结果的平均重叠误差为9.7%,低于其他分割算法。Zhang等提出了一种将置信图与条件随机场模型相结合的伴视盘萎缩自动分割算法,优化了神经网络初始分割结果[1]。该网络使用整体嵌套边缘检测得到置信图,利用置信度映射构造条件随机场模型,并采用最大后验推理进行分割,再通过后处理进一步细化分割结果。该方法具有较好的鲁棒性,将平均F值从0.57提高到了0.67,提升了分割效果。Feng等开发了一种新的伴视盘萎缩分割算法,网络框架以整体嵌套边缘检测为基础[1]。首先,对数据集进行预处理,提取感兴趣区域并进行归一化处理,其次,端到端模型提取丰富的层次特征,并对侧输出进行深度监督,再次,将新的平衡参数加入损失函数中分割病灶区域,最后,通过全卷积神经层生成全局映射图。实验表明。该模型在成人和儿童眼底彩照数据集上都取得了不错的效果,成人测试集(200张)的平均F值为0.7910,儿童测试集(50张)的平均F值为0.7478。

(四)存在的问题及展望

统计数据显示,2018年全国儿童青少年总体近视率为53.6%。其中,6岁儿童为14.5%,小学生为36.0%,初中生为71.6%,高中生为81.0%。并且在高三近视学生当中,高度近视占比为21.9%。2018年国家卫生健康委员会发布《综合防控儿童青少年近视实施方案》,力争到2030年实现全国儿童青少年新发近视率明显下降,6岁儿童近视率控制在3%左右,小学生近视率下降到38%以下,初中生近视率下降到60%以下,高中生近视率下降到70%以下,同时要求政府、学校、医疗卫生机构、家庭和学生各方面共同努力,切实降低儿童青少年近视发生率,提升儿童青少年体质健康水平。由此可见,国家对近视防控的高度重视和近视防控的紧迫性。与糖尿病视网膜病变相似,高度近视的人工智能诊断算法亟待临床实际诊疗环境下的现场验证,而不是仅仅得到的验证结果才更加具有说服力。而且用于诊断高度近视的人工智能算法模型在应用时还需要在不同地区、不同种族的人群中进行评估,以验证该模型的鲁棒性和泛化能力。由于高度近视在儿童青少年和老年人群中的表现存在一定差异,在搭建人工智能算法模型时也应该同时考虑病例的年龄乃至性别、家族遗传史等因素,以提高人工智能算法模型的诊断性能。

此外,高度近视患者发生视网膜脱落的概率更大,患青光眼的概率也更高。许多高度近视患者的视野里会出现漂浮物和阴影。高度近视的典型病灶伴视盘萎缩也经常出现在患有青光眼的眼底彩照中,这是大量近视患者被诊断为青光眼的原因之一,因此在未来研究中需要加强对多病种之间相互区分和病程联系的关注。

六、其他常见眼底病

(一)青光眼

青光眼是以视盘萎缩和凹陷、视野缺损和视力下降为特征的疾病。眼压的病理性增高和视神经的血液供应不足是其发病的主要危险因素。它是世界上第二大致盲眼科疾病,是失明的主要原因之一。在全球 7000 万青光眼患者中,500 万 ~ 700 万患者失明,预计到 2040 年,青光眼将影响全球 1.12 亿人。青光眼的特点是进展较为缓慢,在早期阶段并没有十分明显的症状,很难引起患者的重视,等到发现视觉损伤时多已发展到后期,患者往往已经错过了最佳治疗阶段。由于青光眼的不可逆性和缺乏长期有效的治疗方案,如果能够在早期及时发现并治疗,多数青光眼患者可以保持现有视力,因此对青光眼的早期筛查显得极其重要。大多数青光眼患者的视神经损伤是因眼球内的房水循环受阻引起的眼内压升高超过了视神经所能耐受的眼压限度,造成了视神经缓慢的进行性损伤。青光眼主要表现为视盘的中心亮区域(视杯)的扩增。临床上最常使用的诊断指标是眼底视神经乳头视杯(OC)与视盘(OD)的直径比即杯盘比(CDR)和视网膜节细胞神经纤维的缺失情况。而基于 OD 和 OC 区域的评估方法又可以细分为视盘/视杯分割和直接 CDR 估计。

在青光眼的诊断中,除了视野缺损、眼压升高外,杯盘比是一个十分重要的指标。越大的杯盘比预示着越高的青光眼患病风险。在杯盘比的计算过程中,需要获得视盘与视杯的垂直高度,因此视盘与视杯区域的准确分割对青光眼的诊断十分重要。基于这一先验知识,许多研究都致力于对青光眼图像的视杯和视盘进行检测。如 Agawal 等通过自适应阈值从图像中提取均值、标准差等特征来分割 OD 和 OC,对噪声和图像质量具有较好的鲁棒性,能够达到90%的准确率[1]。随着深度学习的不断发展,Ferreira等设计了一种纹理特征描述子和卷积神经网络模型来诊断青光眼:他们首先用一个U-Net来分割OD区域,然后受生物学领域知识的启发,设计了一个叫作系统发生多样性指数的模块来提取眼底彩照的语义特征,最后用一个基于卷积神经网络的分类器来诊断青光眼[1]。Pal等则设计了一个用于青光眼分类的G-EyeNet,在规模较小的数据集上能够取得很好的效果[1]。该网络模型首先执行图像分割,然后将提取到的感兴趣区域输入到一个类似U形的编码器—解码器网络架构中进行图像重建。最后,在青光眼分类的编码器中加入了后接softmax的全连接层作为分类器。另一种评估杯盘比的方法是放弃分割OD和OC区域的中间步骤,直接从眼底彩照中估计CDR。Zhao等提出的多尺度特征融合网络中,输入的眼底彩照通过三个Dense Blocks,提取到的特征再通过特征金字塔融合模块和全连通特征融合模块学习和融合多尺度特征,最后使用随机森林回归方法进行CDR的估计[1]。

考虑到视网膜节细胞神经纤维的缺失可以作为检测青光眼的一个特征,另一种对青光眼的临床诊断方法是评估视网膜节细胞神经纤维的缺失情况。Acharya等利用数字图像处理中的高阶光谱和纹理特征,归一化图像后采用随机森林分类器诊断青光眼,诊断准确率达到了97%[14]。此外还有利用Gabor变换(Acharya等)、小波变换(Shishir等)等方法提取眼底彩照的特征,采用机器学习中的支持向量机或K邻近算法对青光眼图像进行分类检测,均取得了95%以上的准确率。

与糖尿病视网膜病变类似,基于眼底彩照的青光眼人工智能诊断算法在临床上也有许多实际应用。IBM研究院在青光眼的筛查领域投入了大量资源,采用Watson的认知计算处理眼部图像并进行医学分析。Raghavendra等从印度的Kasturba医学院获取了1426张临床眼底彩照,利用包含5个卷积层的深度为18的卷积神经网络进行青光眼分类[1]。Liu等则提出一个名为“Glaucoma Dingnosis with Convoluted Neural Networks(GD-CNN)”的基于残差网络的深度学习系统(DLS)。他们在一个包含241032张临床眼底彩照的本地数据集上进行网络模型的训练和验证,并进一步提出了一个在线深度学习系统来提高GD-CNN在其他数据上的泛化能力[1]。

综上所述,青光眼是继白内障之后的世界上第二大致盲疾病,及时对青光眼的早期病症进行诊断,才能达到早发现、早治疗的目的。传统的眼底图像处理需要借助人工设计相关特征,但是人工设计的特征并不适用于绝大部分的图像数据,这就导致了研究人员工作量大并且效率低,近年来,越来越多深度学习诊断算法和诊断系统被应用于青光眼的分析与检测。深度学习算法虽然具有很高的准确率和预测速度，但泛化能力较差，且不具有可解释性，但是，青光眼的人工智能算法仍有改进的余地。一种思路是通过注意力热图为诊断提供指导，可视化深度学习网络模型的内部特征分布。此外，患者的年龄、种族、家族遗传史等因素也可能影响青光眼的诊断结果。

（二）白内障

白内障是以色觉降低或改变、视线模糊、光源产生光晕、无法适应亮光、黑暗环境下视觉障碍为特征的疾病。引发白内障的主要原因是眼睛晶状体蛋白的变性或老化，晶状体变得浑浊从而造成视力缺损。白内障会导致严重的视力损伤，是导致失明的最严重的眼病之一。

中国在白内障的人工智能诊断领域处于世界领先行列。Zhou 等将深度学习用于白内障诊断（非白内障/白内障）和白内障分级（非白内障、轻度白内障、中度白内障和重度白内障）[1]。他们首先建立了一个数据集，包含来自中国北京同仁医院的 1355 张临床采集的眼底彩照。其中 433 张是非白内障图像，922 张是白内障图像。他们提出的离散状态转移（DST）和经验离散状态转移（EDST）策略可以减少网络模型的参数量，防止模型过拟合。Xu 等提出了一种用于白内障分级的混合全局—局部特征表达的卷积神经网络模型[1]。在专业眼科医生手工标注的 8030 张眼底彩照数据集上，他们首先使用 AlexNet 学习全局特征，然后在卷积神经网络的每一层上使用一个反卷积网络来分析哪个像素点对分类预测的贡献最大，并解释错误分类的情况。最后采用一个混合模型进行分类，该混合模型是多个 AlexNet 的集合，结合了全局和局部的特征表达。Yang 等则对眼底彩照进行健康、轻度白内障、中度白内障、重度白内障的四类分级。输入的眼底彩照在经过提取绿色通道、对比度增强和滤波等预处理后，被提取如亮度、对比度、逆差矩等共 40 类特征，最后输入具有 40 个输入节点、10 个隐藏层和 4 个输出节点的 BP 神经网络中进行分类[1]。

基于眼底彩照的白内障人工智能诊断算法是一个很有前途的方向，除了检测是否具有白内障之外还需要对白内障的严重程度进行分级。但白内障的人工智能诊断没有通用的公开数据集，各研究仅在自行采集的本地数据集上进行验证，并且白内障的分级没有像糖尿病视网膜病变一样的国际通用分级标准，这些限制使得不同的研究之间缺乏可比较性。除此之外，不同眼病的诊断可能会相互影响。例如，对于同时有青光眼和白内障的患者，由于白内障引起的眼底特征模糊，无法准确检测视杯、视盘或视网膜节细胞神经纤维,这可能使得青光眼难以诊断。因此,同时诊断白内障和其他眼底疾病也非常具有挑战性。

(三)黄斑病变

眼底彩照中的视盘、视网膜血管和黄斑是组成眼底的主要生理结构。其中,黄斑因富含大量负责视觉和色觉的视锥细胞而具有极为重要的意义。在空间坐标中,黄斑位于眼后极部,与视盘中心形成约 2.5 个视盘直径的间隔,并与其形成一定的角度差。在生理结构上,黄斑富含叶黄素,并且无血管或仅有少量微细血管,因此在眼底图像中常表现为位于中心的较暗类圆形区域。该区域中心位置存在一个凹陷称为中央凹,它是视觉功能中最敏锐的结构。黄斑区域中的细胞因生理结构上相对脆弱而较易产生病变,并且出现在这里的任何病变都将导致视力的严重损伤,甚至会导致失明。其中,年龄相关性黄斑变性(AMD)是导致老年人失明的主要原因;糖尿病性黄斑水肿(DME)是致使大多糖尿病患者视力受损的重要疾病。当出现临床症状时,就表明患者需要立刻接受激光治疗,否则将严重损害患者的视觉功能。因此,利用计算机技术对眼底图像中的黄斑区域进行处理和分析,从而提升病理分析精确度以及医学筛查诊断效率,将对减少和避免患者视功能受损具有尤为重要的价值。

年龄相关性黄斑变性(AMD)是 50 岁及以上人群视力丧失的主要原因,主要表现为黄斑区域的结构性改变,会导致视野中心区域的视觉损失和周边区域的模糊与形变,根据是否存在渗出物,AMD 可以分为干性(非渗出)和湿性(渗出)两种,干性 AMD 是由视网膜色素上皮层萎缩、视网膜中心部分的感光细胞缺失导致的视觉损伤,主要症状为黄斑区域的玻璃膜疣和代谢物沉积。湿性 AMD 是由脉络膜毛细血管层的异常血管增生导致的黄斑区域下血液与蛋白质渗出,这些血管的出血、渗出和结疤最终导致感光细胞的不可逆损伤,如果不及时治疗将造成快速的视觉丧失。通过眼底图像检测黄斑区域的病变损伤是 AMD 诊断的主要方式,但由于黄斑区域的病变导致黄斑区域的结构性变化,直接定位黄斑区域相对困难,因此常通过定位视盘区域,并根据视盘与黄斑的相对位置关系定位黄斑区域以进行后续的损伤检测。由此可见,视盘区域的准确定位有助于 AMD 的分析诊断。对 AMD 尚未明确确切的病因,可能与遗传因素、环境影响、视网膜慢性光损伤、营养失调、代谢障碍等有关。衰老和退变是引起 AMD 的重要因素。统计数据显示,2015 年全球有 620 万人患有 AMD,国际上广泛使用的相关公开数据集主要包括 AREDS,iChallenge-AMD 和 KORA。其中,AREDS 数据集被广泛应用于 AMD 的诊断,它包括从 5208 名参与者中获取的 206500 张眼底彩照；iChallenge-AMD 是被用于 iChallenge 竞赛的数据集，它由 1200 幅图像组成，其中 77% 来自非 AMD 患者，23% 来自 AMD 患者，提供了黄斑变性/非黄斑变性、视盘边界、中央凹位置以及病灶边界的标签；KORA 数据集（Brandl 等，2016 年）则是从德国南部 25 ~ 74 岁的 2840 名参与者中获得的。Govindaiah 等于 2018 年评估了深度学习网络在两类（健康/早期 AMD、中期/晚期 AMD）和四类（无 AMD、早期 AMD、中期 AMD、晚期 AMD）分类任务中的性能，被评估的网络包括有迁移学习的 VGG16、无迁移学习的 VGG16 和 ResNet - 50[1]。Tan 等则设计了一个 14 层的卷积神经网络模型用于早期 AMD 诊断。他们的数据来自 Kasturba 医学院眼科，包括 402 张正常图像，583 张早期、中期黄斑变性或遗传性黄斑变性的视网膜图像，125 张湿性黄斑变性的视网膜图像[1]。Burlina 等进一步使用深度学习算法对 AMD 患者进行了详细的严重程度表征和 5 年风险评估，他们采用的分类网络是 ResNet - 50[15]。为了评估晚期 AMD 患者的 5 年风险，他们评估了 3 种基于深度学习的策略，即软预测、硬预测和回归预测。

糖尿病性黄斑水肿（DME）是糖尿病视网膜病变最常见的并发症，可能导致严重的视力损伤，甚至致盲。DME 指由糖尿病引起的黄斑中央凹一个视盘直径范围内的细胞外液积聚所致的视网膜增厚或硬性渗出物沉积，影响其形成的因素有糖尿病视网膜病变的严重程度、糖尿病的病程、玻璃体后脱离等。目前对 DME 的人工智能诊断算法主要包括两阶段网络架构和多尺度网络。Mo 等提出了用于 DME 诊断的级联深度残差网络模型，所使用的数据集包括 e-ophtha EX 和汉密尔顿眼科研究所黄斑水肿数据集（HEI-MED）[1]。HEI-MED 数据集由 169 张眼底彩照组成，其中 115 张为健康图像、54 张为含有渗出物的图像。他们提出的网络框架分为两个阶段，第一阶段用分割渗出物的深度全卷积残差网络（FCRN），裁剪一个固定大小的区域，其中心像素具有最大概率值，该区域被输入到第二阶段的深度残差网络，从而完成二分类任务。另一种对 DME 的诊断方法是采用多尺度网络。He 等提出了一种基于多尺度方法的 DME 分类方法[1]。他们使用 IDRiD 和 Messidor 作为数据集，首先通过 U 形网络生成黄斑中心凹和硬渗出物区域的掩模，然后设计一个以 VGG16 为骨干的多尺度特征提取模块。中央凹和硬渗出物区域的掩模和提取到的多尺度特征被融合在一起，输入到一个 XGBoost 分类器从而得到最终分类结果。

在医学领域，黄斑病变类型多且表征复杂，主要病变类型包括 AMD、DME 等，病变表征包含微动脉瘤、出血、渗出等。然而对黄斑病变的关注与它的患病率和严重程度非常不匹配，对黄斑病变的诊断研究远远少于对糖尿病视网膜病变或青光眼的诊断研究，并且国际上相关的公开数据集和图像数量也远远不及糖尿病视网膜病变或青光眼的。因此,利用人工智能算法对眼底彩照中的黄斑区域进行处理和分析,具有很大发展空间和潜力。

参考文献

[1]万程,钱湧,杨卫华.眼底病人工智能研究[M].武汉:湖北科学技术出版社,2022.

[2]Matsui M, Tashiro T, Matsumoto K, et al. A study on automatic and quantitative diagnosis of fundus photographs. I. Detection of contour line of retinal blood vessel images on color fundus photographs[J]. Nippon Ganka Gakkai Zasshi,1973,77(8):907-918.

[3]Baudoin CE, Lay BJ, Klein JC. Automatic detection of microaneurysms in diabetic fluorescein angiography[J]. Rev Epidemiol Sante Publique,1984,32(3/4):254-261.

[4]华瑞,文峰.图说眼底影像技术从多模影像到人工智能[M].北京:人民卫生出版社,2020.

[5]Hao H, Zhao Y, Fu H, et al. Anterior Chamber Angles Classification in Anterior Segment OCT Images via Multi-Scale Regions Convolutional Neural Networks[J]. Annu Int Conf IEEE Eng Med Biol Soc,2019, 2019:849-852.

[6]Fu H, Cheng J, Xu Y, et al. Joint Optic Disc and Cup Segmentation Based on Multi Label Deep Network and Polar Transformation[J]. IEEE Trans Med Imaging,2018,37(7):1597-1605.

[7]Zhao Y, Zheng Y, Liu Y, et al. Automatic 2-D/3-D Vessel Enhancement in Multiple Modality Images Using a Weighted Symmetry Filter[J]. IEEE Trans Med Imaging,2018,37(2):438-450.

[8]Mou L, Zhao Y, Chen L, et al. CS-Net: Channel and Spatial Attention Network for Curvilinear Structure Segmentation[J]. Med Image Comput Comput Assist Interv,2019.

[9]Fu H, Baskaran M, Xu Y, et al. A Deep Learning System for Automated Angle-Closure Detection in Anterior Segment Optical Coherence Tomography Images[J]. Am J Ophthalmol,2019,203:37-45.

[10]Gu Z, Cheng J, Fu H, et al. CE-Net: Context Encoder Network for 2D Medical Image Segmentation[J]. IEEE Trans Med Imaging, 2019, 38(10):2281-2292.

[11]Gargeya R, Leng T. Automated Identification of Diabetic Retinopathy Using Deep Learning[J]. Ophthalmology,2017:962-969.

[12]Lee R, Wong TY, Sabanayagam C. Epidemiology of diabetic retinopathy, diabetic macular edema and related vision loss[J]. Eye Vis (Lond),2015,2:17.

[13]Varadarajan AV, Poplin R, Blumer K, et al. Deep Learning for Predicting Refractive Error From Retinal Fundus Images[J]. Invest Ophthalmol Vis Sci,2018,59(7):2861-2868.

[14]Acharya RU, Yu W, Zhu K, et al. Identification of cataract and post-cataract surgery optical images using artificial intelligence techniques[J]. J Med Syst,2010,34(4):619-628.

[15]Burlina PM, Joshi N, Pekala M, et al. Automated Grading of Age-Related Macular Degeneration From Color Fundus Images Using Deep Convolutional Neural Networks[J]. JAMA Ophthalmol, 2017, 135(11): 1170-1176.

第 8 章　人工智能在妇科疾病诊断中的应用

一、乳腺癌

乳腺癌是女性最常见的癌症疾病之一，早期诊断与治疗有助于提高生存率及治愈率、降低死亡率，改善患者预后[1]。常见的检查手段有 X 线检查、超声、MRI，还有一些新型乳腺成像检查技术正在开发中，如乳房断层摄影（3D 乳房钼靶摄影）、分子乳腺成像、正电子发射乳房摄影术、对比增强乳房摄影、光学成像、电阻抗断层扫描（EIT）、弹性成像等[2]。

（一）乳腺超声

乳腺癌早期诊断能提高治愈率，延长患者生存时间，提高其生活质量。超声对乳腺疾病诊断具有较高的敏感性及精确度，是乳腺癌筛查的主要手段之一。在乳腺病灶的超声诊断中，对于良恶性病变的早期鉴别是关键。乳腺超声检查耗时长，随着需求的增加，医生及相关科室人员的负担与日俱增。

而当前人工智能技术在乳腺超声诊断中具有客观性、稳定性及精确性，可以弥补乳腺超声诊断中的主观性、操作者依赖性及低特异性。目前，已有许多基于乳腺超声的计算机辅助诊断（CAD）系统被研发并应用于实际临床工作中。CAD 系统可快速处理大批量数据，定量分析乳腺病灶的超声影像学特征，有效降低医生诊断的主观性，减少疾病误漏诊。

1. 乳腺病灶超声图像识别与分割

CAD 系统的流程涉及以下四个步骤：图像预处理、病灶分割、特征提取及分类诊断。其中，精准分割病变部位是提高后续特征提取和分类诊断准确性的关键。在传统乳腺超声检查中，大量存在于乳腺超声图像中的特征信息无法被肉眼所识别；基于乳腺癌向周围组织浸润生长的疾病特性，其超声图像表现为病灶边界不清，呈“毛刺状”“蟹足状”，难以精准分析。因此，对乳腺病灶的分割需要更准确、更便捷的方法。

基于人工智能的图像分割技术为乳腺病灶分割提供了新的策略。目前，已有多种分割算法被应用于乳腺病灶超声图像分割中，包括直方图阈值法、分水岭法、聚类算法、活动轮廓模型及水平集算法等。然而，这些传统分割方法仍存在各种局限性，如早期研究中使用分水岭算法（利用边缘和密度信息）、灰度切片法（利用形态信息）等基于强度阈值的方法对可疑的乳腺病灶图像进行分割，但该方法对乳腺病灶的检出仍存在一定假阳性可能，尤其是内部呈高回声的病灶容易出现检测错误；存在回声衰减的病灶则可能会被过度分割。此外，传统分割方法往往需要医生首先进行手工标记，工作量较大的同时，仍无法避免不同观察者间的差异性。随着技术的不断进步，一些半自动/全自动分割方法（如种子区域生长法，灰度二值化阈值法等）有助于更加快速、准确地获得良好的分割结果。

对乳腺进行全面、反复扫查，才能确定乳腺肿物的位置，而具备分割功能的 CAD 系统可有效减少乳腺病灶扫查及定位的耗时，如三星公司自主研发的 S-Detect，就是一款以 2013 版 BI-RADS 为标准所建立的、基于深度学习技术的全自动乳腺超声图像辅助诊断人工智能软件，可在二维灰阶图像上自动检测、定位乳腺病灶，描绘 ROI 轮廓并分析区域内的超声特征，从而快速产生分类诊断结果。

随着三维超声成像技术的发展，以自动乳腺全容积成像（ABVS）及自动乳腺超声成像系统（ABUS）为代表的乳腺三维成像技术以其特有的自动扫查方式及冠状面成像模式，有效提高了乳腺超声诊断的全面性、可重复性及客观性。基于三维乳腺超声成像的图像分割技术，实现了真正意义上的乳腺病灶“全自动检测”。例如，Moon 等[3]应用斑点检测方法，改善了传统强度阈值分割法对 ABUS 病灶分割的局限性，对于病灶内外区域对比度低、存在回声衰减的乳腺病灶具有较好的分割效能。在此基础上，他们成功研发了首款基于多尺度斑点检测的 ABUS 乳腺病灶分割 CAD 系统，并应用斑点、内部回声和形态学特征构建逻辑回归模型，以评估乳腺病变的恶性可能。2014 年，Lo 等[4]在冠状面识别的基础上，联合纵切面、横切面三切面信息，采用模糊 C—均值聚类方法从 ABUS 图像中检测、定位病灶，并基于回声强度、形态、位置和大小等特征，通过逻辑回归模型对可疑乳腺病灶进行分类诊断。

除了改善分割方法外，另一种优化乳腺分割的思路是采用区分结构识别进行精细化分隔。如在最新研究中采用卷积神经网络将三维乳腺超声图像分割为皮肤、纤维腺组织、病灶及脂肪组织，并对这些区域进行单独分隔，可有效提高分隔效能[5]。

2. 乳腺病灶超声图像特征与临床应用

自 20 世纪 80 年代起，人工智能就开始在乳腺超声诊断领域崭露头角。其中，提取超声图像特征是最基本的步骤。以下将从不同超声成像模式及技术的角度,分析目前应用于乳腺超声诊断的特征。

(1)基于乳腺二维超声图像的特征

1)形态学特征

二维超声是超声评估乳腺良恶性最常用的方法,其常用特征包括肿块大小、位置、形状、边缘、后方回声、有无内部钙化、有无淋巴结转移等。二维超声图像上,良性肿块的共性表现为边界清晰、形态规则及内部回声均匀等。恶性肿块的共性特征为形态不规则、边缘部分/全部不清晰、内部回声不均匀等。除了共性外,不同病理性的乳腺癌在形态学特征方面也存在个性。乳腺癌病理类型繁多,WHO 将其分为 20 余种,临床上以浸润性癌最为多见,占乳腺癌总数的 85%,其中又以浸润性导管癌、浸润性小叶癌和髓样癌多见。浸润性导管癌在影像学上形态变化最多样,由于肿瘤呈浸润性生长,其内部生长速度不一致,表现为肿瘤边缘出现浸润、毛刺或小分叶等恶性形态征象,伴有导管原位癌成分的浸润性导管癌常合并内部强回声钙化。浸润性小叶癌由于癌细胞较小,细胞间黏附力差,多在纤维间质中散在或呈单行线状分布,故在疾病早期常无明显肿块出现,仅表现为局部乳腺组织结构扭曲,较少合并微小钙化。不同种类乳腺癌的形态学表现异质性,是乳腺超声结合特征分析的基础。

应用形态学特征进行分析的优点在于:形态特征的范围较广,是超声图像人工解读的通用特征;形态特征相对直观,不容易受到噪声的干扰;形态特征受超声参数设置的影响较小,具有较强的普适性;乳腺癌形态学特征与病理类型存在较密切的相关性。传统机器学习方法常采用基于二维灰阶图像提取病灶形态、纹理、位置及方向等信息来描述乳腺肿瘤特征。有研究发现,尽管使用的机器学习方法不同,乳腺病灶边缘情况及生长方向几乎是公认的最佳形态学诊断特[6]。

乳腺病灶形态学特征与生物标志物的相关性分析也是近年来的研究热点。乳腺癌是一类高度异质性的肿瘤,即使组织形态学相同,其分子表达也可能并不一致。随着乳腺癌个体化治疗的发展,乳腺癌各分子分型的划分对治疗方案的选择具有重要参考价值。肿瘤分子生物学因素决定了其病理组织学改变,而病理组织改变是影像学表现的基础,故乳腺癌影像学表现与分子生物学之间存在一定的相关性。依据肿瘤影像学的不同表现可判断其受体的表达及分子分型,指导乳腺癌的临床诊断、治疗及预后评估。

乳腺肿瘤的声像图特征与其免疫组化标志物具有不同程度的相关性,有研究表明,肿瘤的大小和 Ki-67 阳性表达呈显著正相关,与雌激素受体(ER)阳性表达呈极显著负相关;肿瘤淋巴结转移与 Ki-67 阳性表达呈正相关,与孕激素受体(PR)阳性表达呈显著负相关[7]。张晓晓等[8]认为人表皮生长因子受体 2(HER2)过表达型乳腺癌微钙化率较其他类型乳腺癌更高;三阴型乳腺癌超声图像多表现为边界清晰、边缘光滑,后方回声多增强,微钙化少见[9]。乳腺癌研究的一个重要领域是了解肿瘤的宏观表现与其肿瘤微环境之间的关系。这些关系可以尝试从临床乳腺图像和风险、预后或治疗反应的生物学指标中探索。复旦大学附属肿瘤医院常才团队对乳腺癌超声图像特征进行回顾性分析[10],使用影像学特征成功地预测了浸润性乳腺癌的激素受体表达情况,提出超声影像组学定量特征分析可降低传统超声影像的主观性,对提高超声对乳腺癌的精准诊断及生物学行为预测具有较好的临床价值;Flores 等[11]的研究结果同样证实了这点。尽管如此,由于缺乏组织内部变化信息,仅使用形态学特征仍难以实现乳腺肿瘤的准确评估。

2)纹理特征

具有良好的抗噪能力,是解决异质性和复杂空间分布问题的有效方法,被广泛用于对各种图像的识别、分割及分类。纹理特征主要用来解释内部回声模式和组织结构组成,为保证特征的真实性,一般从原始图像或预处理后的图像中获得。通常,图像纹理描述的是诸如灰度值、亮度、颜色、大小、频率、粗糙度和规律性等因素的分布。由于不同性质的乳腺病灶在病理、超声图像上存在纹理特征的差异,通过纹理分析可以实现较肉眼评估更为精准的乳腺病灶诊断,如 Hsu 等[12]将基于灰度共生矩阵(GLCM)获取估计纹理特征并结合形态特征和参数成像特征的方法应用于良性纤维腺瘤的识别及诊断,证实了该系统具有良好的应用效能(AUC 为 0.96);Chen 等[13]进行了纹理特征提取,并使用主成分分析缩小特征尺寸,提高了乳腺良恶性肿瘤的平均诊断准确率(平均为 92.5%)。

然而,基于纹理特征的乳腺病灶超声图像分析也存在一定的局限性。首先,纹理分析只注重局部特征的分析和提取,不能兼顾整体图像特征,且该方法是对排列特征的描述,不能反映图像中物体的本质属性。其次,该方法对数据的真实性要求较高,而仪器上或影像系统中导出的图像数据往往经过各种调节及处理,难以获得真实的纹理信息。最后,纹理分析还高度依赖于超声仪器设置和检查者的操作,稳定性和鲁棒性难以保证。为优化纹理分析在乳腺癌评估中的应用,有研究提出将 7 个形态特征和 25 个纹理特征进行结合的分析方法,结果表明形态—纹理的组合特征能更加有效地诊断乳腺癌[14]。可见,各类基于二维乳腺超声图像的特征能够在诊断中起到相应作用,而通过对各类特征的组合应用能够进一步提高乳腺超声图像分析的准确性。

3)原始超声信号

当超声波在介质中传播时,遇到两种具有不同声阻抗的介质所形成的界面,若界面大于超声波波长则产生反射,若界面小于超声波波长则产生散射。散射是多重方向性的,朝向探头的散射即为背向散射。背向散射信号与组织中散射体的大小、密度及排列等性质有关。通过对背向散射信号的检测、量化,可识别正常与异常组织,进而实现诊断和分析。原始超声数据中,超声射频(RF)的背向散射信号可以很好地描述肿瘤分类的组织特性。超声背向散射信号具有明显的随机性,利用适当的统计分布对其概率密度函数进行建模,有助于解释由散射体性质决定的背向散射行为。常应用于超声图像的射频超声背向散射信号包括 Nakagami 参数和原始超声射频回波信号(RF 信号)。由于 Nakagami 参数可以有效量化医学超声中遇到的所有背向散射条件,其常被用作描述具有不同统计量的原始超声数据的通用模型。Nakagami 参数已被证明具有鉴别良恶性乳腺肿物的能力。而原始超声 RF 信号包含最全面、丰富的灰阶图像信息,是传统灰阶图像在忽略了频率信息和相位信息的基础下,由超声射频信号转换得到的。采用未经处理的原始超声 RF 信号对乳腺肿物进行分析研究,可以充分利用 RF 信号中的幅度、频率和相位信息,实现乳腺组织微结构病变特征的准确描述。有研究通过结合二维超声图像的形态、纹理及 Nakagami 参数特征对乳腺肿瘤进行分析,结果表明结合三类特征的超声组织表征可为乳腺肿瘤诊断提供更为丰富的信息[12]。

(2)基于乳腺超声弹性图像的特征

在乳腺组织炎症和肿瘤发展等病理过程中伴随着组织硬度的变化,而通过超声弹性成像可以识别组织的硬度差异,并通过彩色编码实现硬度特征的可视化。由于恶性病变内部蕴含较多的结缔组织,细胞高度集中,因此恶性病变组织的硬度往往高于良性病变。根据弹性成像的原理不同,可将其分为应变弹性成像(SE)、压迫式弹性成像、声辐射力脉冲(ARFI)弹性成像及剪切波弹性成像(SWE)等。然而,超声弹性图像的诊断性能很大程度上受检查者的主观性影响,而相关定量分析需要人为指定 ROI,其结果易受观察者变异的影响。人工智能技术将为解决上述问题提供一种有效的工具。

从超声弹性图像中提取的主要特征如下:平均组织弹性、截面刚度比和标准化最小距离;平均弹性模量、最大弹性模量、标准差、硬度和弹性比;面积差异、周长差异、轮廓差异、坚固度、宽高比差异和纹理特征(标准差、能量、熵、相异性、同质性和对比度)等。采用不同的弹性特征对乳腺肿物进行定性或定量分析是目前乳腺弹性超声结合人工智能的主要模式,如 Moon 等[15]通过预先在乳腺肿物边缘设定 ROI,研发基于六大弹性特征值

（平均色调直方图值、偏度、峰度、差异直方图变化、边缘密度和运行长度）的乳腺肿物分类诊断系统，并分别采用弹性图像视觉评估、基于 B 型超声图像的 BI-RADS 分类标准进行对比验证。结果表明基于弹性特征的系统，其诊断效能（AUC 为 0.89）显著高于超声医生弹性图像视觉评估（AUC 为 0.81）及 BI-RADS 分类标准（AUC 为 0.76）。

近年来，越来越多的研究开始关注对乳腺病变周围边缘硬度的精确评估。恶性肿瘤浸润具有导致周围组织反应性增生的生物学特征，致使恶性病变的边缘硬度增高，对病灶边缘硬度的评估有助于分析肿瘤浸润程度。中国科学院深圳先进技术研究院肖杨[16]提出对肿瘤周围区域弹性特征的检测有助于乳腺良恶性鉴别诊断，并研发了一种基于 2D－SWE 的乳腺 CAD 系统，该系统从肿瘤和肿瘤周围区域的彩色弹性图像中获取 10 个定量特征（包括弹性模量平均值、最大值和标准差、硬度和弹性比等），并采用支持向量机分类器将这些特征进行组合，实现良恶性乳腺肿物的高效分类。后续，为解决由肿瘤边缘宽度选择的主观性对弹性测值的影响，该团队对上述系统进行进一步改良，通过对乳腺病灶边界的初始化、二元小波变换能量场变形及纳入多角度多方位的图像特征，有效提高了识别及分类的精度[17]。

由于 SE 本身存在难以定量、准确性不佳、极度依赖操作者经验等局限性，与 SWE 相比，近年来相关研究较少。Marcomini 等[18]基于 SE 的局限性，研发了智能优化辅助诊断系统，该系统对 SE 图像上的颜色差异进行定量信息提取，将病变硬度信息分为硬区域（红色区域）及软区域（其他颜色区域）；此外，该系统还提供病变硬度的百分比值范围（0% 对应良性，100% 对应恶性），以降低超声医生的诊断主观性。此外，Xiao 等[19]研发了一款基于 SE 的 CAD 系统，该系统通过评估 4 个可量化弹性成像特征（弹性评分、病变硬度、病变—脂肪应变比和弹性成像—B 模式病变面积比）来区分良、恶性乳腺病变，结果表明结合 SE 特征的逻辑回归模型显著提高了诊断性能（AUC，0.988 vs 0.921）及诊断特异性（95.2% vs 54.5%）。

（3）基于三维乳腺超声图像的特征

无论是病灶还是正常组织，均属于空间立体结构，基于二维图像的超声特征仅能体现出病灶某个切面的情况，难以表征出 ROI 的整体信息。随着三维超声技术的发展，乳腺三维超声特征的提取可有效弥补上述局限性，如 Moon 等[20]使用水平集分割方法对 3D 乳腺肿瘤轮廓进行分割，在分割的基础上实现纹理特征、形状特征及椭圆拟合 3D 特征提取，并采用逻辑回归模型实现良、恶性乳腺肿瘤的分类诊断，该研究还证实了通过结合 3D 椭圆拟合特征和形状特征，可实现乳腺癌的最优诊断效能。

在自动乳腺超声成像系统(ABUS)特征性诊断切面—冠状面上检测病灶的“毛刺状”表现是诊断乳腺恶性肿瘤的有力证据。基于此,Tan 等[21]研发了基于 ABUS 的 CAD 系统,实现了高质量乳房冠状切面的数据特征获取;量化乳腺肿瘤“毛刺状”特征,并将其与纹理信息、病灶内部回声、形状、后方回声和边缘等特征进行组合及对比分析。其研究结果表明,该系统具有与高年资超声医生相当的诊断能力。此外,2018 年,Chiang 等[22]共收集了 230 例乳腺肿瘤患者的超声图像,联合三维卷积神经网络与 ABVS 以诊断可疑病灶的良恶性,获得敏感性和较弱的特异性。相对于既往采用二维卷积神经网络分析单幅的乳腺超声图像,这种将多模态超声与人工智能技术联合应用的方法,为后续研究提供了新思路。

(4)基于三维能量多普勒超声图像的特征

肿瘤血管为肿瘤组织提供营养,维持肿瘤的生存能力,而侵袭性乳腺肿瘤的生长与肿瘤血管生成程度密切相关。从病理角度分析,肿瘤组织通过新生血管与现有的血管系统建立联系,从而增强肿瘤细胞的转移扩散;血管丰富程度在良、恶性病灶间存在显著差异;乳腺癌为富血供型肿瘤,分析乳腺肿瘤血管的形态、数量及分布对乳腺癌的诊断具有重要意义。

三维能量多普勒超声(3D－PDUS)是在空间维度检测乳腺肿瘤血管的重要方法,研究表明,与良性乳腺病灶相比,恶性肿瘤脉管系统高度紊乱、曲折和扩张,并伴有血管径线不均匀、血管分支杂乱。2006 年,Chang 等[23]提出了一种从 3D－PDUS 图像中获取血管形态特征的方法,采用三维细化算法将血管收缩成骨架结构,并提取血管体积比、血管树数、血管分叉数、半径均值及 3 种扭曲度(距离度量、拐点计数度量及角度度量)共 7 个特征,在此基础上构建神经网络模型以实现乳腺肿瘤的分类诊断。

(5)乳腺多模态成像特征

单一的成像技术已难以实现疾病诊断的完整性及精确性,多模态成像逐渐成为研究热点。多模态成像是指将两个及以上不同模态的成像信息进行有机融合,以获得对目标更为精准、全面、可靠的图像表达,为医学研究提供更为丰富的诊断信息。

在乳腺超声诊断中,通过多模态成像及特征组合,可以提高对乳腺癌的识别与诊断能力,如 Moon 等[24]采用基于 SWE 特征(平均组织弹性、截面刚度比和分组硬化像素归一化最小距离)和 B 型超声特征(形态学特征和纹理特征)构建双模态乳腺病灶分类诊断系统,结果表明双模态组合特征的诊断性能显著高于单一模态。另有研究构建了基于 3D 灰阶超声图像及 3D 弹性图像特征的双模态分类诊断模型,结果表明结合形状、椭圆拟合和弹性成像特征的组合特征具有最佳的诊断性能(AUC 为 0.987)[25]。

SWE 可提供二维灰阶及弹性成像双模态可视化图像,然而现有研究多数只针对弹性图像进行分析。对此,Zhang 等[26]构建了一个基于 SWE 及二维灰阶超声图像的双模态乳腺深度学习分类诊断框架—深度多项式网络(DPN)。该框架利用反应扩散水平集模型与基于 Gabor 的各向异性扩散算法相结合的方法实现图像分割,提取两种模态中的形态特征和纹理特征,并构建乳腺良恶性肿瘤深度神经网络分类模型。交叉验证结果表明,基于双模态特征的网络模型 AUC 为 0.961,具有高效实现乳腺肿瘤分类的潜力。

在乳腺肿瘤血管多模态分析方面,2012 年,Liu 等[27]使用基于颜色聚合向量的速度向量法对乳腺癌多普勒成像的血流信号进行分析,并提取多个光谱特征,结果表明联合二维超声特征和彩色多普勒特征可提高 CAD 良恶性乳腺肿瘤分类的准确性。另有研究基于乳腺二维灰阶图像及 3D - PDUS,采用水平集法和血管骨架三维细化算法实现乳腺肿瘤边缘分割,并从中提取 20 个灰阶图像特征及 15 个肿瘤血管特征构成组合特征参数,通过特征互补提高了对乳腺病灶的诊断性能(AUC 为 0.91)[28]。

3. 人工智能应用于乳腺疾病分类诊断

(1)结合 BI-RADS 分类诊断系统的 CAD

1992 年,美国放射学会联合多家学术机构联合制定了“乳腺影像学报告及数据系统”(BI-RADS),并于 2003 年的修订版中增加了乳腺超声分类规范。超声 BI-RADS 通过描述乳腺肿瘤的形状、方向、边缘、内部回声和后方声影等特征,将乳腺病灶分为 0 ~ 6 类,恶性程度依次提升。

然而,BI-RADS 分类的实际应用仍存在一定的局限性。尽管 BI-RADS 对乳腺病灶的评估进行了详细的规范,但因需要超声医生读图后主观评估,仍无法避免不同经验水平的医生在使用 BI-RADS 分类进行诊断时的主观差异性。此外,BI-RADS 分类尚存在一定的假阳性率,将导致不必要的穿刺活检。为此,有研究提出一种基于超声图像的病灶分类标准化方法,以进一步提高 BI-RADS 分类的客观性及准确性[29]。该方法将每张乳腺超声图像上的元素细分为 5 个不同类别,即 0 类:BI-RADS 2 类;1 类:BI-RADS 3 类;2 类:BI-RADS 4/5/6 类;3 类:正常组织(NT);4 类:图像元数据(即非超声图像信息,如仪器 logo、体表标记等)。分别针对这 5 类图像的识别及分类构建 DCNN 模型,如 DCNN 模型 1 的作用是区分 4 类元数据及其他类别,而 DCNN 模型 2 的作用是区分病变区域及其他区域,以此类推。该系统可有效增加输出结果的可解释性,实现乳腺病变的全自动、标准化分类。

此外,由于在乳腺占位性病变中,良性病例占比多于恶性病例,导致良恶性组间的数据分布失衡。为此,Rodrigucz-Cristema 等[30]的研究以 BI-RADS 分类为标准,将入组的乳腺病灶分为良性 A(BI-RADS 2 类)、良性 B(BI-RADS 3/4 类)及恶性(BI-RADS 4/5 类)3 类。通过调整分类类数,这种分类方式在不降低特异性的情况下,提高了对少数类别的分类性能及敏感性。可以说,同作为辅助诊断方法,CAD 与 BI-RADS 并不是"竞争关系",相反,二者可实现互补,CAD 的应用一定程度上提高了乳腺 BI-RADS 分类系统的客观性及准确性。

(2)人工智能辅助乳腺癌诊断及分级

1)乳腺癌的辅助检测

以微钙化为特征的乳腺癌:微钙化已被证实是乳腺癌的显著预测因子。有部分乳腺癌在超声图像上仅表现为微钙化,而无局部区域肿物占位感;此外,除了病灶区域内的微钙化,病灶区域外的微钙化也可能提示肿瘤的发生。然而,超声检测微钙化的敏感性却显著低于乳腺钼靶。为了改善二维超声图像对微钙化的显示效能,有研究采用自适应斑点过滤器,强化对乳腺病灶超声图像上微钙化的检测,结果证实这种方法有助于提高以微钙化为特征的乳腺癌检出率(准确率可达 80.3%)[31]。

三阴性乳腺癌(TNBC):是一种侵袭性恶性乳腺癌,肿瘤的雌激素受体、孕激素受体及人表皮生长因子受体 HE2 均为阴性,这一方面不利于快速明确诊断,另一方面此类乳腺癌对化疗及内分泌治疗的效果不敏感。在超声图像上,三阴性乳腺癌可表现为圆形或椭圆形,肿瘤边界清晰且周边回声增强,这种声像往往容易与乳腺纤维腺瘤混淆。为此,有研究采用特异性形态特征及纹理特征构建 CAD 系统的方法,从超声图像上区分三阴性乳腺癌与乳腺纤维腺瘤,结果表明,基于形态、纹理组合特征的 CAD 较单一特征具有更好的分类诊断效能,其 ROC 曲线下面积可达 0.9702[32]。

隐匿性乳腺癌:此类肿瘤往往以腋窝淋巴结转移癌为主要表现,而临床查体、钼靶及超声检查均未发现乳腺内的原发病灶。钼靶评为 BI-RADS 1－2 类、具备致密性乳腺腺体组织特性的隐匿性乳腺癌,在超声检查中难以被发现。应用 k 均值无监督聚类结合种子生长及灰度阈值法构建 CAD 以实现分类诊断,结果表明该 CAD 的假阳性检出率在临床接受范围内[33]。

乳腺叶状肿瘤:在超声形态表现上,乳腺叶状肿瘤与乳腺纤维瘤不易鉴别,容易误诊。为此,有研究采用深度学习的方式,辅助超声对乳腺叶状肿瘤与纤维腺瘤的鉴别诊断,结果表明,采用深度学习方法,可有效提高二者鉴别诊断的特异性和阴性预测值,一定程度上减少不必要的穿刺活检[34]。

根据乳腺癌分子异质性的特点,乳腺癌可分为4种分子亚型:Luminal A型、Luminal B型、HER2型和三阴性亚型。在临床工作上,需要对不同类型的乳腺癌进行针对性的治疗,但乳腺癌的分子亚型结果都是基于病理等有创操作所获取的。有一种研究观点认为:乳腺癌分子亚型与超声特征具有一定相关性,然而如何明确这种相关性,提高不同分子亚型的乳腺癌超声特征识别效能是关键。为此,Zhang等[35]收集了1000例乳腺癌患者的超声图像、临床特征和免疫组化结果,使用重采样技术获取多个特征集,通过综合决策树方法构建每个乳腺癌亚型的超声特征决策模型,如基于病灶周边声晕、后方声影的Luminal A型亚型的决策模型,基于无声晕和富血供的特点的Luminal B型亚型及基于后方回声增强、钙化、富血供和高龄特征的HER2型等。其中,三阴性亚型可分为两种:一种基于不规则分叶形状,无钙化和乏血供特征;另一种基于椭圆形、乏血供和微分叶特征。上述研究将不同分子亚型与超声特征进行了良好关联,可依据超声图像特征无创地实现乳腺癌亚型分型。

因计算机医学影像辅助诊断技术在检测、分类乳腺病灶的优越性,近年来,研究人员逐步研发出全自动乳腺癌CAD软件,通过快速完成"识别乳腺肿物、分析乳腺肿物性质及输出临床建议"的流程,辅助乳腺病灶的高效、准确诊断。也有研究在此基础上进行针对性调整,如Qi等[36]基于乳腺恶性病灶的实性表现,在识别肿物后首先分析其是否为实性病灶,以提高分类诊断的准确性;而另一项研究则进一步应用卷积神经网络,在良恶性分类的基础上,实现基于超声图像的病理分类,将结果由良、恶性二分类细分为浸润性乳腺癌、非浸润性乳腺癌、乳腺纤维瘤及囊性病变四分类,证实CAD技术既可提高恶性肿瘤诊断效能,也具备区分病理学分类的潜在可行性[37]。

2)乳腺癌的肿瘤组织学分级

除了诊断肿瘤的检出及良恶性分类诊断外,提高对乳腺癌肿瘤组织学分级的准确性也有助于患者的预后评估。肿瘤组织学分级是癌细胞和正常细胞之间的分化量度,通常是基于显微镜下组织和细胞形态进行评估。一般而言,高级别恶性病变比低级别恶性病变更具浸润性。因此,实现肿瘤组织学分级的快速、准确、非侵入性评估,对确定临床决策方案至关重要。然而,该分级属于侵入性检查,且具有主观性强和耗时长等局限。为此,Chen等[38]研发了基于超声图像区分乳腺肿瘤组织学分级的CAD系统,通过量化分析乳腺三维超声图像病灶区域的纹理、形态、椭圆拟合和后方声影等特征,表征乳腺肿瘤;进一步采用相关特征构建支持向量机分类诊断模型,将乳腺肿瘤划分为低级别和高级别。结果表明,该 CAD 系统的诊断准确度、敏感性、特异性分别可达 85.14%、79.31%及 86.55%,具有较好的分级效能。

(3)乳腺超声扫查追踪系统

传统手持式超声检查(HHUS)在乳腺疾病的筛查及检测中存在操作者主观性强的局限;尽管已有明确指南规定了乳腺超声的规范化扫查方式,但乳腺腺体外周区域的漏诊现象仍然无法避免。针对上述问题 Šroubek 等[39]研发了一款乳腺扫查范围跟踪、定位的 CAD 系统,该系统基于电磁 3D 跟踪技术,可精确定位手持探头扫查区域,从而实现扫查区域遗漏提示。该系统的硬件组成包括配备线性传感器的超声设备、电磁 3D 跟踪系统和匹配跟踪装置的电脑。该系统操作过程主要包括以下步骤。①预先确定参考点:乳头、乳房下缘中点和腋尾;②将参考点与传感器共同确定的投影变换用于将探头位置渲染到标准化乳房图中;③在探头的连续跟踪中,只需提示探头何时处于参考点,即可存储当前的 3D 位置;④系统自动检测超声视频输入帧中的冻结图像,将探测器位置记录为相应参考点的位置;⑤选择所有参考点后,软件切换到记录模式并开始分析输入数据。该系统可通过乳腺扫查范围追踪及 3D 可视化,提高乳腺扫查的全面性,减少漏诊的发生。

此外,人工智能与超声联合研究中,三星麦迪逊公司率先实现人工智能乳腺二维超声研究的产品转化,其推出的一系列超声仪器中均嫁接了乳腺智能识别系统 S-Detect™[40]。在超声医生为患者检查的过程中,医生手动选择 ROI 后,仪器可自动识别 ROI,测量 ROI 的各项数据,报告病灶形态、纵横比例、边界、内部回声、后方回声衰减情况、钙化等信息,缩短了超声医生对乳腺超声图像的诊断及出具报告的时间,也推动了乳腺超声诊断报告的标准统一化进程。

(二)乳腺癌前哨淋巴结转移预测

乳腺癌是女性发病率最高的癌症之一,乳腺癌患者前哨淋巴结的转移状态是一个重要的预后因素并且可以用于指导治疗方案的制订。前哨淋巴结通常是乳腺癌淋巴结转移的第一站,临床上常通过穿刺活检的方法评估前哨淋巴结的状态,但穿刺活检是一种有创的检查方式,容易造成并发症,包括肩部功能障碍、神经损伤、上臂麻木和淋巴水肿等。

Dong 等[41]人利用乳腺癌原发灶的 MRI 影像组学实现了乳腺癌的前哨淋巴结转移预测。该研究回顾性收集了 146 例乳腺癌患者,通过组织病理学证实了患者是否发生前哨淋巴结转移,并收集了患者基本信息以及治疗前肿瘤的检验指标,包括年龄、组织学分级、ADC 值、雌激素受体状态、孕激素受体状态、HER2 状态和 Ki－67 增殖指数等。该研究中,训练集包含 92 例患者,验证集包含 54 例患者。

图像分割是提取影像组学特征前的必要步骤。肿瘤原发灶的三维分割由一个放射科医生完成,并且由另一个放射科医生验证。放射科医生在脂肪抑制的 T2WI 图像和 DWI 图像上均进行 ROI 的勾画。

该研究针对每位患者提取 4 个非纹理特征和 10962 个纹理特征(包含来自 T2WI 图像的 5481 个特征和来自 DWI 图像的 5481 个特征)。使用斯皮尔曼相关性系数评估特征与前哨淋巴结转移状态之间的单变量关联。Bonferroni 校正法用于多重比较以及特征降维,最终从原始特征集中筛选出 25 个纹理特征。随后通过 AUC 指标对回归模型进行前向逐步特征选择,选择 AUC 最高的回归模型作为最终预测模型。

针对 T2WI 图像分析的结果显示,纳入 10 个纹理特征的模型在训练集上获得了最高性能,AUC 为 0.847 ± 0.001,敏感性为 0.663 ± 0.003,特异性为 0.816 ± 0.002;在验证集中 AUC 为 0.770 ± 0.003,敏感性为 0.600 ± 0.006,特异性为 0.747 ± 0.004。针对 DWI 图像分析的结果显示,纳入 8 个纹理特征的模型在训练集上获得了最高的性能,AUC 为 0.847 ± 0.001,敏感性为 0.740 ± 0.002,特异性为 0.808 ± 0.002;在验证集中 AUC 为 0.787 ± 0.003,敏感性为 0.695 ± 0.005,特异性为 0.757 ± 0.004。基于 T2WI 图像和 DWI 图像建立的联合模型在训练集中具有最高的 AUC 为 0.863 ± 0.001,敏感性为 0.663 ± 0.003,特异性为 0.816 ± 0.002;在验证集中 AUC 为 0.805 ± 0.004,敏感性为 0.700 ± 0.008,特异性为 0.747 ± 0.005。

该研究表明多参数 MRI 影像中的纹理特征可用于乳腺癌前哨淋巴结转移的预测。但该研究仍存在一些局限性,首先该研究病例数量较少,且为回顾性的单中心研究;其次,最终模型并未融合患者的临床信息,通过加入临床信息将有可能进一步提高模型性能。

(三)乳腺癌分子分型预测

乳腺癌作为女性中高发性的恶性肿瘤,其依据雌激素受体、孕激素受体和 HER2 等分子表达,可分为 Luminal A 型、Luminal B 型、HER2 型和三阴性亚型等。其中 HER2 阳性乳腺癌患者的预后往往比 HER2 阴性的更差,肿瘤更具侵袭性,雌激素受体阳性和孕激素受体阳性患者比起雌激素受体阴性或孕激素受体阴性患者死亡率更低,三阴性患者则通常表现为更快的复发。因此，对于不同分子和受体亚型的患者，具有不同的治疗方案。

Li 等[42]人利用 MRI 影像组学开展了乳腺癌分子分型的预测研究。该研究探索了乳腺癌的不同分型与 MRI 影像组学特征之间的关系。该研究共纳入 91 例回顾性乳腺癌患者的 MRI 影像。分析流程包括：图像分割、图像特征提取、特征筛选和模型构建。

该研究中每个数据都由 3 名专业乳腺放射科医生对图像病变区域的中心位置进行标注。再根据医生确定的肿瘤中心位置进行肿瘤区域的分割并提取了 38 个影像组学特征。结果显示，临床上测量得到的肿瘤大小和定量提取的肿瘤影像组学特征具有一定的相关性（范围为 0.63 ~ 0.79）。其中有效直径特征和临床上测量的肿瘤大小相关性最为显著。

该研究围绕乳腺癌免疫组化结果（雌激素受体、孕激素受体、HER2 和三阴性），基于 MRI 影像组学特征建立了 4 个分类器：①雌激素（雌激素受体阳性与雌激素受体阴性）；②孕酮（孕激素受体阳性与孕激素受体阴性）；③HER2（HER2 + 与 HER2 - ）；④三阴性（三阴性与其他）。该研究采用 ROC 曲线对 4 个分类器进行评价，得出各个分类器对应的 AUC 值，并对其进行显著性分析。此外还使用 U 检验评估各个特征在不同分子亚型之间是否有统计学差异。使用前向或后向逐步选择法来选择出最佳的特征集合，作为线性分类器的输入。

该研究使用箱线图来展示 MRI 特征（大小、形状、纹理）和受体状态的相关性。研究计算了各指标的均值和标准差，雌激素受体阴性患者相比于雌激素受体阳性患者，肿瘤尺寸更大，形状更加不规则，增强纹理特征表现出更多异质性。孕激素受体阴性患者与孕激素受体阳性患者相比，同样表现出肿瘤尺寸更大、形状更加不规则并具有更多的异质性。同样地，三阴性患者比起非三阴性患者在 MRI 特征中也具有相似的表现。Mann-Whitney U 检验结果显示不同分子亚型的肿瘤，其 MRI 影像组学特征中的大小和纹理特征具有显著差异。

对 MRI 影像组学特征中的大小（有效直径）和肿瘤分型关系进行分析，结果表明两者之间具有统计学差异（$P = 0.01$）。同时，MRI 纹理特征与肿瘤分型之间也具有统计学差异（$P = 0.006$）。对肿瘤的大小进行分组后，各组影像组学特征与分子分型之间的相关性同样表现出显著差异（肿瘤大小≤2cm 组中，$P = 0.04$；肿瘤大小在 2 ~ 5cm 的组中，$P = 0.02$）。

该研究表明，通过定量分析 MRI 的特征来量化肿瘤表型，可以预测侵入性乳腺癌的肿瘤分型。在雌激素受体、孕激素受体、HER2 和三阴性的分类任务中,对应的 AUC 分别为 0.89、0.69、0.65 和 0.67,该结果表明,肿瘤影像组学特征对分子分型有显著的分类能力。同时,该研究还揭示了肿瘤影像组学特征和各受体状态之间具有显著的相关性,恶性程度更高的肿瘤通常肿瘤体积更大,并且在对比增强图像中会显示出更高异质性。按照大小将肿瘤分组后,不同组别的增强纹理特征和分子分型之间的相关性仍然具有显著差异。

此外,Guo 等[43]人也利用 MRI 影像组学开展了乳腺癌分子分型的研究。该研究使用公共数据库 TCGA 和 TCIA 中浸润性乳腺癌的基因信息和影像信息,采用影像组学分析方法研究影像组学特征和基因突变状态之间的关系。该研究提取出 38 个影像组学特征和 144 个基因特征并分析,探索了影像组学特征与病理分期、淋巴结转移、雌激素受体、孕激素受体、HER2 等的相关性。

该研究发现肿瘤所有的大小特征与肿瘤分期显著正相关,表明肿瘤大小是当前肿瘤分期系统考虑的主要因素之一。肿瘤形态不规则性与肿瘤分期呈显著正相关,表明进展期肿瘤形状更不规则。另外,肿瘤边缘特征径向梯度直方图的方差和两个增强纹理特征的逆差矩和均值也与肿瘤分期有关。该研究还发现增强纹理角二次矩—能量特征可以预测孕激素受体状态,但没有发现与淋巴结转移状态、雌激素受体和 HER2 显著相关的影像组学特征。另外,该研究使用 t 检验分析了基因组学特征,发现高级别和低级别乳腺癌之间具有显著差异。同时,研究结果发现多个影像组学特征与雌激素受体和孕激素受体状态显著相关。

对于上述研究,Li 等和 Guo 等同样采用公开的数据库 TCGA 和 TCIA 探索了基于 MRI 的影像组学特征与乳腺癌的基因分型间的相关性,但他们的结果并不一致,Li 等发现 MRI 的影像特征与雌激素受体、孕激素受体、HER2 和三阴性的突变都存在一定的关联,但 Guo 等的研究中发现影像组学特征与雌激素受体和 HER2 没有显著的关联性。

(四)乳腺癌术前靶向治疗疗效预测

HER2 阳性的乳腺癌患者可以采用抗 HER2 靶向治疗,比如常用的曲妥珠单抗,但只有不到 35% 的患者对抗 HER2 靶向治疗有反应,因此 HER2 阳性乳腺癌可分为与反应相关的多种分子亚型。富含 HER2 的亚型占所有 HER2 阳性患者的 40%~50%,由于其对 HER2 靶向治疗的反应较好,因此具有特殊的治疗价值。但是 HER2 检测有创,开发无创的方法预测乳腺癌 HER2 靶向治疗疗效具有重要临床意义。

从无创的乳腺 MRI 中提取影像组学特征可将肿瘤表型量化，已被证实与乳腺癌多种生物学因素相关，如激素受体状态和基因亚型等，但这些研究很少考虑影像与治疗反应的关系。因此，Braman 等[44]人通过肿瘤和瘤周微环境的 MRI 影像组学特征评估了 HER2 阳性乳腺癌治疗反应相关的亚型。该研究还在两个独立验证数据集中分析了富含 HER2 乳腺癌患者的影像组学特征与抗 HER2 靶向治疗疗效之间的关系。

该项研究共纳入了 209 名乳腺癌患者（平均年龄 51.1 岁，标准差为 11.7 岁），部分患者进行了术前抗 HER2 靶向治疗，并有术后病理结果。该研究收集这些患者治疗前的 DCE—MRI 图像，由放射科医生首先勾画出肿瘤区域，然后在肿瘤外 0 ~ 15mm 之间生成 5 个宽度为 3mm 的环形带作为瘤周区域，瘤周区域排除了皮肤、空气和胸肌。该研究分别对肿瘤和瘤周环形区域进行了影像组学分析，发现基于瘤内特征的影像组学标签可区分与治疗反应相关的富含 HER2 亚型，AUC 为 0.76（95% CI：0.69 ~ 0.84）。瘤周影像组学的预测性能更好，9 ~ 12mm 瘤周环形区域的 AUC 为 0.85（95% CI：0.79 ~ 0.90）。融合瘤内和瘤周区域特征的影像组学标签区分富含 HER2 亚型的性能最优，AUC 为 0.89（95% CI：0.84 ~ 0.93）。在术前抗 HER2 靶向治疗的两个乳腺癌患者数据集上（数据集 1 包含 128 例乳腺癌患者；数据集 2 包含 250 例乳腺癌患者），该研究发现预测富含 HER2 的影像组学标签与术前抗 HER2 治疗的病理学完全缓解相关。在数据集 1 中，结合治疗前影像的瘤周和瘤内特征集产生的分类器与治疗反应显著相关（$P = 0.003$），且 AUC 为 0.80（95% CI：0.61 ~ 0.98）。该分类器在数据集 2 中进一步验证了其预测治疗疗效的能力，区分病理完全缓解和非病理完全缓解的 AUC 为 0.69（95% CI：0.53 ~ 0.84；$P = 0.02$）。

该研究从瘤内和瘤周微环境中构建出一个影像组学标签，该标签能够表征与治疗反应相关的富含 HER2 分子亚型，且能够用于评估术前抗 HER2 靶向治疗的疗效。

二、宫颈癌

宫颈癌是女性常见的恶性肿瘤，早期筛查是宫颈癌防治体系中最重要的环节，早期宫颈癌常无症状，但早期诊断及治疗能够显著改善疾病预后。宫颈涂片病理检查是筛查的主要方法，但其应用受限于监测设备、筛查质量及诊断水平的差异。近年来，针对宫颈癌诊疗方面存在的临床问题，人工智能技术在该疾病的辅助检测和诊断方面发挥了重要作用，其应用方向主要包括肿瘤筛查及早期诊断、肿瘤发生风险预测、肿瘤诊断分期、放疗规划制订及预后评估等。

（一）宫颈癌分期预测

宫颈癌是最常见的妇科恶性肿瘤之一，治疗方式主要包括手术、放疗和化疗，其选择在很大程度上取决于肿瘤分期。同时，肿瘤分期也是宫颈癌患者的一个可靠的预后指标。因此，准确的肿瘤分期在治疗方式选择和患者预后评估中具有重要作用。宫颈癌分期系统以国际妇产科协会（FIGO）制订的临床实践指南为依据，通常基于体格检查结果和多种成像技术（如消化道和尿路造影、膀胱镜检查和直肠镜检查）。然而，FIGO 分期系统在临床上具有一定的主观性并且过于依赖检查方法。因此，亟须开发更客观的分期标准来辅助进行宫颈癌的自动分期。

1. 基于 PET 分期预测

目前，^{18}F-FDG PET 已经在肿瘤研究中被广泛应用。作为一种功能性成像技术，^{18}F-FDG PET 可以在分子水平上反映肿瘤的代谢特征，其定量分析还可以辅助预测患者的预后。PET 图像在肿瘤分期中的价值主要体现在其预测淋巴结转移的能力上，但仍有 PET 图像的定量信息尚未被充分利用。另一方面，近年来利用 PET 图像分析肿瘤异质性的研究备受关注。肿瘤异质性常与细胞和分子特征（如细胞增殖、坏死、纤维化以及特异性受体的存在等）密切相关，因此，许多研究提出利用 PET 图像纹理分析来评估肿瘤异质性，并证明了 PET 图像在疗效预测和预后评估方面的能力。然而，PET 图像的定量信息与原发肿瘤和肿瘤分期之间的相关性尚未明确，对于宫颈癌分期应评估哪些纹理特征仍是一个悬而未决的问题。

Mu 等[45]人开展了一项基于 PET 影像组学预测宫颈癌 FIGO 分期的研究。该研究纳入了 2012～2014 年期间的 42 名宫颈鳞状细胞癌患者，所有患者均采集了^{18}F-FDG PET 图像，由于 PET 图像的定量指标要根据肿瘤原发灶进行计算，因此，准确地分割肿瘤原发灶十分重要。该研究首先提出了一种新的宫颈癌肿瘤分割方法：考虑到在高斯滤波的 PET 图像上，膀胱和肿瘤的中心强度高于周围区域，因此，通过整合强度信息和梯度场信息，可以构建一个用于精确分割肿瘤的演化过程，该过程可以通过有限的迭代进行。该研究中所有的肿瘤原发灶均通过此方法进行分割。

随后，该研究将所提出的肿瘤分割方法与几种传统的方法进行了对比，包括使用 40% 的 SUVmax 作为阈值的固定阈值法（T40%）、Otsu 方法、随机游走法等。使用 Dice 相似系数和 Hausdorff 距离评估分割结果的准确性。所提出的方法、T40% 方法、Otsu 方法、随机游走法与金标准之间的 Dice 相似系数分别为 91.78 ± 1.66%、67.00 ± 12.90%、

80.48 ±6.78% 和 82.10 ±5.50%，而 Hausdorff 距离分别为(7.94 ±1.99)mm、(15.59 ±10.78)mm、(16.24 ±9.17)mm 和(13.87 ±7.12)mm。总之，该研究提出的肿瘤分割方法给出了更具竞争力的分割结果。

在定量指标计算方面，除了常用的标准摄取值(SUV)和代谢肿瘤体积(MTV)，该研究还分析了图像的纹理特征。具体来讲，SUV 指标是指从每个患者基线 PET 图像的肿瘤原发灶提取的以下 SUV 参数：SUVmax、SUVmean 和 SUVpeak(SUVmax 代表肿瘤的最大摄取值，SUVmean 代表肿瘤的平均摄取值，SUVpeak 代表以具有 SUVmax 的体素为中心的三维 26 个相邻像素区域的局部平均值)；MTV 是肿瘤原发灶的体积；纹理特征共计 58 个，通过统计学方法进行计算，包括一阶、二阶和高阶统计量[一阶统计量根据肿瘤内的灰度分布描述全局纹理特征；二阶统计量描述局部纹理特征，通常由共生矩阵计算得到；高阶统计量反映局部强度变化，通过灰度区域大小矩阵(GLSZM)、灰度游程矩阵(GLRLM)、邻域灰度差异矩阵(NGLDM)和纹理谱计算]。

通常来说，肿瘤Ⅰ期和Ⅱ期被认为是早期阶段，其存活率高于Ⅲ期和Ⅳ期等晚期阶段。早期宫颈癌的治疗通常包括手术和放疗，而晚期宫颈癌患者则主要进行化疗。因此，该研究主要进行了宫颈癌早期阶段和晚期阶段的鉴别。首先，为了评估不同定量指标之间的关系，该研究计算了每对定量指标之间的皮尔森相关系数。基于这些相关系数，将所有的定量指标划分为不同的组，其中同一组中所有指标的相关系数的绝对值均大于 0.8。其次，对于每个定量指标，分别采用 AUC 和 t 检验衡量其鉴别肿瘤分期的能力，只有最具区分性的指标(具有最大的 AUC)和具有统计学意义的指标($P < 0.05$)才能被进一步分析。

最终，该研究的结果显示 MTV 与许多纹理特征高度相关，并且在区分早期宫颈癌和晚期宫颈癌这一任务上，该组内的所有定量指标均具有显著的统计学差异，但是基于游程百分比这一指标的模型具有更好的分期预测能力(准确度为 88.10%，AUC 为 0.88)。这些结果表明，^{18}F - FDG PET 图像的一些纹理特征与宫颈癌分期高度相关，并能在治疗前有效地鉴别早期和晚期的患者，这在很大程度上可以辅助决定患者是否需要手术，从而减少因手术带来的不必要的痛苦和经济负担。更重要的是，早期患者和晚期患者之间纹理特征的显著差异表明，纹理特征可能是除临床分期外的另一个预后因素，可为制订治疗方案提供补充信息。

2. 基于 MRI 分期预测

Liu 等[46]利用 MRI 影像组学开展了宫颈癌组织学分级预测的研究。该研究共纳入

160 名经病理证实的宫颈癌患者（平均年龄 51 岁；年龄范围 26～84 岁）。患者的 FIGO 分期包括ⅠB（$n=52$）、Ⅱ（$n=94$）、Ⅲ（$n=13$）和Ⅳ（$n=1$）。

该研究从各向同性的 DWI 图像自动生成 ADC 图。相比于 DWI 和 ADC 图，T2WI 图像分辨率更高、更易识别肿瘤边界，因此为减少模糊边界引起的误差，将 T2WI 作为人工分割的目标图像。参照相应的增强 MRI 图像，在矢状位 T2 图像上逐层围绕肿瘤边缘手工描绘 ROI。使用最近邻差值法调整 T2WI 的 ROI 的大小，然后将其自动复制到相应 ADC 图上的同一位置。所有病灶分割都由具有 10 年妇科影像经验的放射科医生使用 ITK—SNAP 软件完成。为了验证分割结果在不同观察者间的可重复性，随机选择 50 名患者，然后由另一名拥有 5 年盆腔影像学经验的放射科医生独立分析其影像，并以同样的方式重复进行肿瘤分割，最后所有的手动分割都由一位具有 22 年经验的放射科医生进行校验。选择肿瘤最大层面用于探讨单层面分析的可行性，若医生间存在分歧，则通过小组讨论达成一致。

该研究提取了 208 个影像组学特征，包括直方图特征、纹理特征和拉普拉斯—高斯特征。其中，计算纹理特征的空间方向限制在矢状位上的两对正交方向（0°和 90°、45°和 135°）。通过对所有层面的特征值进行平均化进行肿瘤的全局纹理分析，从而建立 3D 肿瘤特征和 2D 中心层特征的对应关系，以进行进一步的比较分析。

该研究使用具有特征选择功能的 LASSO 回归作为建模算法，应用 10 折交叉验证和总体误判率作为测量指标，确定了 LASSO 的最佳参数。考虑到交叉验证时样本划分的随机性，训练过程被重复了 50 次，以找到单个交叉验证迭代的最小总体误判率。

基于随机选取的 50 名患者，从分割可重复性、特征可重复性和模型可重复性三个方面进行了分析。首先，Dice 系数用来评估两次分割的可重复性，大于 0.9 表示一致性良好，可接受的一致性阈值定义为 0.75。其次，使用 Bonferroni 校正的 Wilcoxon 检验分析了单个特征的可重复性，分析了 T2WI 以及 b＝800 和 b＝1000 的 ADC 图两次勾画的 3D 特征值之间的统计差异。同时，为了量化观察者之间的一致性，计算了所有特征的组内一致性相关系数和组间相似系数：0～0.4 表示可靠性差，0.4～0.6 表示可靠性中等，0.6～0.8 表示可靠性强，0.8～1.0 表示可靠性极强。最后，为了研究从不同的肿瘤勾画中训练出来的模型的可重复性，该研究根据两次分割结果分别建立了影像组学模型，来证明是否存在与 ROI 变化保持一致的特征。两个 LASSO 模型挑选出的特征都进行了 Bland－Altman 分析以确定一致性。

为了比较 2D 和 3D ROI 影像特征对宫颈癌组织学分级的预测性能的影响，该研究按照上述建模策略对这两个影像组学模型进行了训练。为提高结论的完整性，分别在 b = 800 和 b = 1000 的 ADC 图上进行了对比分析。

该研究的结果表明，50 例用于可重复性分析实验的患者中，所有分割都具有可接受的一致性，其中 17 例的 Dice 系数大于 0.90。基于 T2WI 和 DWI 图像的包括峰度、偏度和大部分 GLCM 等纹理特征在内的 95 个特征对 ROI 变化不敏感。

在中心层和全肿瘤 ADC 特征的对比分析中，该研究对基于 ADC 图的 2D 和 3D 特征集进行了预处理。首先，使用皮尔逊相关系数矩阵探究不同特征之间的共线性关系。皮尔逊相关系数 $|r| > 0.9$ 的特征被认为存在共线性关系，并被剔除。然后，对保留的特征进行 Kruskal – Wallis 检验，移除 $P > 0.05$ 的特征，以筛选能够鉴别肿瘤组织病理学分级的特征。最终筛选出 8 个 2D b800 特征、13 个 3D b800 特征、12 个 2D b1000 特征和 12 个 3D b1000 特征作为四个 LASSO 模型的输入。

b800 的 ADC 特征集中，2D 中心断层图片分析的最小总体误差率为 0.3813（95% CI：0.3435 ~ 0.4190），3D 全肿瘤分析的最小总体误差率为 0.35（95% CI：0.2971 ~ 0.4029）。在重复了 50 次交叉验证之后，2D 中心断层图片与 3D 全肿瘤模型之间有显著性差异（$P < 0.0001$）。3D 全肿瘤分析比单纯使用 2D 中心单层面效果更好。b1000 的 ADC 特征集中，2D 中心断层图片分析的最小总体误差率为 0.3813（95% CI：0.3526 ~ 0.4099），3D 全肿瘤分析的最小总体误差率为 0.3312（95% CI：0.2963 ~ 0.3662），同样地，2D 中心层与 3D 全肿瘤模型之间有显著性差异（$P < 0.0001$）。该研究的综合结果表明 3D 全肿瘤的影像组学分析在 b = 800 和 b = 1000 的 ADC 图都表现良好。同时，结果表明基于 b = 1000 的 ADC 图模型的总体误判率比 b = 800 的模型略低，因此，建议未来的研究使用 b = 1000 的 ADC 图。

总之，该研究表明，影像组学分析可以提供对肿瘤勾画方式不敏感的高维和定量的图像特征，实现对宫颈癌组织学分级的预测。该研究在 T2WI 和 DWI 上逐层围绕肿瘤边缘手工描绘 ROI，之后将 ROI 的轮廓自动复制到相应 ADC 图上的同一位置，然而由于不可避免地存在由图像变形导致的图像不匹配现象，这种 ROI 复制的方式可能不够精确。因此，未来可对 ADC 图上直接勾画的全肿瘤进行影像组学分析，以提供更可靠的结果和对肿瘤组织学分级更全面的评价。

（二）宫颈癌新辅助化疗

Sun 等[47]开展了一项影像组学预测宫颈癌新辅助化疗疗效的研究工作。该研究回顾性地收集了8家医院接受新辅助化疗的257例局部晚期宫颈癌患者的治疗前MRI影像及术后病理结果，所有患者根据数据来源中心划分为训练集和测试集，其中训练集为来自5家医院的183名患者，外部独立测试集包括其余3家医院的92例患者。

所有入组患者均在新辅助化疗前1周内行MRI检查，MRI成像包括轴向脂肪抑制T2WI和T1WI两个序列。实验中，首先由两位分别具有7年和10年经验的放射科医生在T1WI和T2WI图像上手动勾画ROI。其中T1WI的ROI为肿瘤区域，T2WI的ROI含肿瘤区域和瘤周区域。在完成影像标准化处理后，从每例患者的影像ROI中提取1941个影像组学特征，其中包括T1WI序列肿瘤区域特征、T2WI序列肿瘤区域特征和T2WI瘤周区域特征3个特征集，每个特征集均包含17种一阶统计特征、8种形状特征、54种语义特征和568种小波特征。

考虑到高维特征的引入可能会导致构建的模型出现过拟合现象，影响模型在其他数据集上的鲁棒性。该研究采用递归特征消除SVM来选择3个特征集中的顶部特征，从而选择最适合当前分类任务的特征，实现特征降维。

在构建疗效预测模型阶段，该研究将选择的特征作为随机森林（RF）模型的输入，利用训练集数据建立预测模型。其中RF模型中超参数的确定采用网格搜索方法结合三折交叉验证的策略。该研究首先建立了3个单序列MRI模型（T1WI瘤内区域特征模型、T2WI瘤内区域特征模型和T2WI瘤周区域特征模型），然后结合不同序列或肿瘤区域的特点建立了3种不同组合的影像组学模型，包括T1WI瘤内和T2WI瘤内的组合、T2WI瘤内和瘤周的组合以及T1WI和T2WI所有区域的组合（多序列）。该研究为了统一建模和测试环境，强调了组合模型的构建过程与单序列模型的构造过程的一致性。模型建立后，通过绘制ROC曲线并计算曲线下面积对不同模型的预测性能进行定量的评价和比较。

此外，为了评估模型的稳定性，实验中将来自3个随机医院组合的患者组成另外3个不同的训练集，并将来自其余医院的患者分配到测试集。通过构建不同的训练集和测试集，研究模型的预测能力是否受到训练集和测试集中不同医院组合的影响。3组患者的训练和测试过程均采用与先前实验相同的特征选择和模型构建策略。然后利用ROC曲线评价不同组合下模型的预测性能来评估模型的稳健性。最后，为了对比影像组学模型和临床指标模型的可靠性，该研究利用具有完整临床信息（年龄、FIGO分期和大体类型）的患者子集，利用与影像组学建模相同的方法，构建临床模型。

该研究对所有入组患者的临床信息进行统计分析，发现患者年龄与新辅助化疗反应间无显著相关性（$P > 0.05$）。虽然新辅助化疗疗效在训练集中与 FIGO 分期呈现显著相关（$P < 0.001$），但在测试集中未呈现显著相关性。

根据所选特征，采用 RF 方法建立不同肿瘤区域和序列的影像组学模型，包括 T1WI 序列瘤内区域、T2WI 序列瘤内区域和 T2WI 序列瘤周区域。利用从瘤内区域提取的影像组学特征，单序列（T1WI 或 T2WI）模型的 AUC 在训练集中大于 0.96，在测试集中大于 0.94。

利用从瘤周区域提取的影像组学特征，单序列（T2WI）模型的 AUC 在训练集中可以达到 0.975，在测试集中可以达到 0.98。三种模型的特异性在训练集和测试集上均表现良好。与特异性不同的是，虽然这些模型的敏感性在训练集中均大于 84%，但在测试集中却小于 77%。

实验中结合不同序列或不同区域的特征构建的 3 种组合模型，即 T1WI 瘤内与 T2WI 瘤内的组合模型、T2WI 瘤周和瘤内的组合模型以及 T1WI 与 T2WI 的所有区域的组合（多序列）模型。使用从 T1WI 瘤内和 T2WI 瘤内提取的影像组学特征组合，模型在训练集的 AUC 为 0.967，测试集的 AUC 为 0.980。T2WI 瘤内和瘤周区域的组合模型在训练集上的 AUC 为 0.991，测试集的 AUC 为 0.994。考虑到多序列图像在特征表达和补偿方面的重要意义，对多序列图像中提取的所有影像组学特征进行疗效预测，其 AUC 进一步提高到训练集（0.998）和测试集（0.999）。通过进一步量化分析，T1WI 和 T2WI 瘤内组合模型及 T2WI 瘤内和瘤周的组合模型虽然在训练集上具有良好的敏感性，但在测试集上效果不佳。多序列模型不仅在训练集上表现出良好的敏感性和特异性，而且在测试集上也表现出令人满意的性能。

进一步地，对单序列模型和组合模型进行模型性能对比，发现组合模型的预测性能显著提高（$P < 0.05$）。在组合模型的比较中，多序列模型的 AUC 显著高于其他组合模型（$P < 0.05$）。

此外，对于来自不同医院的患者组成的训练集和测试集中，组合模型的 ROC 曲线是稳健的。模型在三个不同的训练集和测试集中的预测性能上均无显著性差异，而多序列模型的敏感性和特异性均较其他组合模型稳定。这表明，无论训练数据的来源如何，多序列模型都具有鲁棒性。

最后，该研究结合宫颈癌常见临床指标构建了临床模型，并与影像组学模型进行了对比，包括年龄、FIGO 分期、大体类型。该临床模型在训练集和测试集中 AUC 分别为 0.666和 0.608，对比影像组学模型，预测性能降低 30%。

新辅助化疗因其能减小肿瘤体积，使不能切除的肿瘤可手术治疗，被认为是局部晚期宫颈癌患者的替代治疗策略。但是，由于缺乏有效的疗效预测因子，其在晚期宫颈癌治疗中的临床应用受限。该研究将治疗前MRI影像的瘤周和瘤内影像组学特征结合，构建了具有强预测性能的新辅助化疗疗效预测模型。该模型在不同医院间具有良好的鲁棒性，表明其在局部晚期宫颈癌患者新辅助化疗的临床决策中具有广泛的应用潜力。

三、子宫肌瘤

子宫肌瘤是女性生殖系统最常见的良性肿瘤，主要由平滑肌和纤维组织构成。子宫肌瘤在二维声像图上表现为低/中/高回声团块，与正常肌壁分界清晰，诊断较为容易。

以往对子宫肌瘤的治疗大多采用手术方式，近年来，高强度聚焦超声（HIFU）作为一种无创治疗技术，逐渐为临床所广泛应用。然而，若消融治疗定位不准确，不仅治疗效果不佳，还有可能导致肠穿孔等严重并发症。因此，HIFU治疗的精准定位具有重要意义。在HIFU设备中，通常利用超声设备实时监控和引导治疗区，并对治疗效果进行实时评估。因此，超声图像处理算法的水平将直接影响到整套HIFU设备的性能及其治疗效果。在早期HIFU术前治疗规划中，超声图像的分割与目标区域定位由医生手动完成，但手工操作受限于图像质量及医生的经验水平，其准确性变异度大。此外，手工分割耗时长、效率低，临床工作强度大。因此，计算机辅助HIFU治疗中超声引导图像的分割具有应用价值，其可提高治疗效率，降低人为分割主观性。尽管如此，计算机辅助诊断（CAD）系统在HIFU治疗规划中仍存在一定的应用难点。由于引导探头通常在不接触患者身体的情况下获取图像，HIFU引导图像的质量比诊断超声图像更差，患者呼吸和肢体动作也会对分割效果产生影响，所以常规算法分割效能有限。为此，研究者们针对如何提高计算机对HIFU治疗中超声引导图像的分割精确性开展了研究工作。

在子宫肌瘤HIFU治疗定位中，有研究采用改良后的新型迭代多区域生长算法，首先将图像分割成均匀超像素区域（其特点在于超像素区域内提取的特征比在传统像素邻域内提取的特征更加稳定），再采用聚类算法将肿瘤内部的超像素聚类到同一区域，将肿瘤外部的超像素聚类到不同区域，从而实现对肿瘤区域的优化分割[48]。

除了对原始图像区域进行“二次分割”外，也有研究采用训练集特征分析对ROI先验形状进行预估，即根据待测ROI形状自动选择出合适的形状（初始轮廓），再通过“半径—时间”新参数的设计建立径向轮廓特征模型，进一步细化分割结果，从而提高分割精确度[49]。

在同一患者的多个肌瘤分割方面，磁共振引导聚焦超声（MRgFUS）相关研究采用多个种子自适应区域生长方式，以适用于不同像素的多个肌瘤分割，结果表明该分割方法敏感性为 84.05%，特异性为 92.84%[50]。此外，在 MRgFUS 消融治疗后评估中，通过对治域定量评价指标—非灌注体积，可实现对切除的肌瘤区域边界和体积的自动评估，从而对病程进行良好随访及跟踪[51]。

四、子宫腺肌病

子宫腺肌病是指子宫内膜组织（腺体和间质）侵入至子宫肌层引起的病变。在常规二维声像图上，子宫腺肌病主要表现为子宫增大，形态饱满，前后壁肌层不对称性增厚，肌层回声增强、不均匀，呈紊乱的点状或条索状强回声，可见散在的小无回声区，肌层及子宫后方伴栅栏状衰减，内膜偏移等。子宫腺肌病的临床表现不具备特异性，而经阴道超声检查的诊断敏感性和特异性分别为 53%~89% 及 67%~98%，诊断仍存在一定局限性。

随着计算机技术的发展，图像纹理分析技术为子宫腺肌病的精准诊断提供了新的思路。图像纹理特征反映了图像本身的属性，对此类特征的识别有助于鉴别诊断。纹理分析是对一个区域中的纹理特征进行定量或定性描述的处理过程。基于子宫腺肌病超声图像中子宫肌层与正常子宫肌层的纹理存在差异，有研究采用回顾性分析对 38 例 MRI 诊断为子宫腺肌病的患者，应用不同二维超声图像处理滤波器提取纹理特征，并以直方图的形式生成特征向量，通过支持向量机实现早期子宫腺肌病病变或非典型病变的诊断，以盆腔 MRI 为金标准，该方法敏感性为 70%，诊断特异性为 79%，可有效提高早期病变的诊断准确性[52]。

五、子宫内膜病变

常见的子宫内膜病变包括子宫内膜息肉、子宫内膜增生及子宫内膜恶性病变。后两者预后不同，鉴别诊断具有重要意义。从临床表现而言，绝经后出血是子宫内膜癌最常见的症状。然而数据表明，有此症状的患者中仅 10%~15% 为子宫内膜癌。经阴道超声检查是诊断子宫内膜疾病的良好方法，但通过二者超声图像表现有时难以鉴别，尤其是对于早期及不典型病变，需要进一步结合患者病史及病理进行明确诊断。

子宫内膜病变超声声像图的良恶性鉴别主要依赖于对内膜厚度、内膜回声、内膜形态及肌层组织浸润情况的评估。然而，由于不同超声医生的图像采集手法及经验不同，收集图像的质量存在差异性,而图像预处理的方法普遍适用于超声图像的优化,从而可获得更清晰的图像,保证了图像分析的质量。因此,在获取图像特征前,往往需要进行相应的超声图像预处理,如采用子宫内膜超声图像分割、图像对比度增强等技术,可有效提高子宫内膜的边界识别清晰度,提高子宫内膜图像诊断准确性。

图像质量得到提升后,研究者们会构建机器学习诊断模型,以期为子宫内膜病变的良恶性鉴别提供更客观的形态学特征评估方法,如一项研究共收集了 65 例围绝经期及绝经后妇女的术前超声图像(15 例为恶性,50 例为良性),首先对图像进行优化,利用一阶和二阶统计纹理分析算法提取直方图、灰度共生矩阵等共 32 个纹理特征,并应用 Logistic 回归进行特征筛选,采用具有较强关联性的优势特征进行分类诊断模型构建,为子宫内膜良恶性疾病超声鉴别诊断提供了精准、可解释的方法[53]。

此外,可针对不同的样本集构建不同模型(如回归、人工神经网络或随机森林等),并通过模型间效能比较获得最优的预测效果。该方法的优势在于通过多指标(如除阴道出血外,还纳入糖尿病、吸烟、血脂异常等因素)对疾病进行综合评估,更具系统性、全面性,可对子宫内膜癌进行诊断及预测。除超声图像分析及临床分析领域外,人工智能技术对子宫内膜癌的评估还涉及病理领域,如人工神经网络技术应用于子宫内膜病理细胞学涂片检查,以辅助子宫内膜细胞核的良恶性分类。尽管目前研究较为全面,但人工智能技术应用于子宫内膜癌的诊断评估仍缺乏多中心、大样本研究数据及结果支撑。

六、卵巢肿瘤

卵巢恶性肿瘤在中国女性恶性肿瘤中发病率位居第三,2018 年数据显示,中国卵巢癌的发病率约为 1.8% ,5 年生存率为 40%~45% 。卵巢癌的高病死率主要是由于大多数卵巢癌在诊断时已处于晚期,原因在于卵巢深居盆腔、体积小,且疾病早期缺乏典型临床症状。如何实现卵巢癌的早期诊断及分期评估是医学领域持续关注的重点。

卵巢癌常见超声声像图表现为以囊性为主的囊实性肿块,呈多房状,形态不规则,边界清晰或欠清晰,实质部分回声不均,囊壁厚薄不均,附壁可见实性乳头状突起,常合并腹水。然而,当超声征象及病史不典型时,良恶性病灶存在“异病同像”的情况,不同病理分级间病灶声像图差异不明显,且卵巢癌早期超声声像改变不显著,难以实现早期诊断。

20 世纪末,基于超声特征的卵巢癌形态学评分系统成为研究热点,如 1990—1997 年研究者们先后提出了 Granberg、Sassone、De Priest、Lerner 及 Ferrazzi 评分系统[54]。上述诊断评分系统的出现是卵巢癌超声诊断的一大进步,将图像转换为诊断特征的思路为后续人工智能技术在该病的应用奠定了良好基础。此后，也有研究在特征原理的基础上，应用 Logistic 回归模型等传统机器学习方法，对各种卵巢癌诊断特征的重要性进行分析，结果表明，实性回声特征是预测卵巢癌最显著的指标。

21 世纪以来，人工智能技术在卵巢癌早期诊断及分期中的应用逐渐兴起，尤其是以纹理分析为代表的图像处理及识别技术，在卵巢癌细胞学涂片、CT、光学成像诊断等多方面起到一定辅助作用。现有人工智能技术在卵巢癌超声诊断中的应用原理主要为基于特征提取的分类诊断，其中，针对卵巢癌超声图像的诊断特征主要包括纹理特征及临床特征。研究者们在常规机器学习方法的基础上进行算法改良，以期达到更优的分类效能。然而，受限于超声仪器间图像质量存在差异性，对各类研究结果的比较存在一定困难。此外，由于卵巢癌患病人数相对较少，既往研究中所纳入的病例数有限（大部分为 10 ~ 50 例），而研究为了增加图像样本例数，往往采用同一患者获取多幅图像的方式，降低了样本图像的代表性。

另一种人工智能辅助诊断思路是利用人工智能算法在大数据信息挖掘及分析中的优势，构建预测模型，以早期预测卵巢癌的发生。例如，某项研究通过收集单中心 10 年内 600 余例上皮性卵巢癌病例的相关诊断信息（如年龄、FIGO 分期、分级、组织学亚型、术前 CA125 水平及病理结果等），建立疾病数据库，并构建人工智能预测模型。与其他机器学习方法或分类器相比，基于数据库的人工智能模型具有更高的生存期预测准确率。但该研究同样提出了通过回顾性研究建立预测模型的“通病”，此类模型往往只能获取临床常规记录的数据，无法保证特征提取的全面性及系统性[55]。对此，2018—2019 年分别有研究从基于超声[56]、CT[57]、病理[58]等图像及构建肿瘤诊断或预测模型[59]方向入手，采用深度学习方法实现卵巢癌的早期诊断及预后评估。

参考文献

[1] 陈智毅. 超声医学与人工智能[M]. 北京：科学出版社，2020.

[2] Shaikh, Khalid Shaikh, Khalid, Krishnan, Sabitha Krishnan, Sabitha, Thanki, Rohit M. 谢伊 Thanki, Rohit M. 人工智能在乳腺癌早诊中的应用[M]. 天津科技翻译出版有限公司，2022.

[3] Moon WK, Shen YW, Bae MS, et al. Computer-aided tumor detection based on muli-scale blob detection algorithm in automated breast ultrasound images[J]. IEEE Trans Med Imaging, 2013, 32(7): 1191 - 1200.

[4] Lo C, Shen YW, Huang CS, et al. Computer-aided multiview tumor detection for automated whole breast ultrasound[J]. Ultrason Imaging, 2014, 36(1): 3 - 17.

[5]Xu Y, Wang Y, Yuan J, et al. Medical breast ultrasound image segmentation by machine learning[J]. Ultrasonics,2019, 91:1 -9.

[6]Shan J, Alam SK, Garra B, et al. Computer-Aided Diagnosis for Breast Ultrasound Using Computerized BI-RADS Features and Machine Learning Methods[J]. Ultrasound Med Biol,2016,42(4):980 -988.

[7]黄巍,程文,向佳兵等. 乳腺癌声像图征象与分子生物学之间的相关性研究[J]. 中国超声医学杂志, 2010,26(11):970 -973.

[8]张晓晓,周建桥,朱樱等. 乳腺癌超声征象与分子亚型相关性的研究[J]. 诊断学理论与实践, 2011, 10(02):153 -157.

[9]Çelebi F, Pilancı KN, Ordu Ç, et al. The role of ultrasonographic findings to predict molecular subtype, histologic grade, and hormone receptor status of breast cancer[J]. Diagn Interv Radiol, 2015, 21(6): 448 -453.

[10]李佳伟,时兆婷,郭翌等. 超声影像组学对浸润性乳腺癌激素受体表达预测价值的探索性研究[J]. 肿瘤影像学,2017,26(02):128 -135.

[11]Flores WG. de Albuquerque Pereira WC, Infantosi AFC, et al. Improving classification performance of breast lesions on ultra-sonography[J]. Pattern Recognit,2015, 48 (4):1125 -1136.

[12]Hsu SM, Kuo WH, Kuo FC, et al. Breast tumor classification using different features of quantitative ultrasound parametric images[J]. Int J Comput Assist Radiol Surg,2019,14(4):623 -633.

[13]Chen DR, Huang YL, Lin SH. Computer-aided diagnosis with textural features for breast lesions in sonograms[J]. Comput Med Imaging Graph,2011. 35(3):220 -226.

[14]Alvarenga AV, Infantosi AF, Pereira WC, et al. Assessing the combined performance of texture and morphological parameters in distinguishing breast tumors in ultrasound images[J]. Med Phys, 2012,39 (12):7350 -7358.

[15]Moon WK, Choi JW, Cho N, et al. Computer-aided analysis of ultrasound elasticity images for classification of benign and malignant breast masses[J]. AJR Am J Roentgenol,2010,195(6):1460 -1465.

[16]Xiao Y, Zeng J, Niu L, et al. Computer-aided diagnosis based on quantitative elastographic features with supersonic shear wave imaging[J]. Ultrasound Med Biol,2014,40(2):275 -86.

[17]Yu Y, Xiao Y, Cheng J, et al. Breast lesion classification based on supersonic shear-wave elastography and automated lesion segmentation from B-mode ultrasound images[J]. Comput Biol Med, 2018,93: 31 -46.

[18]Marcomini KD, Fleury EFC, Oliveira VM, et al. Evaluation of a Computer-Aided Diagnosis System in the Classification of Lesions in Breast Strain Elastography Imaging[J]. Bioengineering (Basel) , 2018, 5 (3): 62.

[19]Xiao Y, Zeng J, Zhang X, et al. Ultrasound Strain Elastography for Breast Lesions: Computer-Aided Evaluation With Quantifiable Elastographic Features[J]. J Ultrasound Med,2017,36(6):1089 -1100.

[20]Moon WK, Shen YW, Huang CS, et al. Computer-aided diagnosis for the classification of breast masses in automated whole breast ultrasound images[J]. Ultrasound Med Biol,2011,37(4):539 -548.

[21]Tan T. Platel B, Huisman H, et al. Computer-aided lesion diagnosis in automated 3 - D breast ultrasound using coronal spicula-tion[J]. IEEE Trans Med Imaging,2012,31(5):1034 -1042.

[22]Chiang TC, Huang YS, Chen RT, et al. Tumor detection in automated breast ultrasound using 3 - D CNN and prioritized candi-date aggregation[J]. IEEE Trans Med Imaging,2019,38(1):240 -249.

[23] Chang RF, Huang SF, Moon WK, et al. Computer algorithm for analysing breast tumor angiogenesis using 3 - D power Doppler ultrasound[J]. Ultrasound Med Biol,2006,32(10):1499 - 1508.

[24] Moon WK, Huang YS, Lee YW, et al. Computer-aided tumor diagnosis using shear wave breast elastography[J]. Ultrasonics, 2017, 78:125 - 133.

[25] Huang YS, Takada E, Konno S, et al. Computer-Aided tumor diagnosis in 3 - D breast elastography[J]. Comput Methods Programs Biomed, 2018,153:201 - 209.

[26] Zhang Q, Song S, Xiao Y, et al. Dual-mode artificially-intelligent diagnosis of breast tumours in shear-wave elastography and B-mode ultrasound using deep polynomial networks[J]. Med Eng Phys, 2019, 64:1 - 6.

[27] Liu Y, Cheng HD, Huang JH, et al. Computer aided diagnosis system for breast cancer based on color Doppler flow imaging[J]. J Med Syst, 2012,36(6):3975 - 3982.

[28] Lai YC, Huang YS, Wang DW, et al. Computer-aided diagnosis for 3 - d power Doppler breast ultrasound[J]. Ultrasound Med Biol, 2013, 39(4): 555 - 567.

[29] Ciritsis A, Rossi C, Eberhard M, et al. Automatic classification of ultrasound breast lesions using a deep convolutional neural network mimicking human decision-making[J]. Eur Radiol, 2019,29(10): 5458 - 5468.

[30] Rodríguez-Cristerna A, Gómez-Flores W, de Albuquerque Pereira WC. A computer-aided diagnosis system for breast ultrasound based on weighted BI-RADS classes[J]. Comput Methods Programs Biomed, 2018, 153:33 - 40.

[31] Chang RF, Hou YL, Huang CS, et al. Automatic detection of microcalcifications in breast ultrasound [J]. Med Phys,2013.40(10): 102901.

[32] Moon WK, Huang YS, Lo CM, et al. Computer-aided diagnosis for distinguishing between triple-negative breast cancer and fibroadenomas based on ultrasound texture features[J]. Med Phys,2015,42(6): 3024 - 3035.

[33] Drukker K, Sennett CA, Giger ML. Computerized detection of breast cancer on automated breast ultrasound imaging of women with dense breasts[J]. Med Phys,2014.41(1):012901.

[34] Stoffel E, Becker AS, Wurnig MC, et al. Distinction between phyllodes tumor and fibroadenoma in breast ultrasound using deep learning image analysis[J]. Eur J Radiol Open,2018,5:165 - 170.

[35] Zhang L, Li J, Xiao Y, et al. Identifying ultrasound and clinical features of breast cancer molecular subtypes by ensemble decision[J]. Sci Rep, 2015.5: 11085.

[36] Qi X, Zhang L, Chen Y, et al. Automated diagnosis of breast ultrasonography images using deep neural networks[J]. Med Image Anal, 2019.52: 185 - 198.

[37] Hinkuri A, Nakayama R. Computer aided diagnonis schee for determining hisological classifcation of breast lesions on ultra sonographic images using convolutional neural network[J]. Diagnostics(Basel), 2018.8(3):48.

[38] Chen DR, Chien CL, Kuo YF. Computer-aided assessment of tumor grade for breast cancer in ultrasound images[J]. Comput Math Methods Med,2015, 2015: 914091.

[39] Šroubek F, Bartoš M, Schier J, et al. A computer-assisted system for handheld whole-breast ultrasonography[J]. Int J Comput Assist Radiol Surg, 14(3):509 - 516.

[40] Cho E, Kim EK, Song MK, et al. Application of Computer-Aided Diagnosis on Breast Ultrasonography:

Evaluation of Diagnostic Performances and Agreement of Radiologists According to Different Levels of Experience[J]. J Ultrasound Med,2018,37(1):209 – 216.

[41]Dong Y, Feng Q, Yang W, et al. Preoperative prediction of sentinel lymph node metastasis in breast cancer based on radiomics of T2 – weighted fat-suppression and diffusion-weighted MRI[J]. Eur Radiol, 2018, 28(2) : 582 – 591.

[42]Li H, Zhu Y, Burnside ES, et al. Quantitative MRI radiomics in the prediction of molecular classifications of breast cancer subtypes in the TCGA/TCIA data set[J]. NPJ Breast Cancer, 2016, 2(1) : 1 – 10.

[43]Guo W, Li H, Zhu Y, et al. Prediction of clinical phenotypes in invasive breast carcinomas from the integration of radiomics and genomics data[J]. J Med Imaging (Bellingham), 2015, 2 (4): 041007.

[44]Braman N, Prasanna P, Whitney J, et al. Association of Peritumoral Radiomics With Tumor Biology and Pathologic Response to Preoperative Targeted Therapy for HER2 (ERBB2)-Positive Breast Cancer[J]. JAMA Netw Open, 2019, 2(4): el 92561.

[45]Mu W, Chen Z, Liang Y, et al. Staging of cervical cancer based on tumor heterogeneity characterized by texture features on (18)F-FDG PET images[J]. Phys Med Biol, 2015, 60 (13) : 5123.

[46]Liu Y, Zhang Y, Cheng R, et al. Radiomics analysis of apparent diffusion coefficient in cervical cancer: A preliminary study on histological grade evaluation[J]. J Magn Reson Imaging, 2019, 49 (1) : 280 – 290.

[47]Sun C, Tian X, Liu Z, et al. Radiomic analysis for pretreatment prediction of response to neoadjuvant chemotherapy in locally advanced cervical cancer: A multicentre study[J]. EBioMedicine, 2019, 46: 160 – 169.

[48]Zhang D, Liu Y, Yang Y, et al. A region-based segmentation method for ultrasound images in HIFU therapy[J]. Med Phys, 2016, 43(6): 2975 – 2989.

[49]Ni B, He F, Yuan Z. Segmentation of uterine fibroid ultrasound images using a dynamic statistical shape model in HIFU therapy[J]. Comput Med Imaging Graph,2015,46(3):302 – 314.

[50]Rundo L, Militello C, Vitabile S, et al. Combining split-and-merge and multi-seed region growing algorithms for uterine fibroid segmentation in MRgFUS treatments[J]. Med Biol Eng Comput, 2016, 54(7): 1071 – 1084.

[51]Militello C, Vitabile S, Rundo L, et al. A fully automatic 2D segmentation method for uterine fibroid in MRgFUS treatment evaluation[J]. Comput Biol Med, 2015, 62: 277 – 292.

[52]Konrad J, Merck D, Wu JY, et al. Improving Ultrasound Detection of Uterine Adenomyosis Through Computational Texture Analysis[J]. Ultrasound Q,2018,34(1):29 – 31.

[53]Michail G, Karahaliou A, Skiadopoulos S, et al. Texture analysis of perimenopausal and post-menopausal endometrial tissue in grayscale transvaginal ultrasonography[J]. Br J Radiol,2007. 80(956):609 – 616.

[54]Ferrazzi E, Zanetta G, Dordoni D, et al. Transvaginal ultrasonographic characterization of ovarian masses: comparison of five scoring systems in a multicenter study[J]. Ultrasound Obstet Gynecol, 1997, 10 (3):192 – 197.

[55]Enshaei A, Robson CN, Edmondson RJ. Artificial Intelligence Systems as Prognostic and Predictive Tools in Ovarian Cancer[J]. Ann Surg Oncol,2015,22(12):3970 – 3975.

[56]Zhang L, Huang J, Liu L. Improved Deep Learning Network Based in combination with Cost-sensitive

Learning for Early Detection of Ovarian Cancer in Color Ultrasound Detecting System[J]. J Med Syst, 2019, 43(8):251.

[57] Wang S, Liu Z, Rong Y, et al. Deep learning provides a new computed tomography-based prognostic biomarker for recurrence prediction in high-grade serous ovarian cancer[J]. Radiother Oncol, 2019, 132: 171 - 177.

[58] Du Y, Zhang R, Zargari A, et al. Classification of Tumor Epithelium and Stroma by Exploiting Image Features Learned by Deep Convolutional Neural Networks[J]. Ann Biomed Eng, 2018, 46(12): 1988 - 1999.

[59] Vázquez MA, Mariño IP, Blyuss O, et al. A quantitative performance study of two automatic methods for the diagnosis of ovarian cancer[J]. Biomed Signal Process Contro,2018,46:86 - 93.

第 9 章　人工智能在口腔颌面部疾病诊断中的应用

一、牙科疾病

(一)牙齿检测

1. 牙齿分类

无论是在 X 线片中或是口腔锥形束 CT(CBCT)中对牙齿进行分割,牙齿的识别与分割都有利于口腔医生分析目标牙齿的状况,做出更精确的诊断和治疗计划。而这一项任务已逐渐从手动转向自动,可以很大程度上减少人为操作带来的误差及减少医生的工作量,对牙齿疾病的诊断和治疗都具有重要的意义。

Miki 等[1]使用从断层片中提取的单个牙齿感兴趣区域(ROI)来训练深度卷积神经网络(DCNN)进行 7 种牙齿类型的自动分类。为了减少过度训练的影响,通过图像旋转和强度变换来增强数据。通过训练的网络将测试 ROI 分为 7 种牙齿类型。使用通过图像旋转和强度变换增强的训练数据的平均分类准确率为 88.8%。与没有数据增强的结果相比,数据增强使分类准确率提高了约 5%。

Li 等[2]也研究使用深度 CNN 在 CBCT 图像上对牙齿类型进行自动分类。结果表明:切牙、尖牙、前磨牙和磨牙的敏感性分别为 88%、86%、84% 和 90%,平均敏感性为 87.0%。

Lin 等[3]基于全景片利用 CNN 建立一个自动分类系统,首先检测然后定位牙齿,最后对不同的牙齿状况进行分类,如正常牙、修复牙、缺失牙、固定义齿、根管治疗牙、冠修复牙和阻生牙。该模型经过修正后,精度可达 90.23%,取得了良好的效果。

AL Kheraif 等[4]首先应用混合图像分割方法对 X 线片上的牙齿及其周围组织进行分割,最后利用 CNN 进行牙齿疾病检测分类,例如:牙齿数目异常、牙齿结构异常、修复体或种植体的存在、龋齿等。基于测试集的检测结果对系统进行了评价,准确率达 97.07%。

Chen 等[5]收集 1250 张口内根尖 X 线片图像，基于 CNN 图像学习实现了模型对单个牙齿的自动识别及分类标注。结果表明，准确率和召回率均超过 90%，检测框与实况之间的 IOU 平均值也达到 91%。通过三名牙医（独立地）手动注释测试数据集，然后将其与算法获得的标签进行比较。结果表明，机器的性能已经接近初级牙医的水平。

Tuzoff 等[6]采用 Faster R-CNN 结合 VGG－16 CNN 和启发式算法构建模型。使用随机选择的 1352 幅成年人曲面体层片数据集来训练该系统，牙齿检测模块在图像中标注牙齿轮廓；牙齿编号模块根据国际牙科联盟（FDI）牙位记录法对牙齿进行分类，利用经典的 VGG－16 CNN 结合启发式算法，根据牙齿的空间排列规则改进结果。一个独立的 222 幅图像测试集用来评估系统性能，并将其与专家的评估结果进行比较。对于牙齿检测任务，该系统达到了以下性能指标：敏感性为 0.9941，精度为 0.9945。对于牙齿编号，其敏感性为 0.9800，特异性为 0.9994。专家检测牙齿的敏感性为 0.9980，精度为0.9998。它们对牙齿编号的敏感性为 0.9893，特异性为 0.9997。详细的误差分析表明，所开发的软件系统产生的误差与专家的误差相似。由此可见，该 CAD 解决方案的性能与专家水平相当。

Lee 等[7]基于深度学习的卷积神经网络（R-CNN）方法，对曲面体层片进行单独标注以实现牙齿的自动化分割。使用了 30 张曲面体层片的 846 张带标注的图像进行训练，并将 20 张曲面体层片图像作为验证和测试集。使用增强技术来减少过拟合，并从 846 个原始数据中获得了 1024 个训练样本。对于性能评估，使用 F1 分数、联合平均交集（IoU）和视觉分析。该模型的 F1 分数为 0.875（精度：0.858，召回率：0.893）及 IoU 的平均检测为 0.877。视觉评估显示该分割方法高度模拟了真实情况，实现了对曲面体层片牙齿的自动分割，这是实现诊断智能化的第一步。因此，基于深度学习的 AI 系统具有进一步自动分析曲面体层片的潜力。

2. 多生牙和阻生齿

多生牙发生于牙弓的任何部位，但大多数位于上中切牙之间或在其腭侧。它先于上中切牙萌出，故而影响了恒牙的正常排列。Kuwaka 等[8]用 275 张上颌切牙区有多生牙和 275 张没有多生牙的曲面体层片对 Alex Net、VGG－16、Detect-Net 三种深度学习模型进行训练、验证和测试。将 400 张作为训练集，100 张作为验证集和测试集 1，50 张作为测试集 2，3 个数据集中有多生牙和无多生牙的图像比例为 1：1，同时所有图像的诊断结果由两名放射科医生进行审核，并将审核结果作为标准。其中 Detect-Net 的诊断效能最高，VGG－16 的诊断效能最低。对 Detect-Net 性能的评估结果表明，在切牙区域检测的召回率、精确率和 F1 记数均为 1.0，说明其在曲面体层片中检测上颌切牙区域多生牙的准确性高。

为了评估下颌阻生牙的牙根与下牙槽神经的接近性，避免阻生牙拔除后发生神经损伤的风险，Vinayahalingam 等[9]开发了一种自动检测和分割曲面体层片中第三磨牙牙根和下颌管的 CNN，用 83 张人工分割下颌第三磨牙和下颌管的曲面体层片对该系统进行训练和测试（训练集与测试集比例为 7∶3）。结果表明与人工分割相比，训练集中该 CNN 分割下颌第三磨牙的 DICE 系数、敏感性、特异性分别为 0.94、0.95、0.99，分割下颌管的 DICE 系数、敏感性、特异性分别为 0.81、0.85、0.97。

Kwak 等[10]利用 work-in-progress 自动化软件对 102 名患者的 CBCT 图像进行下颌管自动检测和分割，也表现出了较高的准确性。上述实验结果表明在二维和三维图像中，人工智能系统在判断下颌智齿与下颌管的位置关系的性能良好，有很大的应用前景。

Liu 等[11]开发了一种用于 CBCT 数据集中自动分割下颌管与下颌阻生智齿并分类其关系的 CNN。在分割任务中，测试集中下颌智齿和下颌管的 DICE 系数分别为 0.97、0.92；在分类任务中，准确性、敏感性、特异性分别为 0.93、0.90、0.95。

（二）牙体牙髓

1. 龋病

Choi 等[12]利用 CNN 系统来检测 X 线片中的邻面龋。首先将图中的牙齿水平对齐作为预处理，其次利用全卷积网络生成龋患概率图，最后使用优化方案和基于边缘的水平集方法提取可能存在龋齿的牙冠区域，F1 分数达 74.0%。

Cantu 等[13]选取了 3686 张含有不同程度邻面龋的咬合翼片，对 CNN 进行训练、验证和测试，并将 4 名口腔专家的诊断结果作为参考标准。实验结果表明，CNN 诊断邻面龋的准确性、敏感性、特异性分别为 0.80、0.75、0.83，而临床口腔医生对咬合翼片中邻面龋诊断的准确性、敏感性、特异性分别为 0.71、0.36、0.91，说明在咬合翼片中，CNN 对邻面龋诊断更敏感。

Lee 等[14]通过 3000 张包含前磨牙及磨牙龋坏的根尖片，训练和验证数据集（n = 2400）和测试数据集（n = 600）。使用预先训练的 GoogLeNet Inception v3 CNN 网络进行预处理和迁移学习。计算深度 CNN 算法的检测和诊断性能的诊断准确性、敏感性、特异性、阳性预测值、阴性预测值、受试者工作特性（ROC）曲线和曲线下面积（AUC）。前磨牙、磨牙以及前磨牙和磨牙模型的诊断准确率分别为89.0%、88.0%和82.0%。深度CNN算法在前磨牙和磨牙模型上的AUC分别为0.917(95% CI 0.860～0.975)、0.890(95% CI 0.919～0.961)和0.845(95% CI 0.790～0.901)。前磨牙模型的AUC最好，明显高于其他模型($P<0.001$)。

以上研究表明，在邻面龋诊断中，人工智能并不能总是有效提高诊断的准确性，这可能与应用的训练模型、X线片中龋病标注的标准和医生的诊断经验等有关系。

2. 根尖病变

目前通过影像学诊断根尖周炎的准确性与医生的临床经验相关，利用人工智能系统可以避免这个问题。Ekert等对85名根尖周炎患者曲面体层片进行分割[15]，用2001个图像对CNN进行训练和测试，其中包括切牙、尖牙、前磨牙和磨牙，并将6名经验丰富的口腔医生的诊断结果作为参考标准。结果表明，该CNN对于根尖周炎的总体AUC、敏感性、特异性分别为0.85、0.65、0.87；且对磨牙的敏感性显著高于其他牙齿。

Setzer等[16]用20个含有根尖周炎患者的CBCT图像对CNN进行训练，结果CNN的敏感性为0.93，特异性为0.88，阳性预测值为0.87，阴性预测值为0.93，同样显示出了良好的病灶检测准确性，说明在图像中CNN对根尖周炎有较好的诊断性能。

Orhan等[17]用153颗慢性根尖周炎牙齿的CBCT图像测试集对该CNN进行测试，以经验丰富的口腔放射科医生的诊断作为参考标准，该CNN成功检测出其中的142例，同时还成功定位病变牙并对其编号，且测量的病灶大小与人工结果相似。上述实验说明CNN可以在曲面体层片和CBCT中检测、定位根尖周炎以及测量病变的大小。基于深度学习方法的人工智能系统可用于在CBCT图像上检测根尖周病变，以供临床应用。

3. 牙根纵裂

牙根纵裂(VRF)是一种较为严重且隐蔽的慢性损伤性牙体疾病，临床上常以CBCT作为诊断的金标准。

Johari等[18]设计了概率神经网络模型(PNN)以诊断根尖片和CBCT图像中离体单根前磨牙的牙根纵裂。总共240张牙齿的X线照片(120张没有VRF的牙齿的X线照片和120张有垂直骨折的牙齿的X线照片，每类牙齿中有一半接受了牙髓治疗，其余一半完整，即未接受牙髓治疗)被分为3组用于神经网络的训练和测试。所设计的神经网络能够诊断和分类有无VRF的牙齿。此外，为了确定网络中的最佳训练集和测试集，将网络变化函数的方差控制在0～1的范围内，并根据评估的参数(包括敏感性、特异性和准确性)对结果进行评估。其最大准确率分别为70.0%和96.6%。

Fukuda等[19]用DetectNet建立了基于CNN的检测牙根纵裂深度学习模型。选取300张含有330颗清晰可见根纵裂牙的曲面体层片用于评估CNN检测VRF的效果,该CNN检测出其中267例,误检出20颗健康牙齿。召回率为75%,精度为93%,F1分数为83%。说明该CNN对牙根纵裂具有一定的诊断效果,但仍存在不足。

(三)牙周

牙周炎可导致刷牙出血、牙槽骨吸收、牙齿脱落等。现有研究表明AI可用于X线片中牙周炎的检测。

Krois等[20]将CNN系统应用于曲面体层片智能化诊断牙周炎。根据曲面体层片合成了一组图像片段,CNN经过10次重复交叉验证进行训练,使用网格搜索对模型架构和超参数进行了调整,6位口腔医生的评估结果作为对照。CNN诊断的平均准确度,与口腔医生相比差异无统计学意义($P=0.067$)。因此,CNN与口腔医生对于牙周炎的曲面体层片的判读能力基本一致。

Lee等[21]开发了一种基于DCNN的CAD系统,评估该系统诊断和预测牙周炎的准确性。结合预训练的DCNN模型和自训练网络,使用根尖片图像确定最佳的DCNN模型和权重。将根尖片数据集分为训练($n=1044$)、验证($n=348$)和测试($n=348$)数据集。使用深度学习算法,诊断前磨牙和磨牙牙周炎的准确性分别为81.0%和76.7%。然后使用临床确诊为重度牙周炎的64颗前磨牙和64颗磨牙,预测前磨牙和磨牙需拔除的准确度分别为82.8%(95% CI:70.1%~91.2%)和73.4%(95% CI:59.9%~84.0%)。证明了DCNN算法可用于诊断牙周炎,随着牙周炎数据集的进一步优化及算法的改进,CAD系统有望诊断和预测牙周炎。

在牙周炎诊治中常借助全景片来评估全口牙周骨质的情况。Kim等[22]结合DCNN、迁移学习和临床知识设计了DeNTNet模型以评估全景片中牙周骨质丢失,并依据牙联标记获得病变区的牙齿数目,结果显示,平均AUC>0.90。

Chang等[23]开发了一种自动检测和分类曲面体层片中单个牙齿牙槽骨吸收程度的CNN,其模型框架是深度学习和用于分类的传统CAD处理的混合。深度学习被用于检测放射线骨水平(或CEJ水平),作为全景X线照片上整个颌骨的简单结构。通过自动检测牙长轴、牙槽骨和釉牙本质界水平,对骨吸收百分比进行自动分析,利用百分比对单个牙齿牙槽骨吸收程度进行自动分类。根据2017年世界牙周和种植体周围疾病与条件分类研讨会上提出的新标准,用于牙周炎分期。自动方法与放射科医生诊断的 Pearson 相关系数为0.73($P<0.01$),组内相关值为0.91($P<0.01$)。结果表明,该方法与放射科医生诊断的 Pearson 相关系数为0.73($P<0.01$),全口组内相关系数为0.91($P<0.01$),说明该 CNN 在牙槽骨吸收的自动诊断和牙周炎分期中有较高的准确性和可靠性。

二、颌面外科疾病

(一)上颌窦炎

上颌窦炎在全景片中的表现易被临床医生忽视。Kim 等[24]运用华氏位 X 线图像训练 CNN 检测上颌窦炎,随机选择的9000 例病例被归类为正常或上颌窦炎,并分为训练($n=8000$)和验证($n=1000$)组。在两个测试集中,深度学习算法的 AUC 均显著高于放射科医生。就敏感性和特异性而言,深度学习算法与放射科医生相当。该算法与放射科医生之间存在很强的观察者间一致性(Cohen κ 系数,0.82)。对于2 个测试集,该算法的预测概率与放射科医生的置信水平之间的相关系数分别为0.89 和0.84。

Murata 等[25]将深度学习系统应用于曲面体层片辅助诊断上颌窦炎,将400 例健康上颌窦和400 例上颌窦炎训练数据分别增强至6000 个样本。将60 例健康和60 例上颌窦炎的测试图像导入学习模型中,并计算诊断性能。绘制 ROC 曲线,并获得 AUC 值。结果发现曲面体层片深度学习系统对上颌窦炎的诊断准确度、敏感性、特异性及 AUC 与放射科医生相比无显著差异,并且高于口腔医生。因此,曲面体层片深度学习系统对上颌窦炎的诊断性能高,其结果有望为经验不足的口腔医生提供诊断支持。

(二)颞下颌关节紊乱

颞下颌关节紊乱病是口腔疾病中发病率第四的常见病。影像学对颞下颌关节的准确诊断至关重要,CBCT 已经成为诊断颞下颌关节骨性改变的金标准,现有研究表明人工智能可辅助颞下颌关节紊乱病的诊断。Lee 等[26]开发了一种可通过 CBCT 图像自动检测颞下颌关节骨性关节病的 CNN。研究纳入314 例诊断为颞下颌关节紊乱病且 CBCT 表现为颞下颌关节骨关节病征象的患者的 CBCT 图像,每个 CBCT 选取4 ~10 张图像,共获得3749 张显示髁突骨质改变的图像。用两名经验丰富的正畸医生和1 名颞下颌关节门诊专家的诊断结果作为参考标准,排除关节表面骨皮质良好的235 张图像,其余的3514 张有颞下颌关节骨关节病,并对该 CNN 进行训练、验证和测试。结果测试集中该 CNN 的准确性为0.86,表明该CNN可以从CBCT中自动检测颞下颌关节中髁突骨质变化,辅助临床医生诊断颞下颌关节紊乱病。

(三)对面部对称性进行自动评估

对面部对称性进行准确评估,对于正颌手术计划和正颌手术实施来说都至关重要。然而目前尚无面部对称性评定标准,仅根据肉眼及一些测量数据进行评估,具有较强的主观性且难以保证其准确性。当数据集特别小时,由于不同患者面部特征显著不同,模型的训练难度也相应提高。Lin 等[27]提出了一种基于迁移学习TL的CNN,在预训练的人脸特征模型中引入TL,整合预训模型顶层架构的设计,训练出新的人脸对称特征模型,该研究纳入了71例患者的CBCT图像,将其图像转换成保留3D特征的等高线图进行模型的训练,并比较了几种不同模型的准确性。结果显示,使用基于TL的CNN模型可有效提高面部对称性的评估效率及准确性,其中Xception的准确性较高可达90%,因此当数据集过小时,TL可成为一种有效的解决方案。

(四)手术适应证的判断

Shin 等[28]构建以ResNet34为主干网络的模型,该模型能最大限度减少从输入层传播到输出层时的信息丢失。随后收集了840例患者的头部X线片用于模型的训练、测试和验证,不需要正颌手术的622名患者被分为第一组,需要手术的218名患者为第二组。使用随机抽样提取数据集,该数据集由训练集、验证集和测试集组成。两组的比例是4:1:5。总共413个测试数据中的394个被正确分类,其准确性、敏感性和特异性分别为0.954、0.844和0.993,表明该模型可成为辅助医生快速判断是否需要正颌手术的可靠工具。

Jeong 等[29]提出了使用患者的面部照片和VGG19模型判断患者是否需要行正颌外科手术。该模型通过加深卷积层数提高其模型识别率。研究共收集了822例的错畸形患者的正面照和右90°侧面照,

不需要正颌手术的受试者被分为第一组,共411名受试者;需要手术的病例被分为第二组,共411名受试者。在总共410个数据中,366个数据被正确分类,准确率为89.3%。准确度、精密度、召回率和F1得分分别为0.893、0.912、0.867和0.889。结果表明,VGG19能够通过面部照片判断是否需要进行正颌手术,其结果相对准确,但不能单独使用进行最终诊断。

(五)预测术后

在对牙颌面畸形患者进行治疗设计时,能否准确预测治疗后容貌变化至关重要。

Tanikawa 等[30]设计了一种 AI 系统,该系统将 GMM 和 DL 相结合,来预测正颌手术后的面部三维形态。研究共纳入 137 例患者的面部数据,该数据由 3D 图像捕获设备获得,其系统误差为(0.94 ± 0.43)mm,当以 < 2mm 的系统误差定义成功时,总成功率为 100%。结果表明 GMM 和 DL 的结合有助于开发预测正颌手术术后面部三维形态的 AI 系统,然而其预测精确性仍有待提高。

Ter 等[31]开发了一种基于 DL 的 3D 虚拟软组织仿真模型,用于预测双侧矢状骨劈开术前移手术后的面部形态。将 DL 和 MTM 基于实际手术下颌运动(测试组)生成的软组织模拟与术后 3D 照片上的软组织轮廓进行比较,使用距离映射,根据下脸、下唇和下巴区域的平均绝对误差。133 名受试者被包括在内,119 名在训练组,14 名在测试组。基于 DL 的下表面区域模拟的平均绝对误差为(1.0 ± 0.6)mm,与基于 MTM 的模拟(1.5 ± 0.5mm)相比显著更低($P = 0.02$)。研究表明基于 DL 的算法可以预测下颌前移术后的三维软组织轮廓。具有临床可接受的平均绝对误差。

(六)评价术后

通过手术治疗的牙颌面畸形的患者,特别是经过术前正畸(或不正畸)、正颌手术、术后正畸(或不正畸)后,患者往往期望面部外观和功能发生即刻改善,然而有时效果并不十分显著,从而影响个人的社会心理健康。

Patcas 等[32]利用 VGG16 构建的 ML 模型来描述正颌手术对患者的容貌吸引力的改变,并估计患者外貌年龄。该研究纳入 146 例正颌患者的治疗前后照片共 2164 张,使用该模型进行打分,结果显示大多数患者的外貌随着正颌手术而改善。

Lo 等[33]采用了预先训练好的神经网络构建 TL 模型对面部对称性进行客观、定量的自动评估。该研究从 158 例患者的三维面部图像中提取三维轮廓图像,用于后续人脸对称性自动评估,结果显示正颌术后面部对称性改善程度为 21%。该研究还比较了几种常见的预训练模型:VGG16、VGG19、ResNet50 和 Xception 自动评估面部对称性的能力性能,发现 Xception 的效果最佳。该系统为临床医生提供了一个可以快速评估术后面部对称性的方法,是一种有效的医患沟通工具。

随着此类模型算法的不断完善,一款名为“Haystack”可评估面部吸引力的商业化 AI

软件已面向大众,Peck 等[34]将其与人类打分结果进行了比较,结果表明 AI 软件的年龄评分与人类评分的年龄评分非常相似,面部吸引力评分与人类评分者不同,但仍然反映了相同的总体趋势,且与人工评分组比,AI 软件花费时间大大减少。此外,对于伴有面部不对称畸形和对外貌有着苛刻要求的患者,AI 还可以以一种相对而言较为客观的方式来评价术后患者面部对称性,有效加强了和患者的沟通。

三、口腔修复

Yamaguchi 等[35]基于 CNN 开发一种学习模型来预测计算机辅助设计与制作(CAD-CAM)复合树脂冠的脱落率。扫描患者的 3D 立体光刻模型获得的 8640 张图像,被随机分为 6480 张训练和验证图像,以及 2160 张测试图像。该模型对于冠脱落率的预测准确度、精度、召回率和 F 值分别为 98.5%、97.0%、100% 和 0.985;对于 2160 张测试图像,平均计时间为 2 毫秒/步;AUC 为 0.998。该深度学习模型在预测复合树脂冠的脱落率方面表现出不错的性能。

四、正畸

在 2017 年,Murata 等[36]第一次尝试将深度学习技术应用于正畸评估。这是基于深层 CNN 提出了一种自动诊断成像的深度学习模型,为正畸治疗提供了一个客观的面部特征形态学评估。其将患者的面部图像作为训练数据并生成多标签(如面部特征的形态学评估)。最终多标签与面部部位的评估结果相对应。自动诊断成像系统极大地减少了评估过程所需的时间。它还有助于提供客观的诊断,这对口腔医学、口腔医生及患者都十分重要。

Choi 等[37]建立了一个简单的 AI 模型,该模型由两层神经网络模型组成,将头颅侧位片的角度和距离等测量数据和临床数据作为输入值,经过模型计算后输出结果,可用于判断正颌手术患者是否需要拔牙。该研究共纳入 316 例患者,计算拔牙/不拔牙的决策成功率,将实际诊断结果与 AI 模型的诊断结果进行比较,模型对是否拔牙决策的诊断准确率为 91%。结果初步证明 AI 模型可以较好地应用于正颌手术的诊断和手术设计。

Yu 等[38]将 CNN 整合到侧位片端到端的诊断系统中,提供了一种准确而强大的骨骼诊断系统。输入 5890 张头影测量图和相应的人口统计学数据,构建了多模式 CNN 模型,利用转移学习和数据扩充技术对模型进行了优化。该系统在垂直和矢状面骨骼诊断方

面显示了 >90% 的敏感性、特异性和准确性，其中垂直分类显示出最高的准确性，为 96.40（95% CI：93.06~98.39）；AUC>95%。因此，CNN 集成系统显示出辅助正畸诊断的潜力。

五、口腔颌面肿瘤

（一）颌骨囊肿

成釉细胞瘤和牙源性角化囊肿是影像学特征相似但行为不同的两种颌骨病变，X 线影像表现为囊性病变，其治疗计划不完全相同。成釉细胞瘤和牙源性角化囊肿的准确诊断有助于制订合适的治疗计划。Poedjiastoeti 等开发了一个用于检测和鉴别曲面体层片中成釉细胞瘤和牙源性角化囊肿的 CNN[39]，同样表现出了较高的诊断准确性。经比较，CNN 的敏感性、特异性、准确率和诊断时间分别为 81.8%、83.3%、83.0% 和 38s，口腔颌面外科专家在这些参数上均与 CNN 检测不分上下，但诊断时间为 23.1min。可见利用 CNN 检测可以明显缩短诊断时间。

Ariji 等[40]利用深度学习对曲面体层片中下颌骨良性病变进行自动诊断和分类，病变大小≥10mm，病变类型包括成釉细胞瘤、牙源性角化囊性瘤、含牙囊肿、根尖周囊肿和单纯骨囊肿。共将 210 个训练图像和标签导入了深度学习训练系统，使用深度神经网络创建学习模型，将两个测试数据集应用于学习模型，评估预测图像与真实图像之间的差异，计算图像的敏感性和假阳性率，评估对不同囊肿的诊断性能。结果发现对含牙囊肿的诊断和分类敏感性最高。

Kwon 等[41]开发了一个用于检测和分类牙源性囊性病变的 CNN。研究使用 1282 张病理活检结果与影像学诊断相同的曲面体层片对 CNN 进行训练和测试，其中包括 350 张含牙囊肿、302 张根尖周囊肿、230 张成釉细胞瘤、300 张牙源性角化囊肿和 100 个张正常颌骨的曲面体层片，以病理活检结果作为金标准，结果该 CNN 对病变总体分类的准确性为 0.91，说明该 CNN 可以辅助临床诊断。

Lee 等[42]通过实验评估了 CNN 在 CBCT 和曲面体层片中对于牙源性角化囊肿、含牙囊肿和根尖周囊肿这三种病变的检测和诊断。结果发现使用 CBCT 图像进行预训练的模型显示出良好的诊断性能（AUC=0.914，敏感性=96.1%，特异性=77.1%），明显高于其他使用全景图像的模型（AUC=0.847，敏感性=88.2%，特异性=77.0%），差异有统计学意义（P=0.014）。这项研究表明，基于深度学习，可以诊断曲面体层片和 CBCT 中的3种类型牙源性囊性病变；而且使用CBCT图像训练的模型比使用曲面体层片图像训练的模型具有更高的诊断性能。

上述研究结果显示CNN除了可以在二维图像中较准确地检测颌骨囊性病变，在三维影像中也一样具有良好的准确性。

（二）舌癌

传统的舌癌组织分类方法包括主成分分析、支持向量机和线性相关分析。然而，这些方法并没有很好地对非线性效应进行编码。舌鳞状细胞癌（TSCC）是口腔鳞状细胞癌最常见的亚型，Yu等[43]将拉曼光谱与深度CNN相结合用于舌鳞状细胞癌的分类。首先从12名因舌鳞状细胞癌而接受手术切除的患者中收集了24个组织光谱数据。然后使用6个块，每个块包括1个卷积层和1个最大池化层，从拉曼光谱中提取非线性特征表示。导出的特征形成代表性向量，该向量被馈送到完全连接的网络中以执行分类任务。实验结果证实了ConvNets分类器能够通过更好地对非线性交互进行建模来规避这些问题。研究者共收集了12例舌鳞状细胞癌患者的光谱资料，使用核酸与氨基酸的显著差异来开发舌癌与非肿瘤组织的分类模型，该方法具有较高的敏感性（99.31%）和特异性（94.44%）。

（三）口咽癌远处转移预测

口咽癌是发生于舌根、腭扁桃体、软腭及咽壁等部位的恶性肿瘤，远处转移是口咽癌患者死亡的主要原因。远处转移现有的术前风险因素包括肿瘤大小、淋巴结大小、数量、形状或边界等，但利用这些因素进行诊断不够准确且主观性较强。影像组学能够准确量化肿瘤的大小和三维形态，并对瘤内特征进行评估，对于预测口咽癌远处转移具有潜在的价值[44]。

Kwan等[45]使用CT影像组学预测了口咽癌的远处转移风险。该研究对300名人乳头瘤病毒阳性的口咽癌患者的CT影像进行分析，所有患者均接受了放疗与头颈部CT成像。螺旋CT扫描的断层图片厚度为2.5mm或2mm。同时75%的患者接受了造影剂注射，每位患者的原发肿瘤病灶由放射学家手动勾画，勾画过程中可参考患者的MRI图像。

该研究从勾画后的肿瘤CT图像中提取4类影像特征，分别为：①一阶统计特征；②形状特征；③纹理特征；④Wavelet分解特征。同时该研究将肿瘤直径、肿瘤体积和肿瘤分期等临床变量纳入模型，与影像组学特征一起进行单变量和多变量分析，并使用自助抽样法（1000 次）计算模型的 C-index。

在无远处转移生存期的单变量分析中，发现以下特征具有显著性差异：一阶统计特征：energy（风险比：1.1，95% CI：1.06～1.13，$P<0.001$）；形状特征：compactness（风险比：1.04，95% CI：1.02～1.06，$P<0.001$）；纹理特征：GLRLM_GLN（风险比：1.53，95% CI：1.31～1.79，$P<0.001$）；Wavelet HLH 分解特征：texture_GLRLM_GLN（风险比：1.19，95% CI：1.12～1.27，$P<0.001$）；最大肿瘤直径（风险比：1.03，95% CI：1.02～1.05，$P<0.001$）；肿瘤体积（风险比：1.23，95% CI：1.14～1.33，$P<0.001$）；影像组学标签（风险比：1.53，95% CI：1.31～1.8，$P<0.001$）以及分期为Ⅲ期（风险比：3.32，95% CI：1.73～6.4，$P<0.001$）。

无远处转移生存期的 C-index 结果包括 4 个影像组学特征（C-index，0.670～0.686，$P<0.001$），影像组学标签（C-index，0.670，$P<0.001$），肿瘤分期（C-index，0.633，$P<0.001$），肿瘤直径（C-index，0.653，$P<0.001$）和肿瘤体积（C-index，0.674，$P<0.001$）。其中，联合的临床—影像组学模型能够显著改善预测性能（C-index，0.701～0.714，$P<0.05$），表明临床信息与影像组学标签的组合在人乳头瘤病毒阳性的口咽癌患者中具有最强的远处转移预测能力。

风险分层正逐渐成为指导非转移口咽癌治疗决策的重要手段。该研究发现定量的影像组学分析超越了仅依赖于临床特征的风险分层模型，且该研究中使用的 4 个影像组学特征和影像组学标签与总体存活率显著相关。对于指导治疗决策，远处转移风险可能比总体生存率具有更大的相关性。同时，使用影像组学生物标志物，能够从以往模型认为高风险的Ⅲ期、重度吸烟者组中，细分出低风险亚组癌症患者。这代表着影像组学生物标志物可能比临床实践中使用的基于分期的模型，能够更好地对患者进行远处转移的风险分层。

这种基于影像组学的远处转移模型之所以能够改进预测效果，可能是因为原发肿瘤 CT 图像中蕴含了早期远处转移的相关表型。在该研究人群中，检测远处转移的中位时间约为 1 年，最早的远处转移发生在治疗完成后不到 2 个月的时间。转移表型的特征在于细胞增殖、血管生成、脱离和侵袭（从局部癌细胞侵入原发肿瘤周围的组织开始）。基于分期的模型能够通过分析肿瘤细胞增殖（肿瘤和淋巴结负荷）以及脱离和侵袭（即淋巴结扩散）预测远处转移风险，但它忽略了瘤内异质性。肿瘤细胞、缺氧和血管生成在成像上的差异是未曾被捕捉到的重要特征，而影像组学可以提供肿瘤的三维评估来量化这些变化。

影像组学在高风险人群中的应用,证实了目前临床在用的基于分期的远处转移模型有局限性。该研究基于影像组学扩展了人们对口咽癌亚组的理解,并有助于分辨出那些传统上被认为有高远处转移风险、而实际为低风险的患者。其中涉及的影像组学生物标志物既可以单独使用,也可以与其他临床因素结合使用,从而评估人乳头瘤病毒阳性的口咽癌患者的远处转移风险,这可能使非转移性人乳头瘤病毒阳性的口咽癌患者的治疗方案制订更加精准。

该研究存在一定的局限性。首先,该研究是回顾性的,且发生远处转移的病例数有限;其次,接受扁桃体切除术或有多个肿瘤的患者被排除在该研究之外;此外,尽管该研究使用 p16 免疫表达作为人乳头瘤病毒状态的替代标志物,表现出了优异的一致性,然而有相关研究报道人乳头瘤病毒 p16 型口咽癌患者的预后好于非人乳头瘤病毒 p16 型口咽癌,这表明未来考虑人乳头瘤病毒的基因分型可能会进一步改善风险分层。

(四)区域淋巴结转移

在颌面部恶性肿瘤的治疗过程中,是否存在区域淋巴结转移可直接影响治疗方案的选择和预后情况。Ariji 等[46]使用 AlexNet 模型及 Caffe 框架学习口腔癌患者颈部淋巴结的 CT 图像。图像数据包括来自 45 名口腔鳞状细胞癌患者的 127 个组织学证实的阳性颈部淋巴结和 314 个组织学证明的阴性淋巴结的 CT 图像。图像分类系统的性能导致准确率为 78.2%,敏感性为 75.4%,特异性为 81.0%,阳性预测值为 79.9%,阴性预测值为 77.1%,受试者工作特征曲线下面积为 0.80。这些数值与放射科医生发现的数值没有显著差异。

Romeo 等[47]采用从原发性肿瘤病变(PTL)中提取的纹理分析(TA)特征的放射组学机器学习(ML)方法是预测口咽(OP)和口腔(OC)鳞状细胞癌(SCC)患者的肿瘤分级(TG)和淋巴结状态(NS)。对 40 例 OP 和 OC SCC 患者的对比增强 CT 图像进行后处理,从 PTL 中提取 TA 特征。应用特征选择方法和不同的 ML 算法来寻找最准确的特征子集来预测 TG 和 NS。结果表明应用于 PTL 的放射组学 ML 方法能够预测 OC 和 OP SCC 患者的 TG 和 NS。

(五)口腔潜在恶性疾病预测

口腔潜在恶性疾病是一组可转变为口腔癌症的疾病。Warin 等[48]评估卷积神经网络(CNN)算法对口腔图片中的OPMD进行分类和检测。收集了600张口腔图像,并将其分为300张OPMD图像和300张正常口腔黏膜图像。使用DenseNet-121和ResNet-50创建基于CNN的分类模型。使用Faster R-CNN和YOLOv4创建检测模型。对测试数据进行评估,以将CNN模型的性能与口腔颌面外科医生的诊断结果进行比较。发现DenseNet-121和ResNet-50在OPMD的诊断中产生高效,受试者工作特性曲线下面积(AUC)为95%。更快的R-CNN产生了最高的检测性能,AUC为74.34%。对于基于CNN的分类模型,敏感性和特异性分别为100%和90%。口腔颌面外科医生的这些值分别为91.73%和92.27%。总之,DenseNet-121、ResNet-50和Faster R-CNN模型具有对口腔图像中OPMD进行分类和检测的潜力。

参考文献

[1]Miki Y, Muramatsu C, Hayashi T, et al. Classification of teeth in cone-beam CT using deep convolutional neural network[J]. Comput Biol Med, 2017, 80: 24-29.

[2]Li Z, Wang SH, Fan RR, et al. Teeth category classification via seven-layer deep convolutional neural network with max pooling and global average pooling[J]. Int J Imag Syst Tech,2019, 29(4): 577-583.

[3]Lin NH, Lin TL, Wang XY, et al. Teeth Detection Algorithm and Teeth Condition Classification Based on Convolutional Neural Networks for Dental Panoramic Radiographs[J]. J Med Imag Health In, 2018, 8(3): 507-515.

[4]Kheraif Al, Ashraf A. Wahba H, et al. Detection of dental diseases from radiographic 2d dental image using hybrid graph-cut technique and convolutional neural network [J]. Measurement, 2019, 146: 333-342.

[5]Chen H, Zhang KL, Lyu PJ, et al. A deep learning approach to automatic teeth detection and numbering based on object detection in dental periapical films[J]. Sci Rep,2019, 9(1): 3840.

[6]Tuzoff DV, Tuzova LN, Bornstein MM, et al. Tooth detection and numbering in panoramic radiographs using convolutional neural networks[J]. Dentomaxillofac Radiol, 2019,48(4): 20180051.

[7]Lee JH, Han SS, Kim YH, et al. Application of a fully deep convolutional neural network to the automation of tooth segmentation on panoramic radiographs[J]. Oral Surg Oral Med Oral Pathol Oral Radiol, 2020, 129(6):635-642.

[8]Kuwada C, Arji Y, Fukuda M. et al. Deep learning systems for detecting and classifying the presence of impacted supernumerary teeth in the maxillary incisor region on panoramic radiographs[J]. Oral Surg Oral Med Oral Pathol Oral Radiol,2020, 130(4):464-469.

[9]Vinayahalingam S, Xi T, Bergé S, et al. Automated detection of third molars and mandibular nerve by deep learning[J]. Sci Rep, 2019, 9(1): 9007.

[10]Kwak GH, Kwak EJ, Song JM, et al. Automatic mandibular canal detection using a deep convolutional neural network[J]. Sci Rep, 2020, 10 (1): 5711.

[11]Liu MQ, Xu ZN, Mao WY, et al. Deep learning-based evaluation of the relationship between mandibular third molar and mandibular canalon CBCT[J]. Clin Oral Investig,2022,26(1):981 –991 .

[12]Choi J, Eun H, Kim C. Boosting Proximal Dental Caries Detection via Combination of Variational Methods and Convolutional Neural Network[J]. J Signal Process Sys, 2018, 90(1): 87 –97.

[13]Cantu AG, Gehrung S, Krois J, et al. Detecting caries lesions of different radiographic extension on bitewings using deep learning[J]. J Dent, 2020,100:103425.

[14]Lee JH, Kim DH, Jeong SN, et al. Detection and diagnosis of dental caries using a deep learning-based convolutional neural network algorithm[J]. J Dent,2018,77:106 –111.

[15]Ekert T, Krois J, Meinhold L, et al. Deep Learning for the Radiographic Detection of Apical Lesions [J]. J Endod, 2019, 45 (7): 917 –922. e5.

[16]Setzer FC, Shi KJ, Zhang Z, et al. Artificial intelligence for the computer-aided detection of periapical lesions in cone-beam computed tomographic images[J]. J Endod,2020, 46(7):987 –993.

[17]Orhan K, Bayrakdar IS , Ezhov M, et al. Evaluation of artificial intelligence for detecting periapical pathosis on cone-beam computed tomography scans[J]. Int Endod J,2020 ,53(5):680 –689.

[18]Johari M, Esmaeili F, Andalib A, et al. Detection of vertical root fractures in intact and endodontically treated premolar teeth by designing a probabilistic neural network:An ex vivo study[J]. Dentomaxillofacial Radiol, 2017, 46(2):20160107.

[19]Fukuda M, Inamoto K, Shibata N, et al. Evaluation of an artificial intelligence system for detecting vertical root fracture on panoramic radi-ography[J]. Oral Radiol,2020,36(4):337 –343.

[20]Krois J, Ekert T, Meinhold L, et al. Deep Learning for the Radiographic Detection of Periodontal Bone Loss[J]. Sci Rep, 2019, 9(1): 8495.

[21]Lee JH, Kim DH, Jeong SN, et al. Diagnosis and prediction of periodontally compromised teeth using a deep learning-based convolutional neural network algorithm[J]. J Periodontal Implant Sci, 2018 , 48 (2): 114 –123.

[22]Kim J, Lee HS, Song IS, et al. DeNTNet: Deep Neural Transfer Network for the detection of periodontal bone loss using panoramic dental radiographs[J]. Sci Rep,2019,9(1):17615.

[23]Chang HJ, Lee SJ, Yong TH, et al. Deep learning hybrid method to automatically diagnose periodontal bone loss and stage periodontitis[J]. Sci Rep,2020,10(1):7531.

[24]Kim Y, Lee KJ, Sunwoo L, et al. Deep learning in diagnosis of maxillary sinusitis using conventional radiography[J]. Invest Radiol, 2019, 54(1): 7 –15.

[25]Murata M, Ariji Y, Ohashi Y, et al. Deep-learning classification using convolutional neural network for evaluation of maxillary sinusitis on panoramic radiography[J]. Oral Radiol, 2019, 35(3): 301 –307.

[26]Lee KS, Kwak HJ, Oh JM, et al. Automated detection of TMJ osteoarthritis based on artificial intelligence[J]. J Dent Res, 2020, 99(12): 1363 –1367.

[27]Lin HH, Chiang WC, Yang CT,et al. On construction of transfer learning for facial symmetry assessment before and after orthognathic surgery[J]. Comput Methods Programs Biomed, 2021, 200:105928.

[28]Shin W, Yeom HG, Lee GH, et al. Deep learning based prediction of necessity for orthognathic surgery of skeletal malocclusion using cephalogram in Korean individuals[J]. BMC Oral Health, 2021, 21 (1): 130.

[29]Jeong SH, Yun JP, Yeom HG,et al. Deep learning based discrimination of soft tissue profiles requiring

orthognathic surgery by facial photographs[J]. Sci Rep,2020, 10(1):16235.

[30]Tanikawa C, Yamashiro T. Development of novel artificial intelligence systems to predict facial morphology after orthognathic surgery and orthodontic treatment in Japanese patients[J]. Sci Rep, 2021,11 (1): 5853.

[31] Ter Horst R, van Weert H, Loonen T, et al. Three-dimensional virtual planning in mandibular advancement surgery: Soft tissue prediction based on deep learning[J]. J Craniomaxillofac Surg,2021,49(9): 775 - 782.

[32]Patcas R, Bernini DAJ, Volokitin A, et al. Applying artificial intelligence to assess the impact of orthognathic treatment on facial attractiveness and estimated age[J]. Int J Oral Maxillofac Surg, 2019, 48 (1):77 - 83.

[33]Lo LJ, Yang CT, Ho CT, et al. Automatic Assessment of 3 - Dimensional Facial Soft Tissue Symmetry Before and After Orthognathic Surgery Using a Machine Learning Model: A Preliminary Experience[J]. Ann Plast Surg,2021,86 (3SSuppl 2):S224 - S228.

[34]Peck CJ, Patel VK, Parsaei Y, et al. Commercial Artificial Intelligence Software as a Tool for Assessing Facial Attractiveness: A Proof-of-Concept Study in an Orthognathic Surgery Cohort[J]. Aesthetic Plast Surg,2022,46(2):1013 - 1016.

[35]Yamaguchi S,Lee C,Karaer O,et al. Predicting the Debonding of CAD/CAM Composite Resin Crowns with AI[J]. J Dent Res,2019,98 (11): 1234 - 1238.

[36]Murata S, Lee C, Tanikaw a C, et al. Towards a Fully Automated Diagnostic System for Orthodontic Treatment in Dentistry [J]. IEEE 13th International Conference on e-Science (e-Science), 2017, pp 1 - 8.

[37]Choi HI, Jung SK, Baek SH, et al. Artificial Intelligent Model With Neural Network Machine Learning for the Diagnosis of Orthognathic Surgery[J]. J Craniofac Surg,2019, 30(7): 1986 - 1989.

[38]Yu HJ, Cho SR, Kim MJ,et al. Automated Skeletal Classification with Lateral Cephalometry Based on Artificial Intelligence[J]. J Dent Res,2020,99(3):249 - 256.

[39]Poedjiastoeti W, Suebnukarn S. Application of Convolutional Neural Network in the Diagnosis of Jaw Tumors[J]. Healthc Inform Res, 2018, 24 (3): 236 - 241.

[40]Ariji Y, Yanashita Y, Kutsuna S,et al. Automatic detection and classification of radiolucent lesions in the mandible on panoramic radiographs using a deep learning object detection technique[J]. Oral Surg Oral Med Oral Pathol Oral Radiol,2019,128(4):424 - 430.

[41]Kwon O, Yong TH, Kang SR, et al. Automatic diagnosis for cysts and tumors of both Jaws on panoramic radiographs using a deep convolution neural network[J]. Dentomaillofac Radiol,2020. 49(8): 20200185.

[42]Lee JH, Kim DH, Jeong SN. Diagnosis of cystic lesions using panoramic and cone beam computed tomographic images based on deep learmning neural network[J]. Oral Dis ,2020,26(1):152 - 158.

[43]Yu M, Yan H, Xia J, et al. Deep convolutional neural networks for tongue squamous cell carcinoma classification using Raman spectroscopy[J]. Photodiagn Photodyn, 2019, 26: 430 - 435.

[44]田捷,李纯名,董迪等.医学影像组学基础[M].北京:科学出版社,2022.

[45]Kwan J Y Y, Su J, Huang SH, et al. Radiomic biomarkers to refine risk models for distant metastasis in HPV-related oropharyngeal carcinoma[J]. Int J Radiat Oncol Biol Phys, 2018, 102 (4): 1107 - 1116.

[46]Ariji Y, Fukuda M, Kise Y, et al. Contrast-enhanced computed tomography image assessment of cervical

lymph node metastasis in patients with oral cancer by using a deep learning system of artificial intelligence [J]. Oral Surg Oral Med Oral Pathol Oral Radiol, 2019, 127(5): 458 -463.

[47] Romeo V, Cuocolo R, Ricciardi C, et al. Prediction of Tumor Grade and Nodal Status in Oropharyngeal and Oral Cavity Squamous-cell Carcinoma Using a Radiomic Approach[J]. Anticancer Res, 2020, 40(1): 271 -280.

[48] Warin K, Limprasert W, Suebnukarn S, et al. Performance of deep convolutional neural network for classification and detection of oral potentially malignant disorders in photographic images[J]. Int J Oral Maxillofac Surg, 2022,51(5):699 -704.

索 引